U0198355

# 基础护理技术与循证护理实践

主编 杨正旭 贤 婷 陈 凌 杜 昕
刘芳青 高阳阳 余雪莹 于晓翠

上海科学技术文献出版社
Shanghai Scientific and Technological Literature Press

图书在版编目（CIP）数据

基础护理技术与循证护理实践／杨正旭等主编 .--

上海：上海科学技术文献出版社,2023

ISBN 978-7-5439-8825-5

Ⅰ.①基… Ⅱ.①杨… Ⅲ.①护理学 Ⅳ.①R47

中国国家版本馆CIP数据核字（2023）第078352号

组稿编辑：张　树
责任编辑：王　珺
封面设计：宗　宁

基础护理技术与循证护理实践

JICHU HULI JISHU YU XUNZHENG HULI SHIJIAN

主　　编：杨正旭　贤　婷　陈　凌　杜　昕　刘芳青　高阳阳　余雪莹　于晓翠
出版发行：上海科学技术文献出版社
地　　址：上海市长乐路746号
邮政编码：200040
经　　销：全国新华书店
印　　刷：山东麦德森文化传媒有限公司
开　　本：787mm×1092mm　1/16
印　　张：20
字　　数：509 千字
版　　次：2023年5月第1版　2023年5月第1次印刷
书　　号：ISBN 978-7-5439-8825-5
定　　价：198.00 元

# F oreword 前 言

护理学作为一门与其他临床学科息息相关的学科，其价值贯穿于整个临床各科室疾病诊治当中。随着现代医学科学技术的快速发展，新理论、新技术及科研成果不断问世，这就需要护士具备综合护理能力，以及独立判断和解决问题的能力。因此，护理工作者必须不断学习临床护理经验、熟悉护理学新的进展，才能跟上护理学发展的步伐，更好地为患者服务，为人类健康保健提供可靠的保障。为了进一步满足护理工作者的临床需要，帮助广大临床护理工作者在工作中更好地认识、了解相关疾病，提高临床常见疾病和多发疾病的治愈率，我们邀请多位护理领域的专家，结合最新护理研究成果，融入护理新概念，编写了《基础护理技术与循证护理实践》一书。

本书首先介绍了护理学基本理论、护理工作方法、基础护理技术；然后论述了临床各科室疾病的护理，主要包含疾病的病因、发病机制、临床表现、诊断、实验室检查、治疗、护理评估、常见护理问题、护理措施及健康指导等方面；最后介绍了儿童保健护理、发热门诊护理和消化内镜护理。本书内容翔实，资料新颖，力求将基本理论与临床实践完美结合，融专业性、科学性、先进性、实用性与启发性于一体，以有助于护士理解和掌握护理知识，对解决临床实际问题具有一定的指导意义，适合各级医院的护理工作者参考使用，也可作为广大护理专业学生的辅助参考资料。

由于医学知识日新月异。加之编者自身学识和经验有限，且各自编写风格不尽相同，书中存在的不足和疏漏之处，诚恳期望广大读者批评指正，以便我们学习和改进。

《基础护理技术与循证护理实践》编委会

2023 年 3 月

# Contents

# 目 录

# 第一章

# 护理学基本理论

## 第一节 系统理论

### 一、系统理论的产生

系统,作为一种思想,早在古代就已萌芽,但作为科学术语使用,还是在现代。系统论的观点起源于 20 世纪 20 年代,由美籍奥地利理论生物学家路·贝塔朗菲提出,1932-1934 年,他先后发表了《理论生物学》和《现代发展理论》,提出用数学和模型来研究生物学的方法和机体系统论概念,可视为系统论的萌芽。1937 年,贝塔朗菲第一次提出一般系统论的概念。1954 年,以贝塔朗菲为首的科学家们创办了"一般系统论学会"。1968 年,贝塔朗菲发表了《一般系统论——基础、发展与应用》。系统论主要解释了事物整体及其组成部分间的关系以及这些组成部分在整体中的相互作用。其理论框架被广泛应用到许多科学领域,如物理、工程、管理及护理等,并日益发挥重大而深远的影响。

### 二、系统的基本概念

#### (一)系统的概念

系统是由相互联系、相互依赖、相互制约、相互作用的事物和过程组成的,具有整体功能和综合行为的统一体。各种系统,尽管它的要素有多有少,具体构成千差万别,但总有两部分组成:一部分是要素的集合;另一部分是各要素间相互关系的集合。

#### (二)系统的基本属性

系统是多种多样的,但都具有共同的属性。

1.整体性

组成系统的每个部分都具有各自独特的功能,但这些组成部分不具有或不能代表系统总体的特性。系统整体并不是由各组成部分简单罗列和相加构成的,各部分必须相互作用、相互融合才能构成系统整体。因此,系统整体的功能大于并且不同于各组成部分的总和。

1

**2.相关性**

系统的各个要素之间都是相互联系、相互制约,若任何要素的性质或行为发生变化,都会影响其他要素,甚至系统整体的性质或行为。如人是一个系统,作为一个有机体,由生理、心理、社会文化等各部分组成,其整体生理功能又由血液循环、呼吸、消化、泌尿、神经肌肉和内分泌等不同系统和组织器官组成。当一个人神经系统受到干扰,就会影响他的消化系统、心血管系统的功能。

**3.层次性**

对于一个系统来说,它既是由某些要素组成,同时,它自身又是组成更大系统的一个要素。系统的层次间存在着支配与服从的关系。高层次支配低层次,决定系统的性质,低层次往往是基础结构。

**4.动态性**

系统是随时间的变化而变化。系统进行活动,必须通过内部各要素的相互作用,能量、信息、物质的转换,内部结构的不断调整以达到最佳功能状态。此外,系统为适应环境,维持自身的生存与发展,需要与环境进行物质、能量、信息的交流。

**5.预决性**

系统具有自组织、自调节能力,可通过反馈适应环境,保持系统稳态,这样就呈现某种预决性。预决性程度标志系统组织水平高低。

## 三、系统的分类

自然界或人类社会可存在千差万别的各种系统,可从不同角度对它们进行分类。分类方法如下。

**(一)按组成系统的要素性质分类**

系统可分成自然系统与人造系统。自然系统如生态系统、人体系统等;人造系统如机械系统、计算机软件系统等。自然系统与人造系统的结合,称为复合系统,如医疗系统、教育系统。

**(二)按组成系统的内容分类**

系统可分为物质系统与概念系统。物质系统如动物、仪器等;概念系统如科学理论系统、计算机程序软件等。多数情况下,实物系统与概念系统是相互结合、密不可分的。

**(三)按系统与环境的关系分类**

系统可分为开放系统与封闭系统。封闭系统是指与环境间不发生相互作用的系统,即与环境没有物质、信息或能量的交换,事实上绝对的封闭系统是不存在的。与封闭系统相反,开放系统是指通过与环境间的持续相互作用,不断进行物质、能量和信息交流的系统,如生命系统、医院系统等。在开放系统中,按系统有无反馈可分为开环系统与闭环系统。没有反馈的系统称为开环系统,有反馈的系统称为闭环系统。

**(四)按系统运动的属性分类**

系统可分为动态系统与静态系统。动态系统如生物系统、生态系统;静态系统如一个建筑群、基因分析图谱等。

## 四、系统理论的基本原则及在护理实践中的应用

**(一)整体性原则**

整体性原则是系统理论最基本的原则,也是系统理论的核心。

1.从整体出发,认识、研究和处理问题

护理人员在处理患者健康问题时,要以整体为基本出发点,深入了解,把握整体,找出解决问题的有效方法。

2.注重整体与部分、部分与部分之间的相互关系

从整体着眼,从部分入手,把护理工作的重点放在系统要素的各种联系上。如医院的护理系统是指从护理部到病区助理护士,若任何一个要素薄弱,都会影响医院护理的整体效应。

3.注重整体与环境的关系

整体性原则要求护理人员在护理患者时,要考虑系统对环境的适应性,通过调整人体系统内部结构,使其适应周围环境,或是改变周围环境,使其适应系统发展的需要。

**(二)优化原则**

系统的优化原则是通过系统的组织和调节活动,达到系统在一定环境下最佳状态,发挥最好功能。

1.局部效应应服从整体效应

系统的优化是与系统整体性紧密联系的,当系统的整体效应与局部效应不一致时,局部效应服从整体效应。护理人员在实施护理计划时,要善于抓主要矛盾,追求整体效应,实现护理质量、效率的最优化。

2.坚持多极优化

优化应贯穿系统运动的全过程。护理人员在护理患者时,为追求最佳护理活动效果,在确定患者健康问题、确定护理目标、制订护理措施、实施护理计划、建立评价标准时都要进行优化抉择。

3.优化的绝对性与相对性相结合

优化本身的"优"是绝对的,但优化的程度是相对的。护理人员在工作中选择优化方案时,应从实际出发、科学分析、择优而从,如工作中常会遇到病情复杂的患者或复杂研究问题,往往会出现这方面问题解决较好,而那方面问题却未能很好解决,且难找到完善的方案。这就要在相互矛盾的需求之中,选择一个各方面都较满意的相对优化方案。

**(三)模型化原则**

预先设计一个与真实系统相似的模型,通过对模型的研究来描述和掌握真实系统的特征和规律的方法称为模型化。在模型化过程中应遵循的原则称为模型化原则。在护理研究领域中应用的模型有多种,如形态上可分为具体模型与抽象模型,从性质上可分为结构模型与功能模型。在设计模型进行护理研究时,必须遵循模型化原则。模型化原则有以下三个方面。

1.相似性原则

模型必须与原型相似,这样建立的模型才能真正反映原型的某些属性、特征和运动规律。

2.简化原则

模型既应真实,又应是原型的简化,如无简化性,模型就失去它存在的意义。

3.客观性原则

任何模型总是真实系统某一方面的属性、特征、规律性的模仿,因此建模时,要以原型作为检验模型的真实性客观依据。

(宋凤玉)

# 第二节　需　要　理　论

## 一、需要概述

每个人都有一些基本的需要,包括生理的、心理的和社会的。这些需要的满足使人类得以生存和发展。

### (一)需要的概念

需要是人脑对生理与社会要求的反应。人类的基本需要具有共性,在不同年代、不同地区或不同人群,为了自身与社会的生存与发展,必须对一定的事物产生需求,例如食物、睡眠、情爱、交往等,这些需求反映在个体的头脑中,就形成了他的需要。当个体的需要得到满足时,就处于一种平衡状态,这种平衡状态有助于保持个体健康。反之,当个体的需要得不到满足时,个体则可能陷入紧张、焦虑、愤怒等负性情绪中,严重者可导致疾病的发生。

### (二)需要的特征

1.需要的对象性

人的任何需要都是指向一定对象的。这种对象既可以是物质性的,也可以是精神性的。无论是物质性的还是精神性的需要,都必须有一定的外部物质条件才可获得满足。

2.需要的发展性

需要是个体生存发展的必要条件,如婴儿期的主要需要是生理需要,少年期则产生了尊重的需要。

3.需要的无限性

需要不会因暂时满足而终止,当某些需要满足后,还可产生新的需要,新的需要就会促使人们去开展新的满足需要的活动。

4.需要的社会历史制约性

人的各种需要的产生及满足均可受到所处环境条件与社会发展水平的制约。

5.需要的独特性

人与人之间的需要既有相同,也有不同,其需要的独特性是由个体的遗传因素、环境因素所决定。在临床工作中,护理人员应细心观察患者需要的独特性,及时给予合理的满足。

### (三)需要的分类

常见的分类有两种。

1.按需要的起源分类

需要可分生理性需要与社会性需要。生理性需要如饮食、排泄等;社会性需要如劳动、娱乐、交往等。生理性需要主要作用是维持机体代谢平衡;社会性需要的主要作用是维持个体心理与精神的平衡。

2.按需要的对象分类

需要可分物质需要与精神需要。物质需要如衣、食、住、行等;精神需要如认识的需要、交往的需要等。物质需要既包括生理性需要,也包括社会性需要;精神需要是指个体对精神文化方面的要求。

**（四）需要的作用**

需要是个体从事活动的基本动力，是个体行为积极性的源泉。根据需要的作用，护理人员在护理患者时，既要满足患者的基本需要，又要激发患者依靠自己的力量恢复健康的需要。

## 二、需要层次理论

许多哲学家和心理学家试图将人的需要这一概念发展成理论，并用以解释人的行为。心理学家亚伯拉罕·马斯洛于1943年提出了人类基本需要层次论，这一理论已被广泛应用于心理学、社会学和护理学等许多学科领域。

**（一）需要层次论的主要内容**

马斯洛将人类的基本需要分为五个层次，并按照先后次序，由低向高依次排列，包括生理的需要、安全的需要、爱与归属的需要、尊敬的需要和自我实现的需要。

1.生理的需要

生理的需要是人类最基本的需要，包括食物、空气、水、温度（衣服和住所）、排泄、休息和避免疼痛。

2.安全的需要

人需要一个安全、有秩序、可预知、有组织的世界，以使其感到有所依靠，不被意外的、危险的事情所困扰，即包括安全、保障、受到保护以及没有焦虑和恐惧。

3.爱与归属的需要

人渴望归属于某一群体并参与群体的活动和交往，希望在群体或家庭中有一个适当的位置，并与他人有深厚的情感，即包括爱他人、被爱和有所归属，以免遭受遗弃、拒绝、举目无亲等痛苦。

4.尊敬的需要

尊敬的需要是个体对自己的尊严和价值的追求，包括自尊和被尊两方面。尊敬需要的满足可使人感到自己有价值、有能力、有力量和必不可少，使人产生自信心。

5.自我实现的需要

自我实现的需要是指一个人要充分发挥自己才能与潜力的要求，是力求实现自己可能之事的要求。

马斯洛在晚年时，又把人的需要概括为三大层次：基本需要、心理需要和自我实现需要。

**（二）各需要层次之间的关系**

马斯洛不仅将人的需要按照不同层次进行了划分，而且十分强调各层次之间的关系。他指出以下几点。

（1）必须首先满足较低层次的需要，然后再考虑满足较高层次的需要。生理需求是最低层次的，也是最重要的，人在最基本的生理需要满足后，才得以维持生命。

（2）通常一个层次的需要被满足后，更高一层的需要才会出现，并逐渐明显和强烈。例如，人的生理需要得到满足后，会争取满足安全的需要；同样，在安全的需要满足之后，才会提出爱和更高层次的需要。但是，有些人在追求满足不同层次的需要时会出现重叠，甚至颠倒。例如，有的科研工作者为探求科学真理（自我实现），不顾试验场所可能存在危害生命的因素（安全的需要）；有的运动员为夺冠军，为祖国争光（自我实现），不考虑自己可能会受伤甚至致残（生理和安全的需要），也要勇往直前。

（3）维持生存所必需的低层次需要是要求立即和持续予以满足的,如氧气;越高层次的需要越可被较长久地延后,如性的需要、尊敬的需要等。但是,这些可被暂时延缓或在不同时期有所变化的需要是始终存在的,不可被忽视。

（4）人们满足较低层次需要的活动基本相同,如对氧的需要,都是通过呼吸运动来满足。而越是高层次的需要越为人类所特有,人们采用的满足方式越具有差异性,如满足自我实现需要的需要时,作家从事写作,科学家做研究,运动员参加竞赛等。同时,低层次需要比高层次需要更易确认、更易观测、更有限度,如人只吃有限的食物,而友爱、尊重和自我实现需要的满足则是无限的。

（5）随着需要层次向高层次移动,各种需要满足的意义对每个人来说越具有差异性。这是受个人的愿望、社会文化背景及身心发展水平所决定的。例如,有的人对有一个稳定的职业、受他人尊敬的职位就很满意了,而有的人还要继续学习,获得更高的学位,不断改革和创新。

（6）各需要层次之间可相互影响。例如,有些较高层次需要并非生存所必需,但它能促进生理功能更旺盛,使人的健康状态更佳、生活质量更高,如果不被满足,会引起焦虑、恐惧、抑郁等情绪,导致疾病的发生,甚至危及生命。

（7）人的需要满足程度与健康成正比。当所有的需要被满足后,就可达到最佳的健康状态。反之,基本需要的满足遭受破坏,会导致疾病。人若生活在高层次需要被满足的基础上,就意味着有更好的食欲和睡眠、更少的疾病、更好的心理健康和更长的寿命。

**（三）需要层次论对护理的意义**

需要层次论为护理学提供了理论框架,它是护理程序的理论基础,可指导护理实践有效进行。

（1）帮助护理人员识别患者未满足的需要的性质,以及对患者所造成的影响。

（2）帮助护理人员根据需要层次和优势需要,确定需要优先解决的健康问题。

（3）帮助护理人员观察、判断患者未感觉到或未意识到的需要,给予满足,以达到预防疾病的目的。

（4）帮助护理人员对患者的需要进行科学指导,合理调整需要间关系,消除焦虑与压力。

## 三、影响需要满足的因素

当人的需要大部分被满足时,人就能处于一种相对平衡的健康状态。反之,会造成机体环境的失衡,导致疾病的发生。因此,了解可能引起人的需要满足的障碍因素十分必要。

**（一）生理的障碍**

生理的障碍包括生病、疲劳、疼痛、躯体活动有障碍等,如因腹泻而影响水、电解质的平衡及食物摄入的需要。

**（二）心理的障碍**

人处于焦虑、恐惧、愤怒、兴奋或抑郁等状态时会影响基本需要的满足,如引起食欲缺乏、失眠、精力不集中等。

**（三）认知的障碍和知识缺乏**

人要满足自身的基本需要是要具备相关知识的,如营养知识、体育锻炼知识和安全知识等。人的认知水平较低时会影响对有关信息的接受、理解和应用。

**（四）能力障碍**

一个人具备多方面能力,如交往能力、动手能力、创造能力等。当个体某方面能力较差,就会导致相应的需要难以满足。

**（五）性格障碍**

一个人性格与他的需要产生和满足有密切关系。

**（六）环境的障碍**

如空气污染、光线不足、通风不良、温度不适宜、噪声等都会影响某些需要的满足。

**（七）社会的障碍**

缺乏有效的沟通技巧、社交能力差、人际关系紧张、与亲人分离等都会导致缺乏归属感和爱,也可影响其他需要的满足。

**（八）物质的障碍**

需要的满足需要一定的物质条件,当物质条件不具备时,以这些条件为支撑的需要就无法满足。如生理需要的满足需要食物、水;自我实现的需要的满足需要书籍、实验设备等。

**（九）文化的障碍**

如地域习俗的影响、信仰、观念的不同、教育的差别等,都会影响某些需要的满足。

## 四、患者的基本需要

一个人在健康状态下能够由自己来满足各类需要,但在患病时,情况就发生了变化,许多需要不能自行满足。这就需要护理人员作为一种外在的支持力量,帮助患者满足需要。

**（一）生理的需要**

1.氧气

缺氧、呼吸道阻塞、呼吸道感染等。

2.水

脱水、水肿、电解质紊乱、酸碱失衡。

3.营养

肥胖、消瘦、各种营养缺乏、不同疾病(如糖尿病、肾脏疾病)的特殊饮食需要。

4.体温

过高、过低、失调。

5.排泄

便秘、腹泻、大小便失禁等。

6.休息和睡眠

疲劳、各种睡眠形态紊乱。

7.避免疼痛

各种类型的疼痛。

**（二）刺激的需要**

患者在患病的急性期,对刺激的需要往往不很明显,当处于恢复期时,此需要的满足日趋重要。如长期卧床的患者,如果他心理上刺激的需要、生活上活动的需要不能得到满足,那就意味着其心理上、生理上都在退化。因此,卧床患者需要翻身、肢体活动,以减轻或避免皮肤受损、肌肉萎缩等。

长期单调的生活不但会引起体力衰退、情绪低落,而且智力也会受到影响,故应注意环境的美化,安排适当的社交和娱乐活动。对于长期住院的患者,更应注意满足其刺激的需要,如布置优美、具有健康教育性的住院环境,病友之间的交流和娱乐等。

### (三)安全的需要

患病时由于环境的变化、舒适感的改变,安全感会明显降低,如担心自己的健康没有保障;寂寞和无助感;怕被人遗忘和得不到良好的治疗和护理;对各种检查和治疗产生恐惧和疑虑;对医护人员的技术不信任;担心经济负担问题等。具体护理内容包括以下两点。

1.避免身体伤害

应注意防止发生意外,如地板过滑、床位过高或没有护栏、病室内有噪声、院内发生交叉感染等均会对患者造成伤害。

2.避免心理威胁

应进行入院介绍和健康教育,增强患者自信心和安全感,使患者对医护人员产生信任感和信赖感,促进治疗和康复。

### (四)爱与归属的需要

患病住院期间,由于与亲人的分离和生活方式的变化,这种需要的满足受到影响,就变得更加强烈,患者常常希望得到亲人、朋友和周围人的亲切关怀、理解和支持。护理人员要通过细微、全面的护理,与患者建立良好的护患关系,允许家属探视,鼓励亲人参与患者护理的活动,帮助患者之间建立友谊。

### (五)自尊与被尊敬的需要

在爱和所属的需要被满足后,患者也会感到被尊敬和被重视,因而这两种需要是相关的。患病会影响自尊需要的满足,患者会觉得因生病而失去自身价值或成为他人的负担,护理人员在与患者交往中,应始终保持尊重的态度、礼貌的举止。

注意帮助患者感到自己是重要的、是被他人接受的,如礼貌称呼患者的名字,而不是床号;初次与患者见面时,护士应介绍自己的名字;重视、听取患者的意见;让患者做力所能及的事,使患者感到自身的价值。

在进行护理操作时,应注意尊重患者的隐私,减少暴露,为患者保密,理解和尊重患者的个人习惯、价值观、宗教信仰等,不要把护士自己的观念强加给患者,以增加其自尊和被尊感。

### (六)自我实现的需要

个体在患病期间最受影响且最难满足的需要是自我实现的需要。特别是能力严重丧失时,如失明、耳聋、失语、瘫痪、截肢等。但是,疾病也会对某些人的成长起到促进作用,从而对自我实现有所帮助。此需要的满足因人而异,护理的功能是切实保证低层次需要的满足,使患者意识到自己有能力、有潜力,并加强学习,为自我实现创造条件。

## 五、满足患者需要的方式

护理人员满足患者需要的方式有三种。

### (一)直接满足患者的需要

对于暂时或永久丧失自我满足某方面需要能力的患者,护理人员应采取有效措施来满足患者的基本需要,以减轻痛苦,维持生存。

**（二）协助患者满足需要**

对于具有或恢复一定自我满足需要能力的患者,护理人员应有针对性地给予必要的帮助和支持,提高患者自护能力,促进早日康复。

**（三）间接满足患者的需要**

可通过卫生宣教、健康咨询等多种形式为护理对象提供卫生保健知识,避免健康问题的发生或恶化。

（宋凤玉）

# 第三节　自　理　理　论

奥瑞姆(Dorothea.Elizabeth.Orem)是美国著名的护理理论学家之一。她在长期的临床护理、教育和护理管理及研究中,形成和完善了自理模式。强调护理的最终目标是恢复和增强人的自护能力,对护理实践有着重要的指导作用。

## 一、自理理论概述

奥瑞姆的自理模式主要包括自理理论、自理缺陷理论和护理系统理论。

**（一）自理理论**

每个人都有自理需要,而且因不同的健康状况和生长发育的阶段而不同。自理理论包括自我护理、自理能力、自理的主体、治疗性自理需要和自理需要等五个主要概念。

(1)自我护理是个体为维持自身的结构完整和功能正常,维持正常的生长发育过程,所采取的一系列自发的调节行为。人的自我护理活动是连续的、有意义的。完成自我护理活动需要智慧、经验和他人的指导与帮助。正常成人一般可以进行自我护理活动,但是婴幼儿和那些不能完全自我护理的成人则需要不同程度的帮助。

(2)自理能力是指人进行自我护理活动的能力,也就是从事自我照顾的能力。自理能力是人为了维护和促进健康及身心发展进行自理的能力,是一个趋于成熟或已成熟的人的综合能力。人为了维持其整体功能正常,根据生长发育的特点和健康状况,确定并详细叙述自理需要,进行相应的自理行为,满足其特殊需要,比如人有预防疾病和避免损伤的需要,在患病或受损伤后,有减轻疾病或损伤对身心损害的需要。奥瑞姆认为自理能力包括十个主要方面。①重视和警惕危害因素的能力:关注身心健康,有能力对危害健康的因素引起重视,建立自理的生活方式。②控制和利用体能的能力:人往往有足够的能量进行工作和日常生活,但疾病会不同程度地降低此能力,患病时人会感到乏力,无足够的能量进行肢体活动。③控制体位的能力:当感到不适时,有改变体位或减轻不适的能力。④认识疾病和预防复发的能力:患者知道引发疾病的原因、过程、治疗方法及预后,有能力采取与疾病康复和预防复发相关的自理行为,如改善或调整原有的生活方式,避免诱发因素、遵医嘱服药等。⑤动机:是指对疾病的态度。若积极对待疾病,患者有避免各种危险因素的意向或对恢复工作回归社会有信心等。⑥对健康问题的判断能力:当身体健康出现问题时,能作出决定,及时就医。⑦学习和运用与疾病治疗、康复相关的知识及技能的能力。⑧与医护人员有效沟通,配合各项治疗和护理的能力。⑨安排自我照顾行为的能力,能解释自理活动的内容和益处,并合理安排自理活动。⑩从个人、家庭和社会各方面,寻求支持和帮助的能力。

(3)自理的主体是指完成自我护理活动的人。在正常情况下,成人的自理主体是本身,但是儿童、患者或残疾人等的自理主体部分是自己、部分为健康服务者或是健康照顾者,如护士等。

(4)治疗性自理需要:在特定时间内,以有效的方式进行一系列相关行为以满足自理需要,包括一般生长发育的和健康不佳时的自理需要。

(5)自理需要:为了满足自理需要而采取的所有活动,包括一般的自理需要,成长发展的自理需要和健康不佳的自理需要。

一般的自理需求:与生命过程和维持人体结构和功能的整体性相关联的需求。①摄取足够的空气、水和食物。②提供与排泄有关的照料。③维持活动与休息的平衡。④维持孤独及社会交往的平衡。⑤避免对生命和健康有害因素。⑥按正常规律发展。

发展的自理需求:与人的成长发展相关的需求;不同的发展时期有不同的需求;有预防和处理在成长过程中遇到不利情况的需求。

健康不佳时的自理需求:个体在身体结构和功能、行为和日常生活习惯发生变化时出现的自理需求,包括:①及时得到治疗。②发现和照顾疾病造成的影响。③有效地执行诊断、治疗和康复方法。④发现和照顾因医护措施引起的不适和不良反应。⑤接受并适应患病的事实。⑥学习新的生活方式。

(6)基本条件因素:反映个体特征及生活状况的一些因素,包括年龄、健康状况、发展水平、社会文化背景、健康照顾系统、家庭、生活方式、环境和资源等。

**(二)自理缺陷理论**

自理缺陷理论是奥瑞姆理论的核心,是指人在满足其自理需要方面,在质或量上出现不足。当自理需要小于或等于自理主体的自理能力时,人就能进行自理活动。当自理主体的自理能力小于自理需要时,就会出现自理缺陷。这种现象可以是现存的,也可以是潜在的。自理缺陷包括两种情况:一种是当自理能力无法全部满足治疗性自理需求时,即出现自理缺陷;另一种是照顾者的自理能力无法满足被照顾者的自理需要。自理缺陷是护理工作的重心,护理人员应与患者及其家属进行有效沟通,保持良好的护患关系,以确定如何帮助患者,与其他医疗保健专业人士和社会教育性服务机构配合,形成一个帮助性整体,为患者及其家属提供直接帮助。

**(三)护理系统理论**

护理理论系统是在人出现自理缺陷时护理活动的体现,是依据患者的自理需要和自理主体的自理能力制定的。

护理力量是受过专业教育或培训的护士所具有的护理能力,即了解患者的自理需求及自理力量,并作出行动、帮助患者,通过执行或提高患者的自理力量来满足治疗性自理需求。

护理系统也是护士在护理实践中产生的动态的行为系统,奥瑞姆将其分为三个系统:即全补偿护理系统、部分补偿系统、辅助教育系统。各护理系统的适用范围、护士和患者在各系统中所承担的职责如下所述。

1.全补偿护理系统

患者没有能力进行自理活动;患者神志和体力上均没有能力;虽然神志清楚,知道自己的自理需求,但体力上不能完成;虽然体力上具备,但存在精神障碍无法对自己的自理需求作出判断和决定,对于这些患者需要护理给予全面的帮助。

2.部分补偿护理系统

这是满足治疗性自理需求,既需要护士提供护理照顾,也需要患者采取自理行动。

3.辅助教育系统

患者能够完成自理活动,同时也要求其完成;需要学习才能完成自理,没有帮助就不能完成。护士通过对患者提供教育、支持、指导,提高患者的自理能力。

这三个系统类似于我国临床护理中一直沿用至今的分级护理制度,即特级护理和一级护理、二级护理和三级护理。

奥瑞姆理论的特征:其理论结构比较完善且有新意;相对简单而且易于推广;奥瑞姆的理论与其他已被证实的理论、法律和原则也是一致的;奥瑞姆还强调了护理的艺术性及护士应具有的素质和技术。

## 二、自理理论在护理实践中的应用

奥瑞姆的自理理论被广泛应用在护理实践中,她将自理理论与护理程序有机地联系在一起,通过设计好的评估方法和工具评估患者的自理能力及自理缺陷,以帮助患者更好地达到自理。她将护理程序分为以下三步。

### (一)评估患者的自理能力和自理需要

在这一步中,护士可以通过收集资料来确定病种存在哪些自理缺陷及引起自理缺陷的原因,评估患者的自理能力与自理需要,从而确定患者是否需要护理帮助。

1.收集资料

护士收集的资料包括患者的健康状况,患者对自身健康的认识,医师对患者健康的意见,患者的自理能力,患者的自理需要等。

2.分析与判断

在收集自理能力资料的基础上,确定以下问题:①患者的治疗性自理需要是什么。②为满足患者的治疗性自理需求,其在自理方面存在的缺陷有哪些。③如果有缺陷,由什么原因引起的。④患者在完成自理活动时具备的能力有哪些。⑤在未来一段时间内,患者参与自理时具备哪些潜在能力,如何制订护理目标。

### (二)设计合适的护理系统

根据患者的自理需要和能力,在完全补偿系统、部分补偿系统和辅助教育系统中选择一个合适的护理系统,并依据患者智力性自理需求的内容制订出详细的护理计划,给患者提供生理和心理支持及适合于个人发展的环境,明确护士和患者的角色功能,以达到促进健康、恢复健康、提高自理能力的目的。

### (三)实施护理措施

根据护理计划提供适当的护理措施,帮助和协调患者恢复和提高自理能力,满足患者的自理需求。

(宋凤玉)

# 第四节　健康系统理论

　　贝蒂·纽曼(Betty Neuman)1970年提出了健康系统模式,后经两年的完善于1972年在《护理研究》杂志上发表了"纽曼健康系统模式"一文。经过多次修改,于1988年再版的《纽曼系统模式在护理教育与实践中的应用》中阐述了纽曼的护理观点,并被广泛地应用于临床护理及社区护理实践中。

## 一、健康系统理论概述

　　纽曼健康系统模式主要以格式塔特心理学为基础,并应用了贝塔朗菲的系统理论,席尔(Selye)压力与适应理论及凯普兰(Caplan)三级预防理论。主要概念如下。

### (一)个体

　　个体是指个体的人,也可为家庭、群体或社区,是与环境持续互动的开放系统,称为服务对象系统。

　　1.正常防御线

　　正常防御线是指每个个体经过一定时间逐渐形成对外界反应的正常范围,即通常的健康/稳定状态。它是由生理的、心理的、社会文化的、发展的、精神的技能组成,用来对付应激源的。这条防御线是动态的,与个体随时需要保持稳定有关。一旦压力源入侵正常防线,个体发生压力反应,表现为稳定性减低和产生疾病。

　　2.抵抗线

　　抵抗线是防御应激源的一些内部因素,其功能是使个体稳定并恢复到健康状态(正常防御线)。它保护的是基本结构,并且当环境中的应激源侵入或破坏正常防御线时,抵抗线会被激活,例如:免疫机制,如果抵抗线的作用(反应)是有效的,系统可以重建;但如果抵抗线的作用(反应)是无效的,其结果是能量耗尽,系统灭亡。

　　3.弹性防御线

　　为外层的虚线,也是动态的,能在短期内迅速发生变化。当环境施加压力时,它是正常防御线的缓冲剂,而当环境给以支持并有助于成长和发展时,它是正常防御线的过滤器。其功能会因一些变化如失眠、营养不良或其他日常生活变化而降低。

　　当这个防御线的弹性作用不能再保护个体对抗应激源时,应激源就会破坏正常防御线而导致疾病。当弹性防御线与正常防御线之间的距离增加时,表明系统保障程度增强。

　　以上三种防御机制,既有先天赋予的,又有后天习得的,抵抗效能取决于心理、生理、社会文化、生长发育、精神等五个变量的相互作用。三种防御线的相互关系是:弹性防御线保护正常防御线,抵抗线保护基本结构。当个体遇到压力源时,弹性防御线首先激活以防止压力源入侵。若弹性防御线抵抗不消,压力源侵入正常防御线,人体发生反应,出现症状。此时,抵抗线被激活。当抵抗有效时,个体又恢复到正常防御线未遭受入侵时的健康状态。

### (二)应激源

　　纽曼将应激源定义为能够产生紧张及潜在地引起系统失衡的刺激。系统需要应对一个或多个刺激。纽曼系统模式中强调的是确定应激源的类型、本质和强度。

1.个体外的

这是发生在个体以外的力量。如失业,是受同事是否接受(社会文化力量)、个人对失业的感受(心理的)及完成工作的能力(生理的、发展的、心理的)的影响。

2.个体间的

发生在一个或多个个体之间的力量。如夫妻关系,常受不同地区和时代(社会文化)、双方的年龄和发展水平(生理和发展的)和对夫妻的角色感觉及期望(心理的)的影响。

3.个体内的

发生在个体内部的力量。如生气,是一种个体内部力量,其表达方式是受年龄(发展的)、体力(生理的)、同伴们的接受情况(社会文化的)及既往应对生气的经历(心理的)的影响。

应激源可以对此个体有害,但对另一个体无害。因而仔细评估应激源的数量、强度、相持时间的长度及对该系统的意义和既往的应对能力等,对护理干预是非常重要的。

**(三)反应**

纽曼认为保健人员应根据个体对应激源反应情况进行以下不同的干预。

1.初级预防

初级预防是指在只有怀疑有或已确定有应激源而尚未发生反应的情况下就开始进行的干预。初级预防的目的是预防应激源侵入正常防御线或通过减少与应激源相遇的可能性,以及增强防御线来降低反应的程度。如减轻空气污染、预防免疫注射等。

2.二级预防

如果反应已发生,干预就从二级预防开始。其主要是早期发现病例、早期治疗症状以增强内部抵抗线来减少反应,如进行各种治疗和护理。

3.三级预防

三级预防是指在上述治疗计划后,已出现重建和相当程度的稳定时进行的干预。其目的是通过增强抵抗线维持其适应性以防止复发,如进行患者教育,提供康复条件等。

## 二、纽曼系统模式在护理中的应用

纽曼系统模式自正式发表以来得到了护理学术界的一致认同,已被广泛用于护理教育、科研和临床护理实践中。

纽曼系统模式的整体观、三级预防概念及对于个人、家庭、群体、社区护理的广泛适应性,为中专、大专、本科、硕士等不同层次护理专业学生的培养提供了有效的概念框架。除了用于课程设置,此系统模式还可作为理论框架设计护理评估、干预措施和评价工具供学生在临床实习使用,且具有可操作性。

在护理科研方面,纽曼系统模式既已用于指导对相关护理现象的定性研究,又已作为对不同服务对象预防性干预效果的定量研究理论框架,而此方面报道最多的是应用纽曼系统模式改善面对特定生理、心理、社会、环境性压力源患者的护理效果研究。

在临床护理实践方面,大量文献报道,纽曼系统模式可用于从不同生长发育阶段人的护理。它既在精神科使用,也在内外科、重症监护室、急诊、康复病房、老年护理院等使用。纽曼系统模式已被用于对多种患者的护理,如慢性阻塞性肺疾病、多发性硬化、高血压、肾脏疾病、癌症、急慢性脊髓损伤、矫形整容手术等患者,甚至也用于对艾滋病和一些病情非常危重复杂的患者,如多器官衰竭、心肌梗死患者的护理。

**(吴曼曼)**

# 第五节 应激与适应理论

## 一、应激及其相关内容

### (一)应激

应激又称压力或紧张,是指内、外环境中的刺激物作用于个体而使个体产生的一种身心紧张状态。应激可降低个体的抵抗力、判断力和决策力,例如面对突如其来的意外事件或长期处于应激状态,可影响个体的健康甚至致病;但应激也可促使个体积极寻找应对方法、解决问题,如面临高考时紧张复习、护士护理患者时遇到疑难问题设法查阅资料、请教他人等。人在生活中随时会受到各种刺激物的影响,因此应激贯穿于人的一生。

### (二)应激源

又称压力源或紧张源,任何对个体内环境的平衡造成威胁的因素都称为应激源。应激源可引起应激反应,但并非所有的应激源对人体均产生同样程度的反应。常见的应激源分为以下 3 类。

1.一般性应激源

(1)生物性:各种细菌、病毒、寄生虫等。

(2)物理性:温度、空气、声、光、电、外力、放射线等。

(3)化学性:酸、碱、化学药品等。

2.生理病理性应激源

(1)正常的生理功能变化:如月经期、妊娠期、更年期,或基本需要没有得到满足,如饮食、性欲、活动等。

(2)病理性变化:各种疾病引起的改变,如缺氧、疼痛、电解质紊乱、乏力等,以及手术、外伤等。

3.心理和社会性应激源

(1)一般性社会因素:如生离死别、搬迁、旅行、人际关系纠葛及角色改变,如结婚、生育、毕业等。

(2)灾难性社会因素:如地震、水灾、战争、社会动荡等。

(3)心理因素:如应付考试、参加竞赛、理想自我与现实自我冲突等。

### (三)应激反应

应激反应是对应激源的反应,可分为两大类。

1.生理反应

应激状态下身体主要器官系统产生的反应包括心率加快、血压升高、呼吸深快、恶心、呕吐、腹泻、尿频、血糖增加、伤口愈合延迟等。

2.心理反应

如焦虑、抑郁、使用否认、压抑等心理防卫机制等。

一般来说,生理和心理反应经常是同时出现的,因为身心是持续相互作用的。应激状态下出现的应激反应常具有以下规律：①一个应激源可引起多种应激反应的出现，如当贵重物品被窃后，个体可能出现心悸、头晕，同时感觉愤怒、绝望，此时，头脑混乱无法做出正确决定。②多种应激源可引起同一种应激反应。③对极端的应激源，如灾难性事件，大部分人都会以类似的方式反应。

## 二、有关应激学说

汉斯·塞尔耶是加拿大的生理学家和内分泌学家，也是最早研究应激的学者之一。早在1950年，塞尔耶在《应激》一书中就阐述了他的应激学说。他的一般理论对全世界的应激研究产生了影响。他认为应激是身体对任何需要做出的非特异性反应，例如，不论个人是处于精神紧张、外伤、感染、冷热、X线侵害等任何情况下，身体都会发生反应，而这些反应是非特异性的。

塞尔耶还认为，当个体面对威胁时，无论是什么性质的威胁，体内都会产生相同的反应群，他称之为全身适应综合征(GAS)，并提出这些症状都是通过神经内分泌途径产生的(图1-1)。

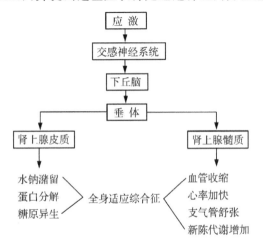

**图 1-1　应激反应的神经内分泌途径**

全身适应综合征解释了为什么不同的应激源可以产生相同的应激反应，尤其是生理应激的反应。此外，塞尔耶还提出了局部适应综合征(LAS)的概念，即机体对应激源产生的局部反应，这些反应常发生在某一器官或区域，如局部的炎症、血小板聚集、组织修复等。

无论GAS还是LAS，塞尔耶认为都可以分为3个独立的阶段(图1-2)。

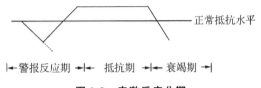

**图 1-2　应激反应分期**

### (一)警报反应期

这是应激源作用于身体的直接反应。应激源作用于人体，开始抵抗力下降，如果应激源过强，可致抵抗力进一步下降而引起死亡。但绝大多数情况下，机体开始防御，如激活体内复杂的神经内分泌系统功能，使抵抗水平上升，并常常高于机体正常抵抗水平。

## (二)抵抗期

若应激源仍然存在,机体将保持高于正常的抵抗水平与应激源抗衡。此时机体也处于对应激适应的阶段。当机体成功地适应了应激之后,GAS将在此期结束,机体的抵抗力也将使原有的水平有所提高。相反则由此期进入衰竭期。

## (三)衰竭期

发生在应激源强烈或长期存在时,机体所有的适应性资源和能力被耗失殆尽,抵抗水平下降。机体表现为体重减轻,肾上腺增大,随后衰竭,淋巴结增大,淋巴系统功能紊乱,激素分泌先增加后衰竭。这时若没有外部力量如治疗、护理的帮助,机体将产生疾病甚至死亡。

由此可见,为防止应激源作用于机体产生衰竭期的后果,运用内部或外部力量及时去除应激源、调整应激源的作用强度,保护和提高机体的抵抗水平是非常重要的。

塞尔耶认为,不仅GAS分为以上三期,MS也具有这样三期的特点,只是当LAS的衰竭期发生时,全身适应综合征的反应将开始被激活和唤起。

# 三、适应与应对

## (一)适应

适应是指应激源作用于机体后,机体为保持内环境的平衡而作出改变的过程。适应是生物体区别于非生物体的特征之一,而人类的适应又比其他生物更为复杂。适应是生物体调整自己以适应环境的能力,或促使生物体更能适于生存的一个过程。适应性是生命最卓越的特性,是内环境平衡和对抗应激的基础。

## (二)应对

即个体对抗应激源的手段。它具有两方面的功能:一个是改变个体行为或环境条件来对抗应激源,另一个是通过应对调节自身的情绪情感并维持内环境的稳定。

## (三)适应的层次

人的适应层次不同于其他生物体,除生理层次的适应外,还有心理、社会文化、知识技术层次的适应。

1.生理层次

生理层次是指发生在体内的代偿性变化。如一个从事脑力劳动的人进行跑步锻炼,开始会感到肌肉酸痛、心跳加快,但坚持一段时间后,这些感觉就会逐渐消失,这是由于体内的器官慢慢地增加了强度和功效,适应了跑步对身体所增加的需求。

2.心理层次

心理层次是指当人们经受心理应激时,如何调整自己的心态去认识情况和处理情况。如癌症患者平静接受自己的病情,并积极配合治疗。

3.社会文化层次

社会文化层次是调整个人的行为,使之与各种不同群体,如家庭、专业集体、社会集团等信念和习俗及规范相协调。如遵守家规、校规、院规。

4.知识技术层次

知识技术层次是指对日常生活或工作中涉及的知识及使用的设备、技术的适应。例如电脑时代年轻人应学会使用电脑,护士应学会使用先进监护设备、掌握护理技术的方法等。

**(四)适应的特性**

所有的适应机制,无论是生理的、心理的、文化的或技术的,都有共同特性。

(1)所有的适应机制都是为了维持最佳的身心状态,即内环境的平衡和稳定。

(2)适应是一种全身性的反应过程,可同时包括生理、心理、社会文化甚至技术各个层次。如医学生在病房实习时,不仅要有充足的体力和心理上的准备,还应掌握足够的专业知识和操作技能,遵守医院、病房的规章制度,并与医师、护士、患者和其他同学做好沟通工作。

(3)适应是有一定限度的,这个限度是由个体的遗传因素如身体条件、才智及情绪的稳定性决定的。如人对冷热不可能无限制的耐受。

(4)适应与时间有关,应激源来得越突然,个体越难以适应;相反,时间越充分,个体越有可能调动更多的应对资源抵抗应激源,适应得就越好,如急性失血时,易发生休克,而慢性失血则可以适应,一般不发生休克。

(5)适应能力有个体差异,这与个人的性格、素质、经历、防卫功能的使用有关。比较灵活和有经验的人,能及时对应激源做出反应,也会应用多种防卫机制,因而比较容易适应环境而生存。

(6)适应功能本身也具有应激性。如许多药物在帮助个体对付原有疾病时,药物产生的不良反应又成为新的应激源给个体带来危害。

**(五)应对方式**

面对应激源个体所使用的应对方式、策略或技巧是多种多样的。常用的应对方式如下。

1.去除应激源

避免机体与应激源的接触,如避免食用引起变态反应的食物,远离过热、过吵及不良气味的地方等。

2.增加对应激的抵抗力

适当的营养、运动、休息、睡眠、戒烟、酒,接受免疫接种,定期做疾病筛查等,以便更有效地抵抗应激源。

3.运用心理防卫功能

心理上的防卫能力决定于过去的经验、所受的教育、社会支持系统、智力水平、生活方式、经济状况及出现焦虑的倾向等。此外,坚强度也应作为对抗应激源的一种人格特征。因为一个坚强而刻苦耐劳的人相信:人生是有意义的;人可以影响环境;变化是一种挑战。这种人在任何困境下都能知难而进,尽快适应。人的一生都在学习新的应对方法,用来对抗和征服应激源。

4.采用缓解紧张的方法

缓解紧张的方法包括:①身体运动,可使注意力从担心的事情上分散开来而减轻焦虑。②按摩。③松弛术。④幽默等。

5.寻求支持系统的帮助

一个人的支持系统是由那些能给予他物质上或精神上帮助的人组成的,常包括其家人、朋友、同事、邻居等,此外,曾有过与其相似经历并很好应对过的人,也是支持系统中的重要成员。当个体处于应激状态时,非常需要有人与他一起分担困难和忧愁,共同讨论解决问题的良策,支持系统在对应激的抵抗中起到了强有力的缓冲剂的作用。

6.寻求专业性帮助

专业性帮助包括医师、护士、理疗师、心理医师等专业人员的帮助。人一旦患有身心疾病,就必须及时寻找医护人员的帮助。由医护人员提供针对性的治疗和护理,如药物治疗、心理治疗、物理疗法等,并给予必要的健康咨询和教育来提高患者的应对能力,以利于疾病的痊愈。

## 四、应激与适应在护理中的应用

应激源作用于个体,使其处于应激状态时,个体会选择和采取一系列的应对方法对应激进行适应。若适应成功,则机体达到内环境的平衡;若适应失败,则会导致机体产生疾病。为帮助患者提高应对能力,维持身心平衡,护理人员应协助住院患者减轻应激反应,措施如下。

(1)评估患者所受应激的程度、持续时间、过去个体应激的经验等。

(2)分析患者的具体情况,协助患者找出应激源。

(3)安排适宜的住院环境。减少不良环境因素对患者的影响。

(4)协助患者适应实际的健康状况,应对可能出现的心理问题。

(5)协助患者建立良好的人际关系,并与家属合作减轻患者的陌生、孤独感。

(宋凤玉)

# 第二章

# 护理工作方法

## 第一节  系统化整体护理

系统化整体护理是于 20 世纪 90 年代早期发展的一种新的护理模式,是以现代护理观为指导,以护理程序为核心,将临床护理服务与护理管理科学地结合起来,其特点是按照护理程序的科学工作方法,以患者为中心,为患者解决问题,系统地实施整体护理的临床护理组织管理模式。

### 一、系统化整体护理产生和发展

20 世纪 70 年代,世界范围内的医学思想发生了巨大的变化,世界卫生组织对健康赋予了新的含义,而生物-心理-社会医学模式的诞生,使以疾病为中心的护理模式向以患者和人的健康为中心的系统化整体护理转变。1994 年护理博士袁剑云教授把系统化整体护理引入我国。自此,我国护理界掀起了一场改革的浪潮——从功能制护理向系统化整体护理的转变。它是一项提高护理质量、改善护士形象,促进护理事业发展的新举措。系统化整体护理在我国的发展大致经历了以下 3 个阶段。

#### (一)引进学习阶段

1994 年在原卫生部医政司和中华护理学会的协助下,袁剑云博士先后在北京、山东、上海等十多个省市举办"系统化整体护理与模式病房建设"研习班,帮助大家学习和理解系统化整体护理的内涵和实质。

#### (二)模式病房试点阶段

受过培训的护理管理者及护理骨干们回院后纷纷以不同的方式、最快的速度宣传、推广系统化整体护理。1995－1996 年整体护理模式病房的试点工作在全国各大医院相继开展起来。

#### (三)模式病房全面推广阶段

模式病房的试点工作取得了显著成效后,原卫生部加大了对模式病房建设的支持,成立了全国整体护理协作网及全国整体护理专家指导组,对具体工作进行指导,以确保整体护理的顺利进行。

## 二、系统化整体护理的内涵

系统化整体护理是以现代护理观为指导，以护理程序为核心将护理临床业务和护理管理的各个环节系统化的工作模式。核心是护理程序，以"整体性、系统化"为基础，为患者解决问题的一种科学方法。

### （一）整体性

狭义的整体性是指护理应把服务对象视为生物、社会的、文化的、发展的人，强调以"人"为中心，护理就是要解决人的整体的健康问题。广义的整体性是指护理专业的整体性，指护理行政与业务、护理管理与品质保证、护理教育与研究及临床护理业务等各个环节都应紧密联系，相互配合，协调一致，以保证整体护理水平的提高。其内涵包括以下4点：①应把患者作为一个整体。②人的一生的整体。③社会的人的整体。④护理制度、护理管理、服务质量、护士素质等是一个整体。

### （二）系统化

护理本身是由一些相互关联和相互作用的部分组成的一个系统的整体。护理业务和护理管理的各个环节、护理程序的各个步骤及护理人员之间的沟通网络的协调一致，连续且环环相扣的完整统一。系统化可分3个层次来理解。第一个层次是临床的工作上，护理程序必须系统化，护士对每个工作环节都要做到以护理程序为框架，环环相扣。第二个层次是在医院管理上系统化，在确立护理管理制度、护理职责与护士行为考核标准、考虑护理人员调配与组织、进行护理质量评价都应以护理程序为框架。第三层次是在实施系统化整体护理时，为使中国护理改革向前推进，必须在国家政策法规和各级行政管理方面的系统化，有国家层面、省市层面、机构层面和个人层面。

## 三、系统化整体护理的影响

### （一）转变了护士单纯执行医嘱的从属地位

系统化整体护理是以护理程序为核心，护理程序包括评估、诊断、计划、实施和评价5个步骤。它的出现标志着护理人员从单纯的"操作者"转变为"思考者"。实施整体护理后，护士有了自己的护理诊断，有了自己的工作模式——护理程序，除了执行医嘱外，把更多的时间用于患者的诊断和健康问题的解决上。

### （二）将健康教育纳入护士的日常工作，密切了护患关系

系统化整体护理要求护理人员把健康教育贯穿于护理操作的全过程。通过健康教育使护理人员更好地了解患者，正确地评估、照顾患者，建立良好的护患关系。

### （三）规范了护理表格，便于评价护理效果

系统化整体护理以护理程序为框架设计各种护理表格，如患者入院评估表、健康教育表、住院评估表等。每一份表格都有自己的作用，各表格相互联系，环环相扣。它不仅详细地记录了患者住院期间的护理全过程，及时准确地反映了患者情况，而且在护理记录中把患者的问题、护理措施与结果评价联系起来，以体现出患者经护理后的最终效果。

## 四、责任制护理与系统化整体护理异同点

### （一）共同点

责任制护理与系统化整体护理均以现代护理观为指导，按照护理程序的理论与方法开展工

作。它们强调护士不是被动的执行者,而是主动的思想者;护士应对患者负责,而不是仅对医师负责;护理不是单纯的技术操作和疾病护理,而是涉及生理、心理、社会等各层面的整体护理;恢复健康的过程不是医护人员单方面的活动,而是医护及其亲属共同参与和合作的活动过程。

**(二)区别点**

1.责任制护理的特点

强调责任护士应由业务水平高、临床经验丰富的护士承担;强调对患者的护理应有连续性。

2.系统化整体护理的特点

认为每个护士都可以做责任护士;重视健康教育,视护理为护患合作性活动;采用标准化护理表格,以减少护士用于病历书写工作时间。

(宋凤玉)

# 第二节 临床护理路径

临床护理路径是一种科学高效的医学护理管理模式,是综合多学科的医疗护理管理计划,属于临床路径的范畴。临床护理路径和临床路径两者是相辅相成的,对临床路径的全面理解和学习能更好地促进对临床护理路径的掌握。

## 一、临床路径

临床路径的概念最早起源于美国。20世纪70年代早期,美国高速发展的医疗技术和政府服务项目收费的医疗体制及不断增加的慢性疾病和老年人口等因素,导致医疗高费用和健康服务资源的不适当利用。美国政府为了降低医疗费用的增长,采用了一系列控制医疗资源适当利用的措施。在工业生产中应用广泛的关键路径技术遂被引入到临床工作中,临床路径因而诞生。其基本原则是根据疾病严重程度的标准和医疗护理强度的标准,政府根据相应的疾病只对医院提供的适当的临床健康服务项目补偿医疗费用,以调控医院临床服务的适当性,控制过度利用。其基础是由耶鲁大学研发的"诊断关联群(DRGS)"。因此,医院只能改变内部结构和运作方式,不断寻求提高医院的营运效率,提高医疗服务质量,降低医疗成本的措施。

临床路径是经过医护人员仔细地调查、核准,经医疗专家科学论证并经多学科组成员共同商讨制定的疾病康复路径图,是针对某一个病种(或手术),以时间为横轴,以入院指导、诊断、检查、治疗、护理、教育和出院计划等手段为纵轴,制订标准化的治疗护理流程(临床路径表)。它以缩短平均住院日,减少医疗费用支出,节约医疗资源为目的,增强了诊疗活动的计划性,从而有效地降低医疗成本和有效运用资源;同时也有利于医疗服务质量的控制和持续改进。

医院拥有领导的重视和支持,并且做好充分的思想动员与培训后方可开展临床路径。开展临床路径应遵循以下步骤:①充分尊重患者的意见。②选择要推行的疾病或手术。③选择开展临床路径的团队人员。④制订临床路径图。⑤确定预期目标、建立评价标准。⑥资料的收集与记录。⑦阶段评估与分析。

随着中国医疗卫生事业的发展,以患者为中心的整体医疗与整体护理正在作为一种先进的服务理念广为应用。我国已于2009年12月试点启动临床路径,2010年1月至2011年10月组织开展试点实施,现已完成了评估总结工作,获得了丰富的经验。

## 二、临床护理路径

临床护理路径(CNP)是患者住院期间的护理模式,是有计划、有目的、有预见性的护理工作。它通过依据每天护理计划标准,为患者制订从入院到出院的一整套医疗护理整体工作计划和健康教育的路线图或表格,使护理工作更加标准化、规范化。

### (一)CNP 的产生和发展

1985 年美国波士顿新英格兰医疗中心的护士 Karen Zander 和助手们最先运用护理程序与工业中关键路径的概念。之后,CNP 逐渐在欧美等国家地区得以应用和推广,到 20 世纪 80 年代末,CNP 已经成为美国开发的护理标准化工具。虽然 CNP 已于 20 世纪 90 年代传入中国大陆,但直到 2002 年在北京召开了"临床路径研讨会"后,临床路径才开始应用于医疗护理服务。随着 CNP 在国内许多医院不断推广和研究,CNP 作为医院医疗质量与服务质量管理改革的一项重要工具,已取得了明显的效果。

### (二)CNP 的实施

1.CNP 的制订

CNP 是指导临床护理工作的有效工具,它的制订必须满足以下条件:①体现以患者为中心的原则。②由多学科组成的委员会共同制订护理路径。③以取得最佳护理效果为基本水准。④依据现有的国际、国内疾病护理标准。⑤有委员会签署发布的文字资料,能结合临床实践及时予以修改。⑥由委员会定期修订,以保证符合当前的护理标准。

2.CNP 的内容

CNP 通常包括:查看前一天护理路径记录、实验室检查,实施治疗护理措施、用药、饮食、健康教育等。

3.CNP 的步骤

(1)患者入院后由主管医师、责任护士对患者进行评估,建立良好的护患关系,解释 CNP 的有关内容、目的和注意事项等,患者和家属同意实施后与之签订知情同意书。

(2)护理小组长协同责任护士 24 小时内制订护理计划。

(3)CNP 护理篇放于护理病历中,便于当班护士按照 CNP 上的参考时间落实措施,将 CNP 护理篇悬挂于患者床尾,告知患者在各时间段医师和护士将要为他们做的治疗和护理。

(4)护理小组长按每阶段内容认真执行和评估,病区医师、护士共同参与 CNP 实施,并得到科主任的指导。

(5)护士长通过每天的护理查房督查是否达到预期目标并进行指导,科护士长不定时检查与指导。对不能达到预期目标者,质量控制小组人员共同分析,给予修改、补充或重新制订护理计划和措施,完善和更新 CNP。

(6)出院前护士长对 CNP 成效指标进行总结评价。

### (三)CNP 的作用

CNP 作为一种提高医疗护理质量,降低医疗护理成本的全新医疗护理服务模式,现已受到越来越多的医院管理者和医护人员的青睐并接受。CNP 主要有以下几个作用。

1.有利于健康教育的规范化,显著地提高护理效果

CNP 实施之后,使护士有更多的时间深入病房,按设置好的程序有序执行,保证临床护理工

作持续改进和提高,使健康教育做到有章可循,明显提高了整体护理质量。和以往对患者单纯的灌输式的单一教育不同,CNP 教育方式是通过个别指导、讲解、操作示范、观看录像等方法,使健康教育模式向多向式交流转化。

2.有利于提高患者的生活质量

CNP 的制订须遵循以患者为中心的原则,在具体的临床工作中护理人员也应以患者为中心指导、协调护理工作。CNP 以严格的时间框架为指导,使患者明确自己的护理目标,充分尊重了患者的知情权和监督权。不同的护理人员在 CNP 的帮助下也能很好地交流、传递信息,保证患者的护理工作的延续性。

3.有利于护理工作的标准化,提高护理质量

CNP 是经多学科委员会审定的科学、实用、表格化的护理路线图。护理人员有预见性、计划性、主动性、连续性地实施护理,帮助患者以最快的速度完成各项检查、诊疗,掌握好相关健康知识,对疾病发展、转归、预后进一步了解,使患者变被动为主动地配合治疗和护理,并能有效地减少护理疏漏。CNP 使记录简单、一目了然,减少了护理文件书写记录的时间,护士有更多的时间,按设置好的程序有序执行。CNP 克服了部分护理人员知识的缺陷,有章可循,明显提高了整体护理质量。

4.有利于增强医护人员团结协作的精神

CNP 让护理人员能够全面、准确地观察患者病情,能及时向医师提供患者的全面、准确分析的信息,从而减少不必要的医疗处置,避免资源浪费,同时减少病患住院时因医护人员处理程序不同而产生的各种变异情况。医护人员团结协作精神得到增强,保证了患者住院期间医护工作的连续性和协调性,从而提高了服务质量和工作效率。

5.有利于有效地减少护理差错,提高患者对医院工作满意度

CNP 可使单病种的诊疗过程更加标准化、规范化、程序化,医护人员可以按照规程指导为患者提供医疗服务,以此来规范医疗行为。由于患者在住院期间能得到最有效、最有利的医疗护理服务,因此在很大程度上能杜绝护理人员由于遗忘或个人疏忽造成的护理差错,从而避免医疗纠纷或医疗事故的发生。

CNP 已在我国很多地区进行了尝试,不少患者在其中接受人性化的护理服务,能真切感受到护士的关爱与亲情,无论从生理还是心理上均能使其获得极大的满足感和安全感,充分体现了"以人为本"的护理内涵。

## 三、变异的处理

患者在住院期间不一定完全都能按照预先设计好的路径接受诊疗和护理,个别患者在假设的标准中出现偏差或在沿着标准临床路径接受医疗照护的过程中有所变化的现象称为变异。

根据引起变异因素的来源不同,临床路径研究人员将变异分为三类,即与医院系统相关的变异、与医护人员相关的变异和与患者相关的变异。

一旦出现负性变异,医护人员应迅速分析其原因,科学而全面地分析变异原因,结合客观实际,找出解决变异的最佳措施,不断修改、完善临床路径,积累经验。变异处理的成效如何,很大程度上取决于所有医疗服务人员对变异的认识和接受程度及医院各个系统和部门的合作与协调。需特别强调的是,对于变异的处理应因人而异、因地制宜,任何情况下都不能偏离科学的论据与论断,只有这样,才能使临床路径得到不断的完善和发展。

(宋凤玉)

# 第三章

# 基础护理技术

## 第一节 铺 床 法

病床是病室的主要设备,是患者睡眠与休息的必须用具。患者,尤其是卧床患者与病床朝夕相伴,因此,床铺的清洁、平整和舒适,可使患者心情舒畅,增强治愈疾病的自信心,并可预防并发症的发生。

铺床总的要求为舒适、平整、安全、实用、节时、节力。常用的病床有以下几种。①钢丝床:有的可通过支起床头、床尾(二截或三截摇床)而调节体位,有的床脚下装有小轮,便于移动。②木板床:为骨科患者所用。③电动控制多功能床:患者可自己控制升降或改变体位。

病床及被服类规格要求如下。①一般病床:高 60 cm,长 200 cm,宽 90 cm。②床垫:长宽与床规格相同,厚 9 cm。以棕丝制作垫芯为好,也可用橡胶泡沫,塑料泡沫制作垫芯,垫面选帆布制作。③床褥:长宽同床垫,一般用棉花制作褥芯,棉布制作褥面。④棉胎:长 210 cm,宽 160 cm。⑤大单:长 250 cm,宽 180 cm。⑥被套:长 230 cm,宽 170 cm,尾端开口缝四对带。⑦枕芯:长 60 cm,宽 40 cm,内装木棉或高弹棉、锦纶丝棉,用棉布制作枕面。⑧枕套:长 65 cm,宽 45 cm。⑨橡胶单:长 85 cm,宽 65 cm,两端各加白布 40 cm。⑩中单:长 85 cm,宽 170 cm。以上各类被服均以棉布制作。

## 一、备用床

### (一)目的
铺备用床是为了准备接受新入院的患者和保持病室整洁美观。

### (二)用物准备
床、床垫、床褥、枕芯、棉胎或毛毯、大单、被套或衬单及罩单、枕套。

### (三)操作方法
1.被套法
(1)将上述物品置于护理车上,推至床前。
(2)移开床旁桌,距床 20 cm,并移开床旁椅置床尾正中,距床 15 cm。

（3）将用物按铺床操作的顺序放于椅上。

（4）翻床垫，自床尾翻向床头或反之，上缘紧靠床头。床褥铺于床垫上。

（5）铺大单，取折叠好的大单放于床褥上，使中线与床的中线对齐，并展开拉平，先铺床头后铺床尾。①铺床头：一手托起床头的床垫，一手伸过床的中线将大单塞于床垫下，将大单边缘向上提起呈等边三角形，下半三角平整塞于床垫下，再将上半三角翻下塞于床垫下。②铺床尾：至床尾拉紧大单，一手托起床垫，一手握住大单，同法铺好床角。③铺中段：沿床沿边拉紧大单中部边沿，然后，双手掌心向上，将大单塞于床垫下。④至对侧：同法铺大单。

（6）套被套。①S形式套被套法（图3-1）：被套正面向外使被套中线与床中线对齐，平铺于床上，开口端的被套上层倒转向上约1/3。棉胎或毛毯竖向三折，再按S形横向三折。将折好的棉胎置于被套开口处，底边与被套开口边平齐。拉棉胎上边至被套封口处，并将竖折的棉胎两边展开与被套平齐（先近侧后对侧）。盖被上缘距床头15 cm，至床尾逐层拉平盖被，系好带子。边缘向内折叠与床沿平齐，尾端掖于床垫下。同上法将另一侧盖被整理好。②卷筒式套被套法（图3-2）：被套正面向内平铺于床上，开口端向床尾，棉胎或毛毯平铺在被套上，上缘与被套封口边齐，将棉胎与被套上层一并由床尾卷至床头（也可由床头卷向床尾），自开口处翻转，拉平各层，系带，余同S形式。

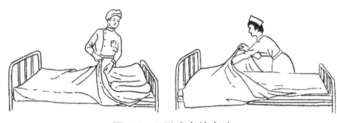

**图3-1　S形式套被套法**

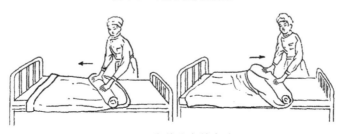

**图3-2　卷筒式套被套法**

（7）套枕套，于椅上套枕套，使四角充实，系带子，平放于床头，开口背门。

（8）移回桌椅，检查床单，保持整洁。

**2.被单法**

（1）移开床旁桌、椅，翻转床垫、铺大单，同被套法。

（2）将反折的大单（衬单）铺于床上，上端反折10 cm，与床头齐，床尾按铺大单法铺好床尾。

（3）棉胎或毛毯平铺于衬单上，上端距床头15 cm，将床头衬单反折于棉胎或毛毯上，床尾同大单铺法。

（4）铺罩单，正面向上对准床中线，上端与床头齐，床尾处则折成斜45°，沿床边垂下。转至对侧，先后将衬单、棉胎及罩单同上法铺好。

（5）余同被套法。

### （四）注意事项

（1）铺床前先了解病室情况，若患者进餐或做无菌治疗时暂不铺床。

（2）铺床前要检查床各部分有无损坏，若有则修理后再用。

（3）操作中要使身体靠近床边，上身保持直立，两腿前后分开稍屈膝以扩大支持面增加身体稳定性，既省力又能适应不同方向操作。同时手和臂的动作要协调配合，尽量用连续动作，以节省体力消耗，并缩短铺床时间。

（4）铺床后应整理床单位及周围环境，以保持病室整齐。

## 二、暂空床

### （一）目的

铺暂空床是为了供新入院的患者或暂离床活动的患者使用和保持病室整洁美观。

### （二）用物准备

同备用床，必要时备橡胶中单、中单。

### （三）操作方法

（1）将备用床的盖被四折叠于床尾。若被单式，在床头将罩单向下包过棉胎上端，再翻上衬单做25 cm的反折；包在棉胎及罩单外面。然后将罩单、棉胎、衬单一并四折，叠于床尾。

（2）根据病情需要铺橡胶中单、中单。中单上缘距床头 50 cm，中线与床中线对齐，床沿的下垂部分一并塞床垫下。至对侧同上法铺好。

## 三、麻醉床

### （一）目的

（1）铺麻醉床便于接受和护理手术后患者。

（2）使患者安全、舒适和预防并发症。

（3）防止被褥被污染，并便于更换。

### （二）用物准备

1.被服类

同备用床，另加橡胶中单、中单两条。弯盘、纱布数块、血压计、听诊器、护理记录单、笔。根据手术情况备麻醉护理盘或急救车上备麻醉护理用物。

2.麻醉护理盘用物

治疗巾内置张口器、压舌板、舌钳、牙垫、通气导管、治疗碗、镊子、输氧导管、吸痰导管、纱布数块。治疗巾外放电筒、胶布等。必要时备输液架，吸痰器、氧气筒、胃肠减压器等。天冷时无空调设备应备热水袋及布套各2只、毯子。

### （三）操作方法

（1）拆去原有枕套、被套、大单等。

（2）按使用顺序备齐用物至床边，放于床尾。

（3）移开床旁桌椅等同备用床。

（4）同暂空床铺好一侧大单、中段橡胶中单、中单及上段橡胶中单、中单，上段中单与床头齐。转至对侧，按上法铺大单、橡胶中单、中单。

（5）铺盖被：①被套式：盖被头端两侧同备用床，尾端系带后向内或向上折叠与床尾齐，将向门口一侧的盖被三折叠于对侧床边。②被单式:头端铺法同暂空床,下端向上反折和床尾齐,两侧边缘向上反折同床沿齐,然后将盖被折叠于一侧床边。

(6)套枕套后将枕头横立于床头,以防患者躁动时头部碰撞床栏而受伤(图3-3)。

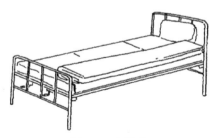

图3-3　麻醉床

(7)移回床旁桌,椅子放于接受患者对侧床尾。

(8)麻醉护理盘置于床旁桌上,其他用物放于妥善处。

**(四)注意事项**

(1)铺麻醉床时,必须更换各类清洁被服。

(2)床头一块橡胶中单、中单可根据病情和手术部位需要铺于床头或床尾。若为下肢手术者将单铺于床尾,头胸部手术者铺于床头。若为全麻手术者则单铺于床头。而一般手术者,可只铺床中部中单即可。

(3)患者的盖被根据医院条件增减。冬季必要时可置热水袋两只加布套,分别放于床中部及床尾的盖被内。

(4)输液架、胃肠减压器等物放于妥善处。

## 四、卧有患者床

**(一)扫床法**

1.目的

(1)使病床平整无皱褶,患者睡卧舒适,保持病室整洁美观。

(2)随扫床操作协助患者变换卧位,又可预防压疮及坠积性肺炎。

2.用物准备

护理车上置浸有消毒液的半湿扫床巾的盆,扫床巾每床一块。

3.操作方法

(1)备齐用物,推护理车至患者床旁,向患者解释,以取得合作。

(2)移开床旁桌椅,半卧位患者,若病情许可,暂将床头、床尾支架放平,以便操作。若床垫已下滑,需上移与床头齐。

(3)松开床尾盖被,助患者翻身侧卧背向护士,枕头随患者翻身移向对侧。松开近侧各层被单,取扫床巾分别扫净中单、橡胶中单后搭在患者身上。然后自床头至床尾扫净大单上碎屑,注意枕下及患者身下部分各层应彻底扫净,最后将各单逐层拉平铺好。

(4)协助患者翻身侧卧于扫净一侧,枕头也随之移向近侧。转至对侧,以上法逐层扫净拉平铺好。

(5)协助患者平卧,整理盖被,将棉胎与被套拉平,掖成被筒,为患者盖好。

（6）取出枕头，揉松，放于患者头下，支起床上支架。

（7）移回床旁桌椅，整理床单位，保持病室整洁美观，向患者致谢意。

（8）清理用物，归回原处。

### （二）更换床单法

**1.目的**

（1）使病床平整无皱褶，患者睡卧舒适，保持病室整洁美观。

（2）随扫床操作协助患者变换卧位，又可预防压疮及坠积性肺炎。

**2.用物准备**

清洁的大单、中单、被套、枕套，需要时备患者衣裤。护理车上置浸有消毒液的半湿扫床巾的盆，扫床巾每床一块。

**3.操作方法**

（1）适用于卧床不起，病情允许翻身者（图3-4）。①备齐用物推护理车至患者床旁，向患者解释，以取得合作。移开床旁桌椅，半卧位患者，若病情许可，暂将床头、床尾支架放平，以便操作。若床垫已下滑，需上移与床头齐。清洁的被服按更换顺序放于床尾椅上。②松开床尾盖被，助患者侧卧，背向护士，枕头随之移向对侧。③松开近侧各单，将中单卷入患者身下，用扫床巾扫净橡胶中单上的碎屑，搭在患者身上再将大单卷入患者身下，扫净床上碎屑。④取清洁大单，使中线与床中线对齐。将对侧半幅卷紧塞于患者身近侧，半幅自床头、床尾、中部先后展平拉紧铺好，放下橡胶中单，铺上中单（另一半卷紧塞于患者身下），两层一并塞入床垫下铺平。移枕头并助患者翻身面向护士。转至对侧，松开各单，将中单卷至床尾大单上，扫净橡胶中单上的碎屑后搭于患者身上，然后将污大单从床头卷至床尾与污中单一并丢入护理车污衣袋或护理车下层。⑤扫净床上碎屑，依次将清洁大单、橡胶中单、中单逐层拉平，同上法铺好。助患者平卧。⑥解开污被套尾端带子，取出棉胎盖在污被套上，并展平。将清洁被套铺于棉胎上（反面在外），两手伸入清洁被套内，抓住棉胎上端两角，翻转清洁被套，整理床头棉被，一手抓棉被下端，一手将清洁被套往下拉平，同时顺手将污棉套撤出放入护理车污衣袋或护理车下层。棉被上端可压在枕下或请患者抓住，然后至床尾逐层拉平后系好带子，掖成被筒为患者盖好。⑦一手托起头颈部，一手迅速取出枕头，更换枕套，助患者枕好枕头。⑧清理用物，归回原处。

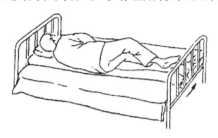

**图 3-4 卧有允许翻身患者床换单法**

（2）适用于病情不允许翻身的侧卧患者（图3-5）。①备齐用物推护理车至患者床旁，向患者解释，以取得合作。移开床旁桌椅，半卧位患者，若病情许可，暂将床头、床尾支架放平，以便操作。若床垫已下滑，需上移与床头齐。清洁的被服按更换顺序放于床尾椅上。②两人操作。一人一手托起患者头颈部，另一人一手迅速取出枕头，放于床尾椅上。松开床尾盖被，大单、中单及橡胶中单。从床头将大单横卷成筒式至肩部。③将清洁大单横卷成筒式铺于床头，大单中线与床中线对齐,铺好床头大单。一人抬起患者上半身(骨科患者可利用牵引架上拉手,自己抬起身躯),将污大单、橡胶中单、中单一起从床头卷至患者臀下,同时另一人将清洁大单也随着污单拉至臀部。④放下上半身,一人托起臀部,一人迅速撤出污单,同时将清洁大单拉至床尾,橡胶中单放在床尾椅背上,污单丢入护理车污衣袋或护理车下层,展平大单铺好。⑤一人套枕套为患者枕好。一人备橡胶中单、中单,并先铺好一侧,余半幅塞患者身下至对侧,另一人展平铺好。⑥更换被套、枕套同方法一,两人合作更换。

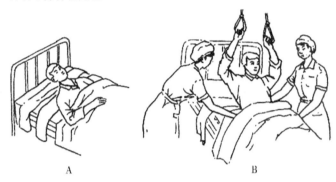

图 3-5　卧有不允许翻身患者床换单法

(3)盖被为被单式更换衬单和罩单的方法:①将床头污衬单反折部分翻至被下,取下污罩单丢入污衣袋或护理车下层。②铺大单(衬单)于棉胎上,反面向上,上端反折 10 cm,与床头齐。③将棉胎在衬单下由床尾退出,铺于衬单上,上端距床头 15 cm。④铺罩单,正面向上,对准中线,上端和床头齐。⑤在床头将罩单向下包过棉胎上端,再翻上衬单做 25 cm 的反折,包在棉胎和罩单的外面。⑥盖被上缘压于枕下或请患者抓住,在床尾撤出衬单,并逐层拉平铺好床尾,注意松紧,以防压迫足趾。

4.注意事项

(1)更换床单或扫床前,应先评估患者及病室环境是否适宜操作。需要时应关闭门窗。

(2)更换床单时注意保暖,动作敏捷,勿过多翻动和暴露患者,以免患者过劳和受凉。

(3)操作时要随时注意观察病情。

(4)患者若有输液管或引流管,更换床单时可从无管一侧开始,操作较为方便。

(5)撤下的污单切勿丢在地上或他人床上。

(王莹莹)

# 第二节　清　洁　护　理

清洁是患者的基本需求之一,是维持和获得健康的重要保证,清洁可以清除微生物及污垢,防止细菌繁殖,促进血液循环,有利于体内废物排泄,同时清洁使人感到愉快、舒适。

## 一、口腔护理

口腔护理的目的有以下几方面。

（1）保持口腔的清洁、湿润，使患者舒适，预防口腔感染等并发症。

（2）防止口臭、口垢，促进食欲，保持口腔的正常功能。

（3）观察口腔黏膜和舌苔的变化、特殊的口腔气味，可提供病情的动态信息，如肝功能不全患者，出现肝臭，常是肝昏迷的先兆。

常用的漱口液有生理盐水、朵贝尔溶液（复方硼酸溶液）、1％～3％过氧化氢溶液、2％～3％硼酸溶液、1％～4％碳酸氢钠溶液、0.02％呋喃西林溶液、0.1％醋酸溶液。

**（一）协助口腔冲洗**

1.目的

协助口腔手术后使用固定器，或对有口腔病变的患者清洁口腔。

2.用物准备

治疗碗、治疗巾、弯盘、生理盐水、朵贝尔溶液、口镜、抽吸设备、压舌板、手电筒、20 mL 空针及冲洗针头。

3.操作步骤

（1）洗手。

（2）准备用物携至患者床旁。

（3）向患者解释。协助患者采取半坐位式，并于胸前铺治疗巾及放置弯盘。①装生理盐水及朵贝尔溶液于溶液盘内，并接上，用 20 mL 注射器抽吸并连接针头。②协助医师冲洗。③冲洗毕，擦干患者嘴巴。④整理用物后洗手。⑤记录。

4.注意事项

为了避免冲洗中弄湿患者，必要时给予手电筒照光，冲洗时需特别注意齿缝、前庭外，若有舌苔，可用压舌板外包纱布予以机械性刮除，冲洗中予以持续性的低压抽吸，必要时协助更换湿衣服。

**（二）特殊口腔冲洗**

1.用物准备

（1）治疗盘：治疗碗（内盛含有漱口液的棉球 12～16 个，棉球湿度以不能挤出液体为宜；弯血管钳、镊子）、压舌板、弯盘、吸水管、杯子、治疗巾、手电筒，需要时备张口器。

（2）外用药：按需准备，如液状石蜡、冰硼散、西瓜霜、金霉素甘油等，酌情使用。

2.操作步骤

（1）将用物携至床旁，向患者解释以取得合作。

（2）协助患者侧卧，面向护士，取治疗巾，围于颔下，置弯盘于口角边。

（3）先湿润口唇、口角，观察口腔黏膜有无出血、溃疡等现象。对长期应用抗生素、激素者应注意观察有无真菌感染。有活动义齿者，应取下。一般先取上面义齿，后取下面义齿，并放置容器内，用冷开水冲洗刷净，待患者漱口后戴上或浸入清水中备用（昏迷的患者的义齿应浸于清水中保存）。浸义齿的清水应每天更换。义齿不可浸在乙醇或热水中，以免变色、变形和老化。

（4）协助患者用温开水漱口后，嘱患者咬合上下齿，用压舌板轻轻撑开一侧颊部，以弯血管钳夹有漱口液的棉球由内向门齿纵向擦洗。同法擦洗对侧。

（5）嘱患者张口，依次擦洗一侧牙齿上内侧面、上颌面、下内侧面、下颌面，再弧形擦洗一侧颊部。同法擦洗另一侧。洗舌面及硬腭部（勿触及咽部，以免引起恶心）。

（6）擦洗完毕，帮助患者用洗水管以漱口水漱口，漱口后用治疗巾拭去患者口角处水。

(7)口腔黏膜如有溃疡,酌情涂药于溃疡处。口唇干裂可涂擦液状石蜡。

(8)撤去治疗巾,清理用物,整理床单。

3.注意事项

(1)擦洗时动作要轻,特别是对凝血功能差的患者要防止碰伤黏膜及牙龈。

(2)昏迷患者禁忌漱口,需用张口器时,应从臼齿放入(牙关紧闭者不可用暴力张口),擦洗时须用血管钳夹紧棉球,每次一个,防止棉球遗留在口腔内,棉球蘸漱口水不可过湿,以防患者将溶液吸入呼吸道。

(3)传染病患者的用物按隔离消毒原则处理。

## 二、头发护理

### (一)床上梳发

1.目的

梳发、按摩头皮,可促进血液循环,除去污垢和脱落的头发、头屑,使患者清洁舒适和美观。

2.用物准备

治疗巾、梳子、30%乙醇溶液、纸袋(放脱落头发)。

3.操作步骤

(1)铺治疗巾于枕头上,协助患者把头转向一侧。

(2)将头发从中间梳向两边,左手握住一股头发,由发梢逐渐梳到发根。长发或遇有打结时,可将头发绕在示指上慢慢梳理。避免强行梳拉,造成患者疼痛。如头发成团,可用30%乙醇湿润后,再小心梳理,同法梳理另一边。

(3)长发酌情编辫或扎成束,发型尽可能符合患者所好。

(4)将脱落头发置于纸袋中,撤下治疗巾。

(5)整理床单,清理用物。

### (二)床上洗发(橡胶马蹄形垫法)

1.目的

同床上梳发、预防头虱及头皮感染。

2.用物准备

治疗车上备一只橡胶马蹄形垫,治疗盘内放小橡胶单、大、中毛巾各一条,眼罩或纱布、别针、棉球两只(以不吸水棉花为宜)、纸袋、洗发液或肥皂、梳子、小镜子、护肤霜,水壶内盛40~45 ℃热水,水桶(接污水)。必要时备电吹风。

3.操作步骤

(1)备齐用物携至床旁,向患者解释,以取得合作,根据季节关窗或开窗,室温以 24 ℃ 为宜。按需要给予便盆。移开床旁桌椅。

(2)垫小橡胶单及大毛巾于枕上,松开患者衣领向内反折,将中毛巾围于颈部,以别针固定。

(3)协助患者斜角仰卧,移枕于肩下,患者屈膝,可垫膝枕于两膝下,使患者体位安全舒适。

(4)置马蹄形垫垫于患者后颈部,使患者颈部枕于突起处,头在槽中,槽形下部接污水桶。

(5)用棉球塞两耳,用眼罩或纱布遮盖双眼或嘱患者闭上眼。

(6)洗发时先用两手掬少许水于患者头部试温,询问患者感觉,以确定水温是否合适,然后用水壶倒热水充分湿润头发,倒洗发液于手掌上,涂遍头发,用指尖揉搓头皮和头发,用力要适中,揉搓方向由发际向头顶部,使用梳子除去落发,置于纸袋中,用热水冲洗头发,直到冲净为止。观察患者的一般情况,注意保暖,洗发完毕,解下颈部毛巾,包住头发,一手托头,一手撤去橡胶马蹄垫。除去耳内棉球及眼罩,用患者自备的毛巾擦干脸部,酌情使用护肤霜。

(7)帮助患者卧于床正中,将枕、橡胶单、浴巾一起自肩下移至头部,用包头的毛巾揉搓头发,再用大毛巾擦干或电风吹干。梳理成患者习惯的发型,撤去上述用物。

(8)整理床单,清理用物。

4.注意事项

(1)要随时观察患者的病情变化,如脉搏、呼吸、血压有异常时应立即停止操作。

(2)注意室温和水温,及时擦干头发,防止患者受凉。

(3)防止水流入眼及耳内,避免沾湿衣服和床单。

(4)虚弱患者不宜洗发。

## 三、皮肤清洁与护理

### (一)床上擦浴

1.用物准备

治疗车上备:面盆两只、水桶两只(一桶盛热水,水温在50~52 ℃,并按年龄、季节、习惯,增减水温,另一桶接污水)、治疗盘(内置小毛巾两条、大毛巾、浴皂、梳子、小剪刀、50%乙醇、爽身粉)、清洁衣裤、被服。另备便盆、便盆布和屏风。

2.操作步骤

(1)推治疗车至床边,向患者解释,以取得合作。

(2)将用物放在便于操作处,关好门窗调节室温,用屏风或拉布遮挡患者,按需给予便盆。

(3)将脸盆放于床边桌上,倒入热水2/3满,测试水温,根据病情放平床头及床尾支架,松开床尾盖被。

(4)将微湿小毛巾包在右手上,为患者洗脸及颈部,左手扶患者头顶部,先擦眼,然后像写"3"字样,依次擦洗一侧额部、颊部、鼻翼部、人中、耳后下颌,直至颈部。另一侧同法操作。用较干毛巾依次擦洗一遍,注意擦净耳郭,耳后及颈部皮肤。

(5)为患者脱下衣服,在擦洗部位下面铺上浴巾,按顺序擦洗两上肢、胸腹部。协助患者侧卧,背向护士依次擦洗后颈部、背臀部,为患者换上清洁裤子。擦洗中,根据情况更换热水,注意擦净腋窝及腹股沟等处。

(6)擦洗的方法为先用涂肥皂的小毛巾擦洗,再用湿毛巾擦去皂液。清洗毛巾后再擦洗,最后用浴巾边按摩边擦干。动作要敏捷,为取得按摩效果,可适当用力。

(7)擦洗过程中,如患者出现寒战、面色苍白等病情变化时,应立即停止擦浴,给予适当的处理,同时注意观察皮肤有无异常。擦洗毕,可在骨突处用50%乙醇做按摩,扑上爽身粉。

(8)整理床单,必要时梳发、剪指甲及更换床单。

(9)如有特殊情况,需做记录。

3.注意事项

护士操作时,要站在擦浴的一边,擦洗完一边后再转至另一边,站立时两脚要分开,重心应在身体中央或稍低处,拿水盆时,盆要靠近身边,减少体力消耗;操作时要体贴患者,保护患者自尊,动作要敏捷、轻柔,减少翻动和暴露,防止受凉。

**(二)压疮的预防及护理**

压疮是指机体局部组织由于长期受压,血液循环障碍,造成组织缺氧、缺血、营养不良而致的溃烂和坏死,也称压疮。导致活动受限的因素一般都会增加压疮的发生。常见的因素有压力、剪力、摩擦力、潮湿等。好发部位为枕部、耳郭、肩胛部、肘部、骶尾部、髋部、膝关节内外侧、外踝、足跟。

1.预防措施

预防压疮在于消除其发生的原因。因此,要求做到勤翻身、勤按摩、勤整理、勤更换。交班时要严格细致的交接局部皮肤情况及护理措施。

(1)避免局部长期受压:①鼓励和协助卧床患者经常更换卧位,使骨骼突出部位交替的受压,翻身间隔时间应根据病情及局部受压情况而定。一般 2 小时翻身 1 次,必要时 1 小时翻身 1 次,建立床头翻身记录卡。②保护骨隆突处和支持身体空隙处,将患者体位安置妥当后,可在身体空隙处垫软枕、海绵垫。需要时可垫海绵垫、气垫褥、水褥等,使支持体重的面积宽而均匀,作用于患者身上的正压及作用力分布在一个较大的面积上,从而降低在隆突部位皮肤上所受的压强。③对使用石膏、夹板、牵引的患者,衬垫应平整、松软适度,尤其要注意骨骼突起部位的衬垫,要仔细观察局部皮肤和肢端皮肤颜色改变的情况,认真听取患者反映,适当给予调节,如发现石膏绷带凹凸不平,应立即报告医师,及时修正。

(2)避免潮湿、摩擦及排泄物的刺激:①保持皮肤清洁干燥。大小便失禁、出汗及分泌物多的患者应及时擦干,以保护皮肤免受刺激。床铺要经常保持清洁干燥,平整无碎屑,被服污染要随时更换。不可让患者直接卧于橡胶单上。小儿要勤换尿布。②不可使用破损的便盆,以防擦伤皮肤。

(3)增进局部血液循环:对易发生压疮的患者,要常检查,用温水擦澡、擦背或用湿毛巾行局部按摩。手法按摩:①全背按摩,协助患者俯卧或侧卧,露出背部,先以热水进行擦洗,再以两手或一手沾上少许 50% 乙醇按摩。按摩者斜站在患者右侧,左腿弯曲在前,右腿伸直在后,从患者骶尾部开始,沿脊柱两侧边缘向上按摩(力量要能够刺激肌肉组织)至肩部时用环状动作。按摩后,手再轻轻滑至尾骨处。此时,左腿伸直,右腿弯曲,如此有节奏按摩数次,再用拇指指腹由骶尾部开始沿脊柱按摩至第 7 颈椎。②受压处局部按摩:沾少许 50% 乙醇,以手掌大、小鱼际紧贴皮肤,压力均匀向心方向按摩,由轻至重,由重至轻,每次 3~5 分钟。

电动按摩器按摩:电动按摩器是依靠电磁作用,引导治疗器震动,以代替各种手法按摩,操作者持按摩器根据不同部位选择合适的按摩头,紧贴皮肤,进行按摩。

(4)增进营养的摄入:营养不良是导致压疮的内因之一,又可影响压疮的愈合。蛋白质是身体修补组织所必需的物质,维生素也可促进伤口愈合,因此在病情允许时可给予高蛋白、高维生素膳食,以增进机体抵抗力和组织修复能力。此外,适当补充矿物质,可促进慢性溃疡的愈合。

2.压疮的分期及护理

(1)淤血红润期:为压疮初期,局部皮肤受压或受到潮湿刺激后,开始出现红、肿、热、麻木或有触痛。此期要及时除去致病原因,加强预防措施,如增加翻身次数以及防止局部继续受压、受潮。

(2)炎性浸润期:红肿部位如果继续受压,血液循环仍得不到改善,静脉回流受阻,局部静脉淤血,受压表面呈紫红色,皮下产生硬结,表面有水疱形成,对未破小水泡要减少摩擦,防破裂感染,让其自行吸收,大水疱用无菌注射器抽出泡内液体,涂以消毒液,用无菌敷料包扎。

(3)溃疡期:静脉血液回流受到严重障碍,局部淤血致血栓形成,组织缺血缺氧。轻者,浅层组织感染,脓液流出,溃疡形成;重者,坏死组织发黑,脓性分泌物增多,有臭味,感染向周围及深部扩展,可达骨骼,甚至可引起败血症。

## 四、会阴部清洁卫生的实施

### (一)目的
保持清洁,清除异味,预防或减轻感染、增进舒适、促进伤口愈合。

### (二)用物准备
便盆、屏风、橡胶单、中单、清洁棉球、大量杯、镊子、浴巾、毛巾、水壶(内盛 50～52 ℃的温水)、清洁剂或呋喃西林棉球。

### (三)操作方法
1.男患者会阴的护理

(1)携用物至患者床旁,核对后解释。

(2)患者取仰卧位。为遮挡患者可将浴巾折成扇形盖在患者的会阴部及腿部。

(3)带上清洁手套,一手提起阴茎,一手取毛巾或用呋喃西林棉球擦洗阴茎头部、下部和阴囊。擦洗肛门时,患者可取侧卧位,护士一手将臀部分开,一手用浴巾将肛门擦洗干净。

(4)为患者穿好衣裤,根据情况更换衣、裤、床单。整理床单,患者取舒适卧位。

(5)整理用物,清洁整齐,记录。

2.女患者会阴部护理

(1)用物至患者床旁,核对后解释。

(2)患者取仰卧位。为遮挡患者可将浴巾折成扇形盖在患者的会阴部及腿部。

(3)先将橡胶单及中单置于患者臀下,再置便盆于患者臀下。

(4)护士一手持装有温水的量杯,一手持夹有棉球的大镊子,边冲水边用棉球擦洗。

(5)冲洗后擦干各部位。撤去便盆及橡胶单和中单。

(6)为患者穿好衣裤,根据情况更换衣、裤、床单。整理床单,患者取舒适卧位。

(7)整理用物,清洁整齐,记录。

### (四)注意事项
(1)操作前应向患者说明目的,以取得患者的合作。

(2)在执行操作的原则上,尽可能尊重患者习惯。

(3)注意遮挡患者,保护患者隐私。

(4)冲洗时从上至下。

(5)操作完毕应及时记录所观察到的情况。

**(刘芳青)**

# 第三节 生命体征的观察与护理

生命体征是体温、脉搏、呼吸及血压的总称,是机体生命活动的客观反映,是评价生命活动状态的重要依据,也是护士评估患者身心状态的基本资料。

正常情况下,生命体征在一定范围内相对稳定,相互之间保持内在联系;当机体患病时,生命体征可发生不同程度的变化。护士通过对生命体征的观察,可以了解机体重要脏器的功能状态,了解疾病的发生、发展、转归,并为疾病预防、诊断、治疗和护理提供依据;同时,可以发现患者现存的或潜在的健康问题,以正确制订护理计划。因此,生命体征的测量及护理是临床护理工作的重要内容之一,也是护士应掌握的基本技能。

# 一、体温

体温由三大营养物质氧化分解而产生。50%以上迅速转化为热能,50%贮存于 ATP 内,供机体利用,最终仍转化为热能散发到体外。正常人体的温度是由大脑皮质和丘脑下部体温调节中枢所调节(下丘脑前区为散热中枢,下丘脑后区为产热中枢),并通过神经、体液因素调节产热和散热过程,保持产热与散热的动态平衡,所以正常人有相对恒定的体温。

## (一)正常体温及生理性变化

### 1.正常体温

通常说的体温是指机体内部的温度,即胸腔、腹腔、中枢神经的温度,又称体核温度,较高且稳定。皮肤温度被称为体壳温度。临床上通常用口温、肛温、腋温来代替体温。在这三个部位测得的温度接近身体内部的温度,且测量较为方便。三个部位测得的温度略有不同,口腔温度居中,直肠温度较高,腋下温度较低。同时在三个部位进行测量,其温度差一般不超过 1 ℃。这是由于血液在不断地流动,将热量很快地由温度较高处带往温度较低处,因而机体各部的温度一般差异不大。

体温的正常值不是一个具体的点,而是一个范围。机体各部位由于代谢率的不同,温度略有差异,常以口腔、直肠、腋下的平均温度为标准,个体体温可以较正常的平均温度增减 0.3～0.6 ℃,健康成人的平均温度波动范围见表 3-1。

表 3-1　健康成人不同部位温度的波动范围

| 部位 | 波动范围 |
| --- | --- |
| 口腔 | 36.2～37.0 ℃ |
| 直肠 | 36.5～37.5 ℃ |
| 腋窝 | 36.0～36.7 ℃ |

### 2.生理性变化

人的体温在一些因素的影响下,会出现生理性的变化,但这种体温的变化,往往是在正常范围内或是一闪而过的。

(1)时间:人的体温 24 小时内的变动在 0.5～1.5 ℃,一般清晨 2～6 时体温最低,下午2～8 时体温最高。这种昼夜的节律波动,可能与人体活动代谢的相应周期性变化有关。如长期从事夜间工作的人员,可出现夜间体温上升、日间体温下降的现象。

(2)年龄:新生儿因体温调节中枢尚未发育完全,调节体温的能力差,体温易受环境温度影响而变化;儿童由于代谢率高,体温可略高于成人;老年人代谢率较低,血液循环变慢,加上活动量减少,因此体温偏低。

(3)性别:一般来说,女性比男性有较厚的皮下脂肪层,维持体热能力强,故女性体温较男性高约0.3 ℃。并且女性的基础体温随月经周期出现规律变化,即月经来潮后逐渐下降,至排卵后,体温又逐渐上升。这种体温的规律性变化与血中孕激素及其代谢产物的变化相吻合。

(4)环境温度:在寒冷或炎热的环境下,机体的散热受到明显的抑制或加强,体温可暂时性的降低或升高。另外,气流、个体暴露的范围大小亦影响个体的体温。

(5)活动:任何需要耗费体力的活动,都使肌肉代谢增强,产热增加,可以使体温暂时性上升 $1 \sim 2$ ℃。

(6)饮食:进食的冷热可以暂时性地影响口腔温度,进食后,由于食物的特殊动力作用,可以使体温暂时性地升高 0.3 ℃左右。

另外,强烈的情绪反应、冷热的应用以及个体的体温调节机制都对体温有影响,在测量体温的过程中要加以注意并能够做出解释。

3.产热与散热

(1)产热过程:机体产热过程是细胞新陈代谢的过程。人体通过化学方式产热,即食物氧化、骨骼肌运动、交感神经兴奋、甲状腺素分泌增多,以及体温升高均可提高新陈代谢率,而增加产热量。

(2)散热过程:机体通过物理方式进行散热。机体大部分的热量通过皮肤的辐射、传导、对流、蒸发来散热;一小部分的热量通过呼吸、尿、粪便而散发于体外。

当外界温度等于或高于皮肤温度时,蒸发就是人体唯一的散热形式。

辐射是热由一个物体表面通过电磁波的形式传至另一个与它不接触物体表面的一种形式。在低温环境中,它是主要的散热方式,安静时的辐射散热所占的百分比较大,可达总热量的 $60 \%$。其散热量的多少与所接触物质的导热性能、接触面积和温差大小有关。

传导是机体的热量直接传给同它接触的温度较低的物体的一种散热方法。

对流是传导散热的特殊形式。是指通过气体或液体的流动来交换热量的一种散热方法。

蒸发由液态转变不气态,同时带走大量热量的一种散热方法。

**(二)异常体温的观察**

人体最高的耐受热为 $40.6 \sim 41.4$ ℃,低于 34 ℃或高于 43 ℃,则极少存活。升高超过41 ℃,可引起永久性的脑损伤;高热持续在 42 ℃以上 24 小时常导致休克及严重并发症。所以对于体温过高或过低者应密切观察病情变化,不能有丝毫的松懈。

1.体温过高

体温过高又称发热,是由于各种原因使下丘脑体温调节中枢的调定点上移,产热增加而散热减少,导致体温升高超过正常范围。

(1)原因。①感染性:如病毒、细菌、真菌、螺旋体、立克次体、支原体、寄生虫等感染引起的发热,最多见。②非感染性:无菌性坏死物质的吸收引起的吸收热、变态反应性发热等。

(2)以口腔温度为例,按照发热的高低将发热分为如下几类。①低热:37.5~37.9 ℃。②中等热:38.0~38.9 ℃。③高热:39.0~40.9 ℃。④超高热:41 ℃及以上。

(3)发热过程:发热的过程常根据疾病在体内的发展情况而定,一般分为三个阶段。①体温上升期:特点是产热大于散热。主要表现为皮肤苍白、干燥无汗,患者畏寒、疲乏,体温升高,有时伴寒战。方式为骤升和渐升。骤升指体温在数小时内升至高峰,如肺炎球菌导致的肺炎;渐升指体温在数小时内逐渐上升,数天内达高峰,如伤寒。②高热持续期:特点是产热和散热在较高水平上趋于平衡。主要表现:体温居高不下,皮肤潮红,呼吸加深加快,脉搏增快并有头痛、食欲缺乏、恶心、呕吐、口干、尿量减少等症状,甚至惊厥、谵妄。③体温下降期:特点是散热增加,产热趋于正常,体温逐渐恢复至正常水平。主要表现为大量出汗、皮肤潮湿、温度降低。老年人易出现血压下降、脉搏细速、四肢厥冷等循环衰竭的症状。方式为骤降和渐降。骤降指体温在数小时内降至正常,如大叶性肺炎、疟疾;渐降指体温在数天内降至正常,如伤寒、风湿热。

(4)热型:将不同时间测得的体温绘制在体温单上,互相连接就构成体温曲线。各种体温曲线形状称为热型。有些发热性疾病有特殊的热型,通过观察体温曲线可协助诊断。但需注意,药物的应用可使热型变得不典型。常见的热型如下。①稽留热:体温持续在 39～40 ℃,达数天或数周,24 小时波动范围不超过 1 ℃。常见于大叶性肺炎、伤寒等急性感染性疾病的极期。②弛张热:体温多在 39 ℃以上,24 小时体温波动幅度可超过 2 ℃,但最低温度仍高于正常水平。常见于化脓性感染、败血症、浸润性肺结核等疾病。③间歇热:体温骤然升高达高峰后,持续数小时又迅速降至正常,经过一天或数天间歇后,体温又突然升高,如此有规律地反复发作,常见于疟疾。④不规则热:发热不规律,持续时间不定。常见于流行性感冒、肿瘤等疾病引起的发热。

2.体温过低

体温过低是指由于各种原因引起的产热减少或散热增加,导致体温低于正常范围,称为体温过低。当体温低于 35 ℃时,称为体温不升。体温过低的原因如下。①体温调节中枢发育未成熟:如早产儿、新生儿。②疾病或创伤:见于失血性休克、极度衰竭等患者。③药物中毒。

**(三)体温异常的护理**

1.体温过高

降温措施有物理降温、药物降温及针刺降温。

(1)观察病情:加强对生命体征的观察,定时测量体温,一般每天测温 4 次,高热患者应每 4 小时测温一次,待体温恢复正常 3 天后,改为每天 1～2 次,同时观察脉搏、呼吸、血压、意识状态的变化;及时了解有关各种检查结果及治疗护理后病情好转还是恶化。

(2)饮食护理:①补充高蛋白、高热量、高维生素、易消化的流质或半流质饮食,如:粥、鸡蛋羹、面片汤、青菜、新鲜果汁等。②多饮水,每天补充液量 3 000 mL,必要时给予静脉点滴,以保证入量。

由于高热时,热量消耗增加,全身代谢率加快,蛋白质、维生素的消耗量增加,水分丢失增多,同时消化液分泌减少,胃肠蠕动减弱,所以宜及时补充水分和营养。

(3)使患者舒适:①安置舒适的体位让患者卧床休息,同时调整室温和避免噪声。②口腔护理:每天早、晚刷牙,饭前、饭后漱口,不能自理者,可行特殊口腔护理。由于发热患者唾液分泌减少,口腔黏膜干燥,机体抵抗力下降,极易引起口腔炎、口腔溃疡,因此口腔护理可预防口腔及咽部细菌繁殖。③皮肤护理:发热患者退热期出汗较多,此时应及时擦干汗液并更换衣裤和大单等,以保持皮肤的清洁和干燥,防止皮肤继发性感染。

(4)心理调护:注意患者的心理状态,对体温的变化给予合理的解释,以缓解患者紧张和焦虑的情绪。

2.体温过低

(1)保暖:①给患者加盖衣被、毛毯、电热毯等或放置热水袋,注意小儿、老人、昏迷者,热水袋温度不宜过高,以防烫伤。②暖箱:适用于体重＜2 500 g,胎龄不足 35 周的早产儿、低体重儿。

(2)给予热饮。

(3)监测生命体征:每小时测体温 1 次,直至恢复正常且保持稳定,同时观察脉搏、呼吸、血压、意识的变化。

(4)设法提高室温：以 22～24 ℃为宜。

(5)积极宣教：教会患者避免导致体温过低的因素。

**（四）测量体温的技术**

1.体温计的种类及构造

(1)水银体温计：水银体温计又称玻璃体温计，是最常用的最普通的体温计。它是一种外标刻度为红线的真空玻璃毛细管。其刻度范围为 35～42 ℃，每小格 0.1 ℃，在 37 ℃刻度处以红线标记，以示醒目。体温计一端贮存水银，当水银遇热膨胀后沿毛细管上升；因毛细管下端和水银槽之间有一凹陷，所以水银柱遇冷不致下降，以便检视温度。

根据测量部位的不同可将体温计分为口表、肛表、腋表。口表的水银端呈圆柱形，较细长；肛表的水银端呈梨形，较粗短，适合插入肛门；腋表的水银端呈扁平鸭嘴形。临床上口表可代替腋表使用。

(2)其他：如电子体温计、感温胶片、可弃式化学体温计等。

2.测体温的方法

(1)目的：通过测量体温，了解患者的一般情况及疾病的发生，发展规律，为诊断、预防、治疗提供依据。

(2)用物准备：①测温盘内备体温计(水银柱甩至 35 ℃以下)、秒表、纱布、笔、记录本。②若测肛温，另备润滑油、棉签、手套、卫生纸、屏风。

(3)操作步骤：①洗手、戴口罩，备齐用物，携至床旁。②核对患者并解释目的。③协助患者取舒适卧位。④测体温：根据病情选择合适的测温方法。⑤测腋温：擦干汗液，将体温计放在患者腋窝，紧贴皮肤屈肘臂于胸，夹紧体温计。测量 10 分钟后，取出体温计用纱布擦拭。测口温法：嘱患者张口，将口表汞柱端放于舌下热窝。嘱患者闭嘴用鼻呼吸，勿用牙咬体温计。测量时间 3～5 分钟。嘱患者张口，取出口表，用纱布擦拭。测肛温法：协助患者取合适卧位，露出臀部。润滑肛表前端，戴手套用手垫卫生纸分开臀部，轻轻插入肛表 3～4 cm。测量时间 3～5 分钟。用卫生纸擦拭肛表。⑤检视读数，放体温计盒内，记录。⑥整理床单位。⑦洗手，绘制体温于体温单上。⑧消毒用过的体温计。

(4)注意事项：①测温前应注意有无影响体温波动的因素存在，如 30 分钟内有无进食、剧烈活动、冷热敷、坐浴等。②体温值如与病情不符，应重复测量。③腋下有创伤、手术或消瘦夹不紧体温计者不宜测腋温；腹泻、肛门手术、心肌梗死的患者禁测肛温；精神异常、昏迷、婴幼儿等不能合作者及口鼻疾病或张口呼吸者禁测口温；进热食或面颊部热敷者，应间隔 30 分钟后再测口温。④对小儿、重症患者测温时，护士应守护在旁。⑤测口温时，如不慎咬破体温计，应立即清除玻璃碎屑，以免损伤口腔黏膜。②口服蛋清或牛奶，以保护消化道黏膜并延缓汞的吸收。③病情允许者，进粗纤维食物，以加快汞的排出。

3.体温计的消毒与检查

(1)体温计的消毒：为防止测体温引起的交叉感染，保证体温计清洁，用过的体温计应消毒。先将体温计分类浸泡于含氯消毒液内 30 分钟后取出，再用冷开水冲洗擦干，放入清洁容器中备用。(集体测温后的体温计，用后全部浸泡于消毒液中)。①5 分钟后取出清水冲净，擦干后放入另一消毒液容器中进行第二次浸泡，半小时后取出清水冲净，擦干后放入清洁容器中备用。②消毒液的容器及清洁体温计的容器每周进行两次高压蒸汽灭菌消毒，消毒液每天更换一次，若有污染随时消毒。③传染病患者应设专人体温计，单独消毒。

(2)体温计的检查:在使用新的体温计前,或定期消毒体温计后,应对体温计进行校对,以检查其准确性。将全部体温计的水银柱甩至 35 ℃以下,同一时间放入已测好的 40 ℃水内,3 分钟后取出检视。若体温计之间相差0.2 ℃以上或体温计上有裂痕者,取出不用。

## 二、脉搏

### (一)正常脉搏及生理性变化

#### 1.正常脉搏

随着心脏节律性收缩和舒张,动脉内的压力也发生周期性的波动,这种周期性的压力变化可引起动脉血管发生扩张与回缩的搏动,这种搏动在浅表的动脉可触摸到,临床简称为脉搏。正常人的脉搏节律均匀、规则,间隔时间相等,每搏强弱相同且有一定的弹性,每分钟搏动的次数为60～100 次(即脉率)。脉搏通常与心率一致,是心率的指标。

#### 2.生理性变化

脉率受许多生理性因素影响而发生一定范围的波动。

(1)年龄:一般新生儿、幼儿的脉率较成人快。

(2)性别:同龄女性比男性快。

(3)情绪:兴奋、恐惧、发怒时脉率增快,忧郁时则慢。

(4)活动:一般人运动、进食后脉率会加快;休息、禁食则相反。

(5)药物:兴奋剂可使脉搏增快,镇静剂、洋地黄类药物可使脉搏减慢。

### (二)异常脉搏的观察

#### 1.脉率异常

(1)速脉:成人脉率在安静状态下＞100 次/分,又称为心动过速。见于高热、甲状腺功能亢进(甲亢,由于代谢率增加而使脉率增快)、贫血或失血等患者。正常人可有窦性心动过速,为一过性的生理现象。

(2)缓脉:成人脉率在安静状态下低于 60 次/分,又称心动过缓。颅内压增高、病窦综合征、二度以上房室传导阻滞,或服用某些药物如地高辛、普尼拉明、利血平、普萘洛尔等可出现缓脉。正常人可有生理性窦性心动过缓,多见于运动员。

#### 2.脉律异常

脉搏的搏动不规则,间隔时间时长时短,称为脉律异常。

(1)间歇脉:在一系列正常均匀的脉搏中出现一次提前而较弱的脉搏,其后有一较正常延长的间歇(即代偿性间歇),也称期前收缩。见于各种心脏病或洋地黄中毒的患者;正常人在过度疲劳、精神兴奋、体位改变时也偶尔出现间歇脉。

(2)脉搏短绌:同一单位时间内脉率少于心率。绌脉是由于心肌收缩力强弱不等,有些心排血量少的搏动可发出心音,但不能引起周围血管搏动,导致脉率少于心率。脉律完全不规则,心率快慢不一,心音强弱不等。多见于心房纤颤者。

#### 3.强弱异常

(1)洪脉:当心排血量增加,血管充盈度和脉压较大时,脉搏强大有力,称洪脉。见于高热、甲状腺功能亢进、主动脉关闭不全等患者;运动后、情绪激动时也常触到洪脉。

(2)细脉:当心排血量减少,动脉充盈度降低时,脉搏细弱无力,扪之如细丝,称细脉或丝脉。见于大出血、主动脉瓣狭窄和休克、全身衰竭的患者,是一种危险的脉象。

(3)交替脉:节律正常而强弱交替时出现的脉搏,称为交替脉。交替脉是左心衰竭的重要体征。常见于高血压性心脏病、急性心肌梗死、主动脉关闭不全等患者。

(4)水冲脉:脉搏骤起骤落,有如洪水冲涌,故名水冲脉,主要见于主动脉关闭不全、动脉导管未闭、甲亢、严重贫血患者,检查方法是将患者前臂抬高过头,检查者用手紧握患者手腕掌面,可明显感知。

(5)奇脉:在吸气时脉搏明显减弱或消失为奇脉。其产生主要与吸气时,左心室的每搏输出量减少有关。常见于心包腔积液、缩窄性心包炎等患者,是心包填塞的重要体征之一。

4.动脉壁异常

由于动脉壁弹性减弱,动脉变得迂曲不光滑,有条索感,如按在琴弦上,多见于动脉硬化的患者。

**(三)测量脉搏的技术**

1.部位

临床上常在靠近骨骼的动脉测量脉搏。最常用最方便的是桡动脉,患者也乐于接受。其次为颞动脉、颈动脉、肱动脉、腘动脉、足背动脉和股动脉等。如怀疑患者心搏骤停或休克时,应选择大动脉为诊脉点,如颈动脉、股动脉。

2.测脉搏的方法

(1)目的:通过测量脉搏,可间接了解心脏的情况,观察相关疾病发生、发展规律,为诊断、治疗提供依据。

(2)准备:治疗盘内备带秒钟的表、笔、记录本及听诊器。

(3)操作步骤:①洗手、戴口罩,备齐用物,携至床旁。②核对患者,解释目的。③协助患者取坐位或半坐卧位,手臂放在舒适位置,腕部伸展。④以示指、中指、无名指的指端按在桡动脉表面,压力大小以能清楚地触及脉搏为宜,注意脉律,强弱动脉壁的弹性。⑤一般情况下所测得的数值乘以 2,心脏病患者、脉率异常者、危重患者则应以 1 分钟记录。⑥协助患者取舒适体位。⑦将脉搏绘制在体温单上。

(4)注意事项:①诊脉前患者应保持安静,剧烈运动后应休息 20 分钟后再测。②偏瘫患者应选择健侧肢体测量。③脉搏细、弱难以测量时,用听诊器测心率。④脉搏短细的患者,应由 2 名护士同时测量,一人听心率,另一人测脉率,一人发出"开始""停止"的口令,记数 1 分钟,以分数式记录:心率/脉率,若心率每分钟 120 次,脉率 90 次,即应写成 120/90 次/分。

# 三、呼吸

**(一)正常呼吸及生理变化**

1.正常呼吸的观察

在安静状态下,正常成人的呼吸频率为 16～20 次/分。正常呼吸表现为节律规则,均匀无声且不费力。

2.生理性变化

(1)年龄:一般年龄越小,呼吸频率越快,小儿比成年人稍快,老年人稍慢。

(2)性别:同龄的女性呼吸频率比男性稍快。

(3)运动:运动后呼吸加深加快,休息和睡眠时减慢。

(4)情绪:强烈的情绪变化会刺激呼吸中枢,导致呼吸加快或屏气。如恐惧、愤怒、紧张等都可引起呼吸加快。

(5)其他:环境温度过高或海拔增加,均会使呼吸加深加快,呼吸的频率和深浅度还可受意识控制。

**(二)异常呼吸的评估及护理**

1.异常呼吸的评估

(1)频率异常。①呼吸过速:在安静状态下,成人呼吸频率超过 24 次/分,称为呼吸过速或气促。见于高热、疼痛、甲亢、缺氧等患者,因血液中二氧化碳积聚,血氧不足,可刺激呼吸中枢,使呼吸加快。发热时,体温每升高1 ℃,每分钟呼吸增加 3~4 次。②呼吸过缓:在安静状态下,成人呼吸频率少于 10 次/分,称为呼吸过缓。常见于呼吸中枢抑制的疾病,如颅内压增高、麻醉剂及安眠药过量等患者。

(2)节律异常。①潮式呼吸:又称陈-施呼吸是一种周期性的呼吸异常,周期0.5~2分钟,需观察较长时间才能发现。特点表现为开始时呼吸浅慢,以后逐渐加深加快,又逐渐由深快变为浅慢,然后呼吸暂停5~30秒后,再重复上述状态的呼吸,如此周而复始,呼吸运动呈潮水涨落样,故称潮式呼吸(图 3-6)。发生机制:当呼吸中枢兴奋性减弱或高度缺氧时,呼吸减弱至暂停,血中二氧化碳增高到一定程度时,通过颈动脉和主动脉的化学感受器反射性地刺激呼吸中枢,使呼吸恢复。随着呼吸的由弱到强,二氧化碳不断排出,使其分压降低,呼吸中枢又失去有效的刺激,呼吸再次减弱至暂停,从而形成了周期性呼吸。常见于中枢神经系统疾病,如脑炎、颅内压增高、酸中毒、巴比妥中毒等患者。②间断呼吸:又称毕奥呼吸,表现为呼吸和呼吸暂停现象交替出现的呼吸。特点是有规律地呼吸几次后,突然暂停呼吸,间隔时间长短不同,随后又开始呼吸,然后反复交替出现(图 3-7)。其发生机制同潮式呼吸,是呼吸中枢兴奋性显著降低的表现,但比潮式呼吸更为严重,多在呼吸停止前出现,预后不佳。常见于颅内病变、呼吸中枢衰竭等患者。

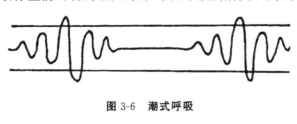

图 3-6 潮式呼吸

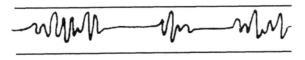

图 3-7 间断呼吸

(3)深浅度异常。①深度呼吸:又称库斯莫呼吸,是一种深而规则的大呼吸。见于尿毒症、糖尿病等引起的代谢性酸中毒等患者。②浮浅性呼吸:是一种浅表而不规则的呼吸。有时呈叹息样,见于呼吸肌麻痹或濒死的患者。

(4)音响异常。①蝉鸣样呼吸:吸气时有一种高音调的音响,声音似蝉鸣,称为蝉鸣样呼吸。其发生机制多由于声带附近有阻塞,使空气进入发生困难所致。见于喉头水肿、痉挛、喉头有异物等患者。②鼾声呼吸:呼气时发出粗糙的呼声。其发生机制由于气管或支气管内有较多的分泌物蓄积,多见于深昏迷等患者。

(5)呼吸困难:是指呼吸频率、节律和深浅度都有异常。呼吸困难的患者主观上表现空气不足、呼吸费力;客观上表现用力呼吸、张口耸肩、鼻翼翕动、发绀,辅助呼吸肌也参与呼吸运动,在呼吸频率、节律、深浅度上出现异常改变,根据临床表现可分为如下几种。①吸气性呼吸困难:是由于上呼吸道部分梗阻,使得气体进入肺部不畅,肺内负压极度增高所致,患者感觉吸气费力,吸气时间显著长于呼气时间,辅助呼吸肌收缩增强,出现明显的三凹征(胸骨上窝、锁骨上窝和肋间隙及腹上角凹陷)。多见于喉头水肿或气管、喉头有异物等患者。②呼气性呼吸困难:是由于下呼吸道部分梗阻,使得气体呼出肺部不畅所致,患者呼气费力,呼气时间显著长于吸气时间,多见于支气管哮喘和阻塞性肺气肿患者。③混合性呼吸困难:呼气和吸气均感费力,呼吸的频率加快而表浅。多见于重症肺炎、大片肺不张或肺纤维化的患者。

(6)形态异常:①胸式呼吸渐弱,腹式呼吸增强:正常女性以胸式呼吸为主。当胸部或肺有疾病或手术时均使胸式呼吸渐弱,腹式呼吸增强。②腹式呼吸渐弱,胸式呼吸增强:正常男性及儿童以腹式呼吸为主。当有腹部疾病时,如腹膜炎、腹部巨大肿瘤、大量腹水等,使膈肌下降,腹式呼吸渐弱,胸式呼吸增强。

2.异常呼吸的护理

(1)观察:密切观察呼吸状态及相关症状、体征的变化。

(2)吸氧:酌情给予氧气吸入,必要时可用呼吸机辅助呼吸。

(3)心理护理:根据患者的反应,有针对性地对患者做好患者的心理护理,合理解释及安慰患者,以消除患者的紧张、恐惧心理,有安全感,主动配合治疗和护理。

(4)卧床休息:调节室内温度和湿度,保持空气清新,禁止吸烟;根据病情安置舒适体位,以保证患者的休息,减少耗氧量。

(5)保持呼吸道通畅:及时清除呼吸道分泌物,必要时给予吸痰。

(6)给药治疗:根据医嘱给药治疗,注意观察疗效及变态反应。

(7)健康教育:讲解有效咳嗽和正确呼吸方法,指导患者戒烟。

**(三)呼吸测量技术**

1.目的

(1)测量患者每分钟的呼吸次数。

(2)协助临床诊断,为预防、治疗、护理提供依据。

(3)观察呼吸的变化,了解患者疾病的发生、发展规律。

2.评估

(1)患者的病情、治疗情况及合作程度。

(2)患者在30分钟内有无活动、情绪激动等影响呼吸的因素存在。

3.操作前准备

(1)用物准备:有秒针的表、记录本和笔。

(2)患者准备:情绪稳定,保持自然的呼吸状态。

(3)护士准备:着装整洁,修剪指甲,洗手,戴口罩。

(4)环境准备:安静、整洁、光线充足。

4.操作步骤

见表 3-2。

表 3-2　呼吸测量技术操作步骤

| 流程 | 步骤 | 要点说明 |
|---|---|---|
| 1.核对 | 携用物到床旁,核对床号、姓名 | ＊确定患者 |
| 2.取体位 | 测量脉搏后,护士仍保持诊脉手势 | ＊分散患者的注意力 |
| 3.测量呼吸 | (1)观察患者胸部或腹部的起伏(一起一伏为一次呼吸),一般情况测 30 秒,将所测数值乘以 2 即为呼吸频率,如患者呼吸不规则或婴儿应测 1 分钟<br>(2)如患者呼吸微弱不易观察时,可用少许棉花放于患者鼻孔前,观察棉花纤维被吹动的次数,计数 1 分钟 | ＊男性多为腹式呼吸,女性多为胸式呼吸,同时应观察呼吸的节律、深浅度、音响及呼吸困难的症状 |
| 4.记录 | 记录呼吸值:次/分,洗手 | |

5.注意事项

测量患者呼吸时,患者应处于自然呼吸的状态,以保证测量数值的准确性。

## 四、血压

血压是指血液在血管内流动时对血管壁的侧压力。一般指动脉血压,如无特别注明均指肱动脉的血压。当心脏收缩时,主动脉压急剧升高,至收缩中期达最高值,此时的动脉血压称收缩压。当心室舒张时,主动脉压下降,至心舒末期达动脉血压的最低值,此时的动脉血压称舒张压。

### (一)正常血压及生理性变化

1.正常血压

在安静状态下,正常成人的血压范围为:(12.0～18.5)/(8.0～11.9)kPa,脉压为4.0～5.3 kPa。

血压的计量单位,过去多用 mmHg(毫米汞柱),后改用国际统一单位 kPa(千帕斯卡)。目前仍用 mmHg(毫米汞柱)。两者换算公式:1 kPa＝7.5 mmHg、1 mmHg＝0.133 kPa。

2.生理性变化

在各种生理情况下,动脉血压可发生各种变化,影响血压的生理因素有以下几种。

(1)年龄:随着年龄的增长血压逐渐增高,以收缩压增高较显著。儿童血压的计算公式为:

$$收缩压＝80＋年龄×2$$
$$舒张压＝收缩压×2/3$$

(2)性别:青春期前的男女血压差别不显著。成年男性的血压比女性高 0.7 kPa(5 mmHg);绝经期后的女性血压又逐渐升高,与男性差不多。

(3)昼夜和睡眠:血压在上午 8～10 小时达全天最高峰,之后逐渐降低;午饭后又逐渐升高,下午 4～6 小时出现全天次高值,然后又逐渐降低;至入睡后 2 小时,血压降至全天最低值;早晨醒来又迅速升高。睡眠欠佳时,血压稍增高。

(4)环境:寒冷时血管收缩,血压升高;气温高时血管扩张,血压下降。

(5)部位:一般右上肢血压常高于左上肢,下肢血压高于上肢。

(6)情绪:紧张、恐惧、兴奋及疼痛均可引起血压增高。

(7)体重:血压正常的人发生高血压的危险性与体重增加成正比。

(8)其他:吸烟、劳累、饮酒、药物等都对血压有一定的影响。

**(二)异常血压的观察**

1.高血压

目前基本上采用1999年世界卫生组织和国际抗高血压联盟高血压治疗指南的高血压定义:在未服抗高血压药的情况下,成人收缩压≥18.7 kPa(140 mmHg)和/或舒张压≥12.0 kPa(90 mmHg)者。95%的患者为病因不明的原发性高血压,多见于动脉硬化、肾炎、颅内压增高等,最易受损的部位是心、脑、肾、视网膜。

2.低血压

一般认为血压低于正常范围且有明显的血容量不足表现如脉搏细速、心悸、头晕等,即可诊断为低血压。常见于休克、大出血等。

3.脉压异常

脉压增大多见于主动脉瓣关闭不全、主动脉硬化等;脉压减小多见于心包积液、缩窄性心包炎等。

**(三)血压的测量**

1.血压计的种类和构造

(1)水银血压计:分立式和台式两种,其基本结构都包括输气球、调节空气的阀门、袖带、能充水银的玻璃管、水银槽几部分。袖带的长度和宽度应符合标准:宽度比被测肢体的直径宽20%,长度应能包绕整个肢体。充水银的玻璃管上标有刻度,范围为0~40.0 kPa(0~300 mmHg),每小格表示0.3 kPa(2 mmHg);玻璃管上端和大气相通,下端和水银槽相通。当输气球送入空气后,水银由玻璃管底部上升,水银柱顶端的中央凸起可指出压力的刻度。水银血压计测得的数值相当准确。

(2)弹簧表式血压计:由一袖带与有刻度2.7~4.0 kPa(20~30 mmHg)的圆盘表相连而成,表上的指针指示压力。此种血压计携带方便,但欠准确。

(3)电子血压计:袖带内有一换能器,可将信号经数字处理,在显示屏上直接显示收缩压、舒张压和脉搏的数值。此种血压计操作方便,清晰直观,不需听诊器,使用方便、简单,但欠准确。

2.测血压的方法

(1)目的:通过测量血压,了解循环系统的功能状况,为诊断、治疗提供依据。

(2)准备:听诊器、血压计、记录纸、笔。

(3)操作步骤:①测量前,让患者休息片刻,以消除活动或紧张因素对血压的影响;检查血压计,如袖带的宽窄是否适合患者、玻璃管有无裂缝、橡胶管和输气球是否漏气等。②向患者解释,以取得合作。患者取坐位或仰卧,被侧肢体的肘臂伸直、掌心向上,肱动脉与心脏在同一水平。坐位时,肱动脉平第4软骨;卧位时,肱动脉平腋中线。如手臂低于心脏水平,血压会偏高;手臂高于心脏水平,血压会偏低。③放平血压计于上臂旁,打开水银槽开关,将袖带平整地缠于上臂中部,袖带的松紧以能放入一指为宜,袖带下缘距肘窝2~3 cm。如测下肢血压。袖带下缘距腘窝3~5 cm。将听诊器胸件置于腘动脉搏动处,记录时注明下肢血压。④戴上听诊器,关闭输气球气门,触及肱动脉搏动。易地听诊器胸件放在肱动脉搏动最明显的地方,但勿塞入袖带内,以一手稍加固定。⑤挤压输气球囊打气至肱动脉搏动音消失,水银柱又升高2.7~4.0 kPa(20~30 mmHg)后,以每秒0.5 kPa(4 mmHg)左右的速度放气,使水银柱缓慢下降,视线与水银柱所指刻度平行。⑥在听诊器中听到第一声动脉音时,水银柱所指刻度即为收缩压;当搏动音突然变弱或消失时,水银柱所指的刻度即为舒张压。当变音与消失音之间有差异时,或危重者应记录两个读数。⑦测量后,除尽袖带内的空气,解开袖带。安置患者于舒适卧位。⑧将血压计右倾45°,关闭气门,气球放在固定的位置,以免压碎玻璃管;关闭血压计盒盖。⑨用分数式即:收缩压/舒张压 mmHg 记录测得的血压值,如 15.3/9.3 kPa(110/70 mmHg)。

(4)注意事项:①测血压前,要求安静休息 20～30 分钟,如运动、情绪激动、吸烟、进食等可导致血压偏高。②血压计要定期检查和校正,以保证其准确性,切勿倒置或震动。③打气不可过猛、过高,如水银柱里出现气泡,应调节或检修,不可带着气泡测量。④降至"0",稍等片刻再行第二次测量。⑤对偏瘫、一侧肢体外伤或手术后患者,应在健侧手臂上测量。⑥排除影响血压值的外界因素,如袖带太窄、袖带过松、放气速度太慢测得的血压值偏高,反之则血压值偏低。⑦长期测血压应做到四定:定部位、定体位、定血压计、定时间。

(杨正旭)

# 第四节　休息与睡眠护理

休息与睡眠是人类最基本的生理需要。良好的休息和睡眠如同充分的营养和适度的运动一样,对保持和促进健康起着重要作用。作为护士,必须了解睡眠的分期、影响睡眠的因素及患者的睡眠习惯,切实解决患者的睡眠问题,帮助患者达到可能的最佳睡眠状态。

## 一、休息

休息是指在一段时间内,通过相对地减少机体活动,使身心放松,处于一种没有紧张和焦虑的松弛状态。休息包括身体和心理两方面的放松,通过休息,可以减轻疲劳和缓解精神紧张。

### (一)休息的意义和方式

**1.休息的意义**

对健康人来说,充足的休息是维持机体身心健康的必要条件;对患者来说,充足的休息是促进疾病康复的重要措施。休息对维护健康具有重要的意义,具体表现为:①休息可以减轻或消除疲劳,缓解精神紧张和压力。②休息可以维持机体生理调节的规律性。③休息可以促进机体正常的生长发育。④休息可以减少能量的消耗。⑤休息可以促进蛋白质的合成及组织修复。

**2.休息的方式**

休息的方式是因人而异的,取决于个体的年龄、健康状况、工作性质和生活方式等因素。对不同的人而言,休息有着不同的含义。例如,对从事脑力劳动的人而言,他的休息方式可以是散步、打球、游泳等;而对于从事这些活动的运动员来讲,他的休息反而是读书、看报、听音乐。无论采取何种方式,只要达到缓解疲劳、减轻压力、促进身心舒适和精力恢复的目的,就是有效的休息。在休息的各种形式中,睡眠是最常见也是最重要的一种。

### (二)休息的条件

要想得到充足的休息,应满足以下三个条件,即充足的睡眠、生理上的舒适和心理上的放松。

**1.充足的睡眠**

休息的最基本的先决条件是充足的睡眠。充足的睡眠可以促进个体精力和体力的恢复。虽然每个人所需要的睡眠时间有较大的区别,但都有最低限度的睡眠时数,满足了一定的睡眠时数,才能得到充足的休息。护理人员要尽量使患者有足够的睡眠时间和建立良好的睡眠习惯。

2.生理上的舒适

生理上的舒适也就是身体放松,是保证有效休息的前提。因此,在休息之前必须将患者身体上的不适降至最低程度。护理人员应为患者提供各种舒适服务,包括祛除或控制疼痛、提供舒适的体位或姿势、协助患者搞好个人卫生、保持适宜的温湿度、调节睡眠时所需要的光线等。

3.心理上的放松

要得到良好的休息,必须有效地控制和减少紧张和焦虑,心理上才能得到放松。患者由于生病、住院时个体无法满足社会上、职业上或个人角色在义务上的需要,加之住院时对医院环境及医护人员感到陌生,对自身疾病的担忧等,患者常常会出现紧张和焦虑。因此,护理人员应耐心与患者沟通,恰当地运用其知识和技能,提供及时、准确的服务,尽量满足患者的各种需要,才能帮助患者减少紧张和焦虑。

## 二、睡眠

睡眠是各种休息中最自然、最重要的方式。人的一生中有 1/3 的时间要用在睡眠上。任何人都需要睡眠,通过睡眠可以使人的精力和体力得到恢复,可以保持良好的觉醒状态,这样人才能精力充沛地从事劳动或其他活动。睡眠对于维持人的健康,尤其是促进疾病的康复,具有重要的意义。

### (一)睡眠的定义

现代医学界普遍认为睡眠是一种主动过程,是一种知觉的特殊状态。睡眠时,人脑并没有停止工作,只是换了模式,虽然对周围环境的反应能力降低,但并未完全消失。通过睡眠,人的精力和体力得到恢复,睡眠后可保持良好的觉醒状态。

由此,可将睡眠定义为周期性发生的持续一定时间的知觉的特殊状态,具有不同的时相,睡眠时可相对地不做出反应。

### (二)睡眠原理

睡眠是与较长时间的觉醒交替循环的生理过程。目前认为,睡眠由睡眠中枢控制。睡眠中枢位于脑干尾端,它向上传导冲动,作用于大脑皮质(也称上行抑制系统),与控制觉醒状态的脑干网状结构上行激动系统的作用相拮抗,引起睡眠和脑电波同步化,从而调节睡眠与觉醒的相互转化。

### (三)睡眠分期

通过脑电图(EEG)测量大脑皮质的电活动,眼电图(EOG)测量眼睛的运动,肌电图(EMG)测量肌肉的状况,发现睡眠的不同阶段脑、眼睛、肌肉的活动处于不同的水平。正常的睡眠周期可分为两个相互交替的不同时相状态,即慢波睡眠和快波睡眠。成人进入睡眠后,首先是慢波睡眠,持续 80～120 分钟后转入快波睡眠,维持 20～30 分钟后,又转入慢波睡眠。整个睡眠过程中有四或五次交替,越近睡眠的后期,快波睡眠持续时间越长。两种睡眠时相状态均可直接转为觉醒状态,但在觉醒状态下,一般只能进入慢波睡眠,而不能进入快波睡眠。

1.慢波睡眠

脑电波呈现同步化慢波时相,伴有慢眼球运动,肌肉松弛但仍有一定张力,亦称正相睡眠或非快速眼球运动睡眠。在这段睡眠期间,大脑的活动下降到最低,使得人体能够得到完全的舒缓。此阶段又可分为四期。

(1)第Ⅰ期:为入睡期。是所有睡眠时相中睡得最浅的一期,常被认为是清醒与睡眠的过渡阶段,仅维持几分钟,很容易被唤醒。此期眼球有着缓慢的运动,生理活动开始减少,同时生命体征和新陈代谢逐渐减缓,在此阶段的人们仍然认为自己是清醒的。

(2)第Ⅱ期:为浅睡期。此阶段的人们已经进入无意识阶段,不过仍可听到声音,仍然容易被唤醒。此期持续10～20分钟,眼球不再运动,机体功能继续变慢,肌肉逐渐放松,脑电图偶尔会产生较快的宽大的梭状波。

(3)第Ⅲ期:为中度睡眠期。持续15～30分钟。此期肌肉完全放松,心搏缓慢,血压下降,但仍保持正常,难以唤醒并且身体很少移动,脑电图显示梭状波与δ波(大而低频的慢波)交替出现。

(4)第Ⅳ期:为深度睡眠期。持续15～30分钟。全身松弛,无任何活动,极难唤醒,生命体征比觉醒时明显下降,体内生长激素大量分泌,人体组织愈合加快,遗尿和梦游可能发生,脑电波为慢而高的δ波。

2.快波睡眠

快波睡眠亦称异相睡眠或快速眼球运动睡眠(rapid eye movement sleep,REM sleep)。此期的睡眠特点是眼球转动很快,脑电波活跃,与觉醒时很难区分。其表现与慢波睡眠相比,是各种感觉功能进一步减退,唤醒阈值提高,极难唤醒,同时骨骼肌张力消失,肌肉几乎完全松弛。此外,这一阶段还会有间断的阵发性表现,如眼球快速运动、部分躯体抽动,同时有心排血量增加、血压上升、心率加快、呼吸加快而不规则等交感神经兴奋的表现。多数在醒来后能够回忆的生动、逼真的梦境都是在此期发生的。

睡眠中的一些时相对人体具有特殊的意义,如在NREM第Ⅳ期的睡眠中,机体会释放大量的生长激素来修复和更新上皮细胞和某些特殊细胞,如脑细胞,故慢波睡眠有利于促进生长和体力的恢复。而REM睡眠则对于学习记忆和精力恢复似乎很重要。因为在快波睡眠中,脑耗氧量增加,脑血流量增多,且脑内蛋白质合成加快,有利于建立新的突触联系,可加快幼儿神经系统成熟。同时快波睡眠对保持精神和情绪上的平衡最为重要。因为这一时期的梦境都是生动的、充满感情色彩的,此梦境可减轻、缓解精神压力,使人将忧虑的事情从记忆中消除。非快速眼球运动睡眠与快速眼球运动睡眠的比较见表3-3。

表 3-3 非快速眼球运动睡眠与快速眼球运动睡眠的比较

| 项目 | 非快速眼球运动睡眠 | 快速眼球运动睡眠 |
| --- | --- | --- |
| 脑电图 | (1)第Ⅰ期:低电压 α 节律 8～12 次/秒<br>(2)第Ⅱ期:宽大的梭状波 14～16 次/秒<br>(3)第Ⅲ期:梭状波与 δ 波交替<br>(4)第Ⅳ期:慢而高的 δ 波 1～2 次/秒 | 去同步化快波 |
| 眼球运动 | 慢的眼球转动或没有 | 阵发性的眼球快速运动 |
| 生理变化 | (1)呼吸、心率减慢且规则<br>(2)血压、体温下降<br>(3)肌肉逐渐松弛<br>(4)感觉功能减退 | (1)感觉功能进一步减退<br>(2)肌张力进一步减弱<br>(3)有间断的阵发性表现:心排血量增加,血压升高,呼吸加快且不规则,心率加快 |

| 项目 | 非快速眼球运动睡眠 | 快速眼球运动睡眠 |
|------|------------------|------------------|
| 合成代谢 | 人体组织愈合加快 | 脑内蛋白质合成加快 |
| 生长激素 | 分泌增加 | 分泌减少 |
| 其他 | 第Ⅳ期发生夜尿和梦游 | 做梦且为充满感情色彩、稀奇古怪的梦 |
| 给你 | 有利于个体体力的恢复 | 有利于个体精力的恢复 |

**(四)睡眠周期**

对大多数成人而言,睡眠是每 24 小时循环一次的周期性程序。一旦入睡,成人平均每晚经历 4~6 个完整的睡眠周期,每个睡眠周期由不同的睡眠时相构成,分别是 NREM 睡眠的四个时相和 REM 睡眠,持续 60~120 分钟,平均为 90 分钟。睡眠周期各时相按一定的顺序重复出现。这一模式总是从 NREM 第Ⅰ期开始,依次经过第Ⅱ期、第Ⅲ期、第Ⅳ期之后,返回 NREM 的第Ⅲ期然后到第Ⅱ期,再进入 REM 期,当 REM 期完成后,再回到 NREM 的第Ⅱ期(图 3-8),如此周而复始。在睡眠时相周期的任一阶段醒而复睡时,都需要从头开始依次经过各期。

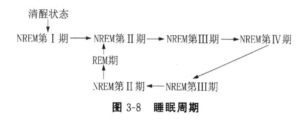

**图 3-8　睡眠周期**

在睡眠周期中,每一时相所占的时间比例随睡眠的进行而有所改变。一般刚入睡时,个体进入睡眠周期约 90 分钟后才进入 REM 睡眠,随睡眠周期的进展,NREM 第Ⅲ、Ⅳ时相缩短,REM 阶段时间延长。在最后一个睡眠周期中,REM 睡眠可达到 60 分钟。因此,大部分 NREM 睡眠发生在上半夜,REM 睡眠则多在下半夜。

**(五)影响睡眠的因素**

**1.生理因素**

(1)年龄:通常人睡眠的需要量与其年龄成反比,但有个体差异。新生儿期每天睡眠时间最长,可达 16~20 小时,成人 7~8 小时。

(2)疲劳:适度的疲劳,有助于入睡,但过度的精力耗竭反而会使入睡发生困难。

(3)昼夜节律:"睡眠-觉醒"周期具有生物钟式的节律性,如果长时间频繁地夜间工作或航空时差,就会造成该节律失调,从而影响入睡及睡眠质量。

(4)内分泌变化:女性月经前期和月经期常出现嗜睡现象,绝经期女性常失眠,与内分泌变化有关。

(5)寝前习惯:睡前的一些行为习惯,如看报纸杂志、听音乐、喝牛奶、洗热水澡或泡脚等,当这些习惯突然改变或被阻碍进行时,可能使睡眠发生障碍。

(6)食物因素:含有较多 L-色氨酸的食物,如肉类、乳制品和豆类都能促进入睡,缩短入睡时间,是天然的催眠剂;少量饮酒能促进放松和睡眠,但大量饮酒会干扰睡眠,使睡眠变浅;含有咖啡因的浓茶、咖啡及可乐饮用后使人兴奋,即使入睡也容易中途醒来,且总睡眠时间缩短。

**2.病理因素**

(1)疾病影响:几乎所有疾病都会影响睡眠。例如,各种原因引起的疼痛未能及时缓解时严重影响睡眠,精神分裂症、强迫性神经症等患者常处于过度觉醒状态。生病的人需要更多时间的睡眠来促进机体康复,却往往因为多种症状困扰或特殊的治疗限制而无法获得正常的睡眠。

(2)身体不适:身体的舒适是获得休息与安睡的先决条件,饥饿、腹胀、呼吸困难、憋闷、身体不洁、皮肤瘙痒、体位不适等都是常见的影响睡眠的原因。

3.环境因素

睡眠环境影响睡眠状况,适宜的温湿度、安静、整洁、舒适、空气清新的环境常可增进睡眠,反之则会对睡眠产生干扰。

4.心理因素

焦虑不安、强烈的情绪反应(如恐惧、悲哀、激动、喜悦)、家庭或人际关系紧张等常常影响患者的睡眠。

5.其他

食物摄入多少、体育锻炼情况、某些药物等也会影响睡眠形态。

**(六)促进睡眠的护理措施**

1.增进舒适

人们在感觉舒适和放松时才能入睡。为了使患者放松,对于一些遭受病痛折磨的患者采用有效镇痛的方法;做好就寝前的晚间护理,如协助患者洗漱、排便;帮助患者处于正确的睡眠姿势,妥善安置身体各部位的导管、引流管,以及牵引、固定等特殊治疗措施。

2.环境控制

人们睡眠时需要的环境条件包括适宜的室温和通风、最低限度的声音、舒适的床和适当的照明。一般冬季室温 18 ～22 ℃、夏季 25 ℃左右、相对湿度以 50%～60% 为宜;根据患者需要,睡前开窗通风,清除病房内异味,使空气清新;保持病区尽可能的安静,尽量减少晚间交谈;提供清洁、干燥的卧具和舒适的枕头、被服;夜间调节住院单元的灯光。

3.重视心理护理

多与患者沟通交流,找出影响患者休息与睡眠的心理社会因素,通过鼓励倾诉、正确指导,消除患者紧张和焦虑情绪,恢复平静、稳定的状态,提高休息和睡眠质量。

4.建立休息和睡眠周期

针对患者的不同情况,帮助患者建立适宜的休息和睡眠周期。患者入院后,原有的休息和睡眠规律被打乱,护士应在患者醒时进行评估、治疗和常规护理工作,避免因一些非必需任务而唤醒患者,同时鼓励患者合理安排日间活动,适当锻炼。

5.尊重患者的睡眠习惯

病情允许的情况下,护理人员应尽可能根据患者就寝前的一些个人习惯,选择如提供温热饮料,允许短时间的阅读、听音乐,协助沐浴或泡脚等方式促进睡眠。

6.健康教育

使患者了解睡眠对健康与康复的重要作用,身心放松的重要意义和一些促进睡眠的常用技巧。与患者一起讨论有关休息和睡眠的知识,分析困扰患者睡眠的因素,针对具体情况给予相应指导,帮助患者建立有规律的生活方式,养成良好的睡眠习惯。

(杨正旭)

# 第四章

# 手术室护理

## 第一节　手术室护理概述

手术室护理工作的内容主要为手术室管理和手术患者的护理。

手术室管理包括对手术室设施、仪器设备、手术器械、周围环境、常用药品的管理,要求物品配备齐全、功能完好并处于备用状态。手术室内部设施、温控、湿控要求应当符合环境卫生学管理和医院感染控制的基本要求。

手术室护理工作具有高风险、高强度、高应急等特点,因此必须与临床科室等有关部门加强联系,有效预防手术患者在手术过程中的意外伤害,保证手术患者的安全和围术期各项工作的顺利进行。

手术室护理实施以手术患者为中心的整体护理模式,根据岗位各司其职,但又需相互密切合作,共同完成护理任务。

### 一、手术室巡回护士

#### (一)手术前一天

1.术前访视

术前一天至病房访视手术患者,有异常特殊情况及时交班。

2.术前用物检查

检查灭菌手术用物是否符合规范、准备齐全;检查次日手术所用仪器、设备性能是否正常;检查次日手术特殊需求是否满足(如骨科和脑外科特殊体位的手术床准备)。

#### (二)手术当日

1.术前

(1)检查手术灭菌包的有效期和室内各类用物、仪器设备、医用气体是否齐全;调节室内温湿度,做好环境准备;检查室内恒温箱是否调节至适当温度。

(2)核对手术通知单无误后,由手术室工作人员(一般为工勤人员)至病房接手术患者;病房护士陪同手术患者至手术室半限制区,与手术室巡回护士进行手术患者交接,共同核对手术患者身份、手术信息、术前准备情况及所带入用物,正确填写《手术患者交接单》并签名,适时进行心理护理。

（3）手术室巡回护士护送下,将手术患者转运至手术室内手术床,做好防坠床措施。协助麻醉医师施行麻醉。

（4）按医嘱正确冲配抗生素,严格执行用药查对制度,并于划皮前 30~60 分钟给药。

（5）协助洗手护士穿无菌衣。提供手术操作中所需的无菌物品(如手套、缝针等)。

（6）与洗手护士共同执行《手术物品清点制度》。按规范正确清点纱布、器械、缝针等术中用物的数量、完整性,及时正确地记录清点内容,并签字。

（7）严格执行手术安全核查制度。在麻醉前、手术划皮前,手术室巡回护士、手术医师、麻醉医师、共同按《手术安全核查表》内容逐项核查确认,并签字。

（8）手术护理操作尽量在手术患者麻醉后进行。例如留置导尿管,放置肛温测温装置等,尽量减少手术患者的疼痛。操作时注意保护患者的隐私。

（9）正确放置手术体位,充分暴露手术野;妥善固定患者肢体,约束带松紧适宜,维持肢体功能位,防止受压;床单保持平整、干燥、无皱折;调节头架、手术操作台高度;调整无影灯位置、亮度。

（10）正确连接高频电刀、负压吸引、外科超声装置、腹腔镜等手术仪器设备,划皮前完成仪器设备自检,仪器脚踏放置在适宜的位置;完成手术仪器使用前准备工作,例如:正确粘贴高频电刀电极板、环扎止血仪器的止血袖带。

（11）督查手术人员执行无菌操作规范的情况,例如手术医师外科洗手、手术部位皮肤消毒、铺无菌手术巾等操作,及时指出违规行为。

2.术中

（1）维持手术室室内环境整洁、安静、有序。严格督查手术医师、洗手护士、麻醉医师、参观手术人员、实习同学遵守无菌操作原则、消毒隔离制度和手术室参观制度。

（2）密切关注手术进展调整无影灯光,及时供给手术操作中临时需求的无菌物品(如器械、缝针、纱布、吻合器、植入物等),并记录。

（3）注意手术患者的生命体征波动。保持静脉输液通路、动静脉测压通路、导尿管等通畅;观察吸引瓶液量,及时提示手术医师术中出血量;定时检查调整手术患者的手术体位,防止闭合性压疮的发生。

（4）术中输液、输血、用药必须严格遵守用药查对制度。紧急情况下执行的术中口头医嘱,应复述 2 遍后经确认再执行,术后手术医师必须补医嘱。

（5）熟练操作术中所需仪器设备。例:正确调节高频电刀、超声刀、心脏除颤仪等仪器设备的参数;变温毯的故障排除、电钻术中拆装等。

（6）手术中在非手术部位盖大小适宜的棉上衣保暖。术中冲洗体腔的盐水,水温必须在35~37℃。遇上大手术或年老体弱患者,根据现有条件,加用保温装置(温水循环热毯或热空气装置)。

（7）术中手术标本及时与洗手护士、手术医师核对后放入标本袋存放(特殊情况除外)。如手术标本需快速作冰冻切片检验,必须及早送检。

（8）术中发生应急事件(如停电、心脏停搏、变态反应等),应及时按照手术室应急预案,积极配合抢救,挽救患者生命。

（9）与洗手护士在关闭腔隙前、关闭腔隙后及缝皮后分别共同执行《手术物品清点制度》，按规范正确清点术中用物数量、完整、正确、及时、记录，并签字确认。

（10）准确及时书写各类手术室护理文件和表单。

3.术后

（1）协助医师包扎手术切口，擦净血迹，评估患者皮肤情况，采取保暖措施，妥善固定肢体，执行防坠床措施。固定各种引流管及其他管道，防止滑脱，待麻醉医师记录尿量后，将尿袋内的尿液放空。

（2）手术患者离开手术室前，手术室巡回护士、手术医师、麻醉医师，共同再按《手术安全核查表》《手术患者交接单》内容逐项核查、确认、签字。

（3）手术人员协同将手术患者安全转运至接送车。手术患者的病历、未用药品、影像学资料等物品随手术患者带回病房或监护室。护送手术患者离开手术室。

（4）严格执行手术室标本管理制度。手术室巡回护士、手术医师、洗手护士共同再次核对手术标本，正确保存、登记、送检。

（5）清洁、整理手术室设施、设备、仪器，填写使用情况登记手册。所有物品物归原位，更换手术床床单及被套，添加手术室常用的一次性灭菌物品，如手套、缝线等。若为感染手术，则按感染手术处理规范进行操作。

（6）正确填写各种手术收费单。

## 二、手术室洗手护士

### （一）手术前一天

（1）了解手术情况：了解次日手术患者病情、手术方式、手术步骤及所需特殊器械、物品及仪器设备。

（2）协助巡回护士检查术前用物。

### （二）手术当日

1.术前

（1）协助巡回护士检查灭菌器械、敷料包是否符合规范、准备齐全；准备手术所需一次性无菌用品，包括各类缝针、引流管、止血用物和特殊器械等。准备次日手术所用仪器、设备。

（2）严格按照查对制度检查无菌器械包和敷料包的有效期、包外化学指示胶带及外包装完整性，是否潮湿及被污染。在打开无菌器械包和敷料包后，检查包内化学指示卡。严格按照无菌原则，打开器械包和敷料包。

（3）提前15分钟按规范洗手、穿无菌手术衣、戴无菌手套。

（4）与巡回护士共同执行《手术物品清点制度》。按规范正确清点纱布、器械、缝针等术中用物的数量、完整性，按规范铺手术器械台。

（5）协助并督查手术医师按规范铺无菌巾，协助手术医师系无菌手术衣带、戴无菌手套。

（6）严格按照无菌原则将高频电刀、负压吸引、外科超声装置、腹腔镜等各种连接管路或手柄连接线交予巡回护士连接，并妥善固定在手术无菌区域。

2.术中

（1）严格执行无菌操作，遇打开空腔脏器的手术，需用无痛碘纱布垫于其周围。及时回收处理相关器械，关闭空腔脏器后更换手套和器械。

（2）密切关注手术进展及需求，主动、正确、及时地传递器械、敷料及针线等。

（3）及时取回暂时不用的器械，擦净血迹；及时收集线头；无菌巾一经浸湿，及时更换或加盖，手术全程保持手术操作台无菌、干燥、整洁。

（4）密切关注手术进展，若术中突发大出血、心搏骤停等意外情况，沉着冷静，积极配合手术。

（5）密切注意手术器械等物品的功能性与完整性，发现问题及时更换；规范精密器械的使用与操作。

（6）正确与手术医师核对并保管术中取下的标本，按标本管理制度及时交予巡回护士。

（7）妥善保管术中的自体骨、异体骨、移植组织或器官，不得遗失或污染。

（8）正确管理术中外科用电设备的使用，防止电灼伤患者和手术人员。

（9）术中手术台上需用药，按查对制度抽取药物，并传递于手术医师使用。

（10）术中需使用外科吻合器、手术植入物时，应及时向巡回护士通报型号、规格及数量，与手术医师、巡回护士共同核对后，方能在无菌区域使用。

（11）与巡回护士在关闭腔隙前、后及缝皮后分别按手术用物清点规范正确清点术中用物数量并检查完整性。

3.术后

（1）协助巡回护士做好手术患者的基础护理工作，并协助将患者安全转运至接送车上。

（2）按手术用物清点规范，在手术物品清点记录单上签字。

（3）与手术医师、巡回护士共同核对手术标本。

（4）对常规器械、专科器械和腹腔镜器械等进行规范清洗和处理，精密器械和贵重器械单独进行规范清洗和处理，若为感染手术，则按感染手术处理规范对器械、敷料等物品进行处理。

## 三、手术室器械护士

（1）每天上午检查灭菌物品的有效期、包外化学指示胶带及外包装情况；清点手术器械包与敷料包数量；及时补充添加一次性消毒灭菌物品。

（2）检查包装，保持灭菌区和无菌物品存放区清洁整齐，保持敷料柜、无菌用品柜上用物排列整齐、定位放置、标签醒目。无菌用品柜上的无菌包和一次性消毒灭菌物品按失效日期的先后顺序排列。

（3）检查与核对每包手术器械的清洁度、完好性、关节的灵活性，对损坏或功能不良的器械进行更换或及时送修。

（4）负责待灭菌器械及物品的包装，选择正确的包装方法及材料，按规定放置包外及包内化学指示物，并填写灭菌物品包装的标识，若遇硬质容器还应检查安全闭锁装置。

（5）负责每天对预真空压力蒸汽灭菌、过氧化氢低温等离子灭菌和环氧乙烷灭菌的技术操作，保证灭菌手术物品及时供应。

（6）根据手术通知单准备并发放次日手术用器械、敷料，如需特殊手术器械，应立即准备做灭菌处理并发放。如需植入物及植入性手术器械，应在生物监测合格后方可发放。

（7）负责外来器械及手术植入物的接收、清点、清洗、核对、消毒灭菌及监测登记发放工作。

（8）负责手术器械的借物管理，严格执行借物管理制度。

（9）对清洗、消毒、灭菌操作过程、日常监测和定期监测进行具有可追溯性的记录，负责保存清洗，消毒监测资料和记录≥6个月，保留灭菌质量监测资料和记录≥3年。

(10)专人负责管理精密器械与贵重器械,并督查各专科组员进行保养管理工作,并作相应记录。

(11)负责与各专科组长之间保持沟通,了解临床器械使用情况,每半年对器械进行一次保养工作。

(12)根据持续质量改进制度及措施,发现问题及时处理,认真执行灭菌物品召回制度。

## 四、手术室值班护士

(1)与日班护士交班前,完成手术室内基数物品、体位垫、贵重仪器及值班备用物品的清点核对,做到数量相符、定位放置并登记签名。核对所有术中留取标本,确认手术标本、病理申请单、标本送检登记本书写内容一致。

(2)与日班护士交班前,按次日手术通知单检查并核对次日手术所需器械、敷料及特殊手术用物;检查灭菌包有效期、灭菌效果及是否按失效日期进行先后顺序排列。

(3)与日班护士进行交接班,全面了解手术室内各种情况,做到心中有数。

(4)根据轻重缓急,合理安排并完成急诊手术,积极并正确应对可能出现的各种突发事件,遇有重大问题,及时与医院总值班人员或手术室护士长取得联系。

(5)仔细核对次日第一台手术患者的姓名、病区床号和住院号,如信息缺失或错误,应及时与相关病房护士和手术医师取得沟通。

(6)值班过程中,若接到次日选择性手术安排有改变通知,应及时汇报手术室护士长及麻醉科,征得同意,通知供应室,更换器械、敷料,准备特殊手术用物,并做好次日的晨交班。

(7)临睡前仔细巡视手术室,负责手术室内所有物品及仪器、设备归于原位。认真检查手术室内所有门窗、消防通道、水、电、中心供气、中心负压、灭菌锅等开关的关闭情况,及时发现问题,处理解决。

(8)次日晨巡视手术室,检查特殊手术用物是否处于备用状态(如 C 型臂机、显微镜、腹腔镜、体外变温毯等)。开启室内恒温箱,调节至适当温度并放置0.9%的生理盐水。检查洗手用品(如手刷、洗手液等)处于备用状态。

(9)负责检查待灭菌器械的灭菌状况,保证次日第一台手术器械的正常使用。

(10)按照手术通知单顺序,安排接手术患者。迎接第一台手术患者入室,核对手术患者身份、手术信息、术前准备情况及所带入用物,正确填写《手术患者交接单》并签名。做好防坠床和保暖工作,进行心理护理。

(11)完成手术室护理值班交班本的填写,要求书写认真,字迹清楚,简明扼要,内容包括值班手术情况及手术室巡视结果、物品及手术标本清点结果、当日手术器械及特殊手术用物准备情况等。

(12)第一值班护士参加手术室晨间交班,汇报相关值班内容。

## 五、手术室感染监控护士

(1)每天对含氯消毒剂进行浓度监测。至少每周一次对戊二醛浓度进行监测。每月对手术室空气、无菌物品及器械、化学灭菌剂、物体表面和手术人员手进行细菌培养监测。每半年对紫外线灯管强度进行监测。

(2)负责收集、整理、分析相关监测数据和结果,将化验报告单按时间顺序进行粘贴保存;一且细菌培养监测不合格,应及时告知护士长,查明原因,采取有效措施后,再次进行细菌培养监测,直至培养合格。

(3)负责将细菌培养监测的数据和结果报告护士长和医院感染控制部门。

(4)监督和检查手术室消毒隔离措施及手术人员无菌操作技术,对违反操作规程或可能污染环节应及时纠正,并与护士长一同制订有效防范措施。

(5)完成手术室及医院感染知识的宣传和教育工作。

## 六、手术室护理教学工作

(1)根据手术室护理教学计划与实习大纲及实习护生学历层次,制订手术室临床带教计划,包括确立具体教学目标、教学任务、考核内容与方法,并安排教学日程。

(2)完成手术室环境、规章制度、手术室工作内容、常用手术器械物品、手术体位、基本手术配合等手术室专科理论教学,达到手术室护理教学计划与实习大纲的要求。

(3)进行手术室专科操作技能教学,完成外科洗手、铺无菌器械台等基本手术室操作的示教与指导;带领实习护生熟悉各种中小手术的洗手及巡回工作,并逐步带教实习护生独立参加常见中小手术的洗手工作。

(4)带领实习护生参与腹腔镜、泌尿科、脑外科、胸骨科等大型疑难手术的见习教学。

(5)带领实习护生参与供应室工作,完成供应室布局、器械护士工作内容、常用消毒灭菌方法及监测等理论教学,并指导实习护生参与待灭菌器械及物品的包装等操作。

(6)开展手术室专科安全理论教育,防止实习护生发生护理差错和事故。

(7)及时与手术室护士、实习护生进行沟通,了解实习护生学习效果,反馈信息和思想动态,及时并正确解答实习护生提问,满足合理学习要求。

(8)负责组织实习护生总复习,完成手术室专业理论、专科技术操作考核;完成《实习考核与鉴定意见》的填写。

(9)对实习护生进行评教评学,征求实习护生对手术室护理教学及管理的建议和意见,提出整改措施,及时向护士长及科护士长反映实习期间存在的情况。

## 七、手术室护理管理工作

手术室护士长作为手术室的主要管理者,全面负责手术室的护理管理工作,保证手术室高质量的工作效率和有效运转。

(1)全面负责手术室的护理行政管理、临床护理管理、护理教研管理及对外交流。

(2)制订手术室护理工作制度和各级各班各岗位护理人员职责、手术室护理操作常规、护理质量考核标准,督查执行情况,并进行考核。负责组织手术室工勤人员的培训和考核。

(3)合理进行手术室护理人员排班,根据人员情况和手术特点科学地进行人力资源调配。定期评估人力资源使用情况,负责向护理部提交人力资源申请计划。合理进行手术室人才梯队建设。

(4)每天巡视、检查并评估手术配合护理质量和岗位职责履行情况,参加并指导临床工作。检查手术室环境清洁卫生和消毒工作,检查工勤人员工作质量。

(5)定期组织与开展科室的业务学习并进行考核,关注学科及专业的发展动态。负责组织和领导科室的护理科研普及推广和护理新技术应用。

（6）对手术室护理工作中发生的隐患、差错或意外特殊事件,组织相关人员分析原因并提出整改措施和处理意见,并及时上报护理部。

（7）填报各类手术量统计报表,与手术医师及其他科室领导进行沟通和合作。

（8）负责手术室仪器设备、手术器械购置前的评估和申报。定期检查并核对科室物资、一次性耗材的领用和耗用情况,做好登记,控制成本。

（杜　昕）

# 第二节　手术室护士职业危害与防护

手术室护士在工作中常需面对各种高危因素,如患者的血液、体液、放射线、有害气体,而且每天工作繁重,节奏紧张,使他们的生理心理都会造成伤害,因此手术室护士是职业危害的高危群体。作为一名手术室护士必须树立职业安全意识,妥善处理现存及突发问题,予以正当防护,最大程度保证自己的健康。

## 一、血源性感染

由于手术室特殊的工作环境,工作人员直接接触患者的血液、分泌物、呕吐物等,因此感染血源性传染病的概率较高。

### （一）血源性感染的危险因素

通过医院内血源性传播的疾病有 20 多种,最常见且危害性最大的是乙型肝炎、丙型肝炎、艾滋病。在各种体液中病毒浓度从高到低依次为:血液、血液成分、伤口感染性分泌物、阴道分泌物、羊水、胸腔积液、腹水等。乙型肝炎病毒（HBV）感染是手术室护士意外血源性感染中最常见的,有研究表明手术室护理人员 HBV 感染率明显高于内科及外科护理人员,其感染率高达 30％。目前我国艾滋病发病率呈迅猛增长趋势,当发生针刺伤时,只要 0.004 mL 带有艾滋病病毒（HIV）的血液足以使伤者感染。皮下接触 HIV 的危险性是 0.3％,黏膜接触危险性则为 0.09％。如何避免意外感染 HIV 也是手术室护理人员所必须面临的一种考验。此外,感染病毒后发生血常规转移有一定时间期限,如 HBV 为 8 周,HCV 为 8 周,HIV 为 6 个月。从感染病毒到出现症状之间的潜伏期更长,如 HBV 为 45～60 天,HCV 为 45～60 天,HIV 为 12 年。这段时间内,伤者本身作为病毒携带者也成为危险因素之一。

### （二）血源性感染的感染途径

血源性感染主要分为经非完整性皮肤传播和黏膜传播。非完整性皮肤传播具体表现为护理操作和传递器械过程中,意外发生针刺伤、刀割伤的新鲜伤口或皮肤的陈旧性伤口,直接接触到沾有患者体液或血液的敷料、器械后感染病毒。经黏膜传播具体表现为手术配合中患者体液、血液直接溅入眼内,通过角膜感染病毒。血源性感染不通过吸入血气溶胶传播。

### （三）血源性感染的防范措施

1.个人防护

手术室护理人员应定期进行健康检查,接种相关疫苗,加强个人免疫力。定期培训强调防止意外血源性感染的必要性,增强个人防范意识。

2.术前评估

手术室护理做好术前访视,除急诊手术外,术前应了解患者相关检查和化验结果,如肝功能、乙型肝炎病毒(HBV)、丙肝病毒(HCV)、梅毒病毒、艾滋病病毒(HIV)等,针对检查和化验结果阳性的手术患者,手术人员应在术中采取相应的防护措施;针对无化验结果的手术者,应视其为阳性,手术人员做好标准预防。

3.防护措施

根据具体情况作好充分的自我安全防护。进行有可能接触手术患者的血液、体液的护理操作时必须戴手套,手部皮肤有破损者提倡戴两层手套,脱去手套后再用皂液和流动水充分冲洗。手术医师和洗手护士应穿戴具有防渗透性能的口罩、防护眼镜或带有面罩的口罩,具有穿透性能的手术衣,防护手术配合中可能飞溅到面部的血液、体液。手术配合中需保持思想高度集中,避免疲劳操作,正确放置和传递锐器;回收针头等锐器时,避免锐利端朝向接收者,防止刺伤;传递锐器时,应将其放入弯盘进行传递;卸锐器时必须使用持针器,不能徒手卸除。

4.术后处理

完成感染手术后,参加手术的人员必须脱去污染的手术衣、手套、换鞋(脱鞋套)方能离开手术室,沐浴更换洗手衣裤后才能参加其他手术。术后按规范处理物品,清洗回收器械时,注意先将针头、刀片等锐器卸下,并弃入有特殊警示标记的锐器医疗废弃物桶内。手工清洗器械时,应戴护目镜、防渗透性口罩、穿防水隔离衣、戴手套。术后手术室应用含氯溶液或酸水湿式清洁地面及物品。

**(四)意外血源性感染后的处理**

1.皮肤接触血液体液

立即用皂液和流动水清洗污染皮肤。

2.黏膜接触血液体液

若手术患者的血液或体液溅入口腔、眼睛,立即用大量清水或生理盐水冲洗,然后滴含有抗生素的眼药水。

3.针刺或刀割伤

(1)立即脱去手套,向远心端挤出血液并用大量肥皂水或清水清洗伤口,再浸泡于3%碘伏内3分钟,最后贴上敷料。

(2)受伤后处理:伤后24小时内报告护士长及预防保健科,登记在册。暴露源不明者按阳性处理。72小时内做HIV/HBV/HCV等基础水平检查,怀疑HBV感染者,立即注射乙肝高价免疫球蛋白和乙肝疫苗;怀疑HIV感染者,短时间内口服大剂量叠氮脱氧核酸(AZT),然后进行周期性复查(6周、12周、6个月)。

# 二、化学性危害

相对其他临床科室而言,手术室环境封闭,存在多种危害因素,如空气中常常存有一定浓度的挥发性化学消毒剂和吸入性麻醉药,这些都直接或间接地影响医护人员的健康。

**(一)化学性危险因素**

1.化学消毒剂

手术室及手术物品的消毒与灭菌,标本的浸泡都要用到一些化学消毒剂如甲醛、戊二醛、含氯消毒剂、环氧乙烷等。这些消毒剂对人的皮肤、神经系统、呼吸道、皮肤、眼睛、胃肠道等均有损害。长期吸入高浓度混有戊二醛的空气或者直接接触戊二醛容易引起眼灼伤、头痛、皮肤黏膜过敏等;甲醛会直接损害呼吸道黏膜引起支气管炎、哮喘病,急性大量接触更可致肺水肿,同时能使细胞突变、致畸、致癌;环氧乙烷侵入人体后可损害肝、肾和造血系统。

**2.挥发性麻醉气体**

目前手术室普遍采用禁闭式麻醉装置,但仍有许多麻醉废气直接或间接排放在手术室内,若麻醉机呼吸回路泄漏及手术结束后拔除气管导管患者自然呼吸时,可使麻醉气体排放到手术室内,造成空气污染。对医护人员的听力、记忆力、理解力、操作能力等都会造成一定影响。长期接触该类气体,会造成其在人体内的蓄积,影响肝肾功能,可引起胎儿畸变、自发性流产和生育力降低。

**3.臭氧**

开启紫外线照射对房间进行消毒时,会产生臭氧,在空气中可嗅知的臭氧浓度为 0.02～0.04 mg/L,当达到 5～10 mg/L 时可引起心跳加速,对眼、黏膜和肺组织都有刺激作用,能破坏肺表面活性物质,引起肺水肿和哮喘等疾病。

**4.化疗药物**

肿瘤手术过程中经常需要配制化疗药,巡回护士处理这些化疗药物时不可避免地会吸入含有药物的气溶胶,或药液沾染皮肤,虽然剂量较小,但其累积作用可产生远期影响,如白细胞减少,自然流产率增高,致畸、致癌等,环磷酰胺在尿液中的代谢物则有诱发尿道肿瘤的危险。

**(二)化学性危害的防范措施**

**1.化学消毒剂**

减少化学消毒剂的使用,尽量用等离子灭菌替代戊二醛浸泡及环氧乙烷灭菌。避免医护人员接触化学消毒剂,减轻职业损害;工作人员在检查、使用和测试化学消毒剂时,必须戴好帽子、口罩、手套、防护眼罩,准确操作,如不慎溅到皮肤和眼睛上,要用清水反复冲洗;消毒、灭菌容器应尽量密闭,如戊二醛消毒容器应加盖,减少消毒剂在空气中的挥发;戊二醛等消毒剂浸泡消毒的器械,在使用前,必须将消毒剂冲洗干净;环氧乙烷灭菌器应置于专门的消毒室内,并设置有良好的通风设施,减少有害气体在手术室内的残留。

**2.化疗药物**

配制化疗药物时,需先要做好自身防护,穿隔离衣、戴手套、口罩、帽子,必要时戴防护眼罩;熟练掌握化疗药物配制,防止药液和雾粒逸出;孕妇禁止接触化疗药物;加强化疗废弃物的管理,与其他物品分开管理,废弃物存放于规定的密闭容器中,送有关部门作专业处理。

**3.麻醉废气管理**

加强麻醉废气排污设备及工作人员的自身防护,如选用密闭性良好的麻醉机进行定期检测,防止气源管道系统泄漏,加强麻醉废气排污设备管理,改善手术室通风条件;根据手术种类及患者具体情况,选择合适的麻醉方式,并合理安排手术室;护士在妊娠期间应尽量减少进房间接触吸入性麻醉药的机会。

## 三、物理性危害

手术室内众多物理因素,如噪声、手术过程中产生的烟雾、电灼伤及辐射等在日常手术室工作中威胁着手术室工作人员的健康。

**(一)物理性危险因素**

**1.噪声**

手术室内的噪声持续存在却经常被忽视,噪声常来源于监护仪、负压吸引器、电锯和器械车轮摩擦等。护理人员长期暴露于噪声中可引起头痛、头晕、耳鸣、失眠、焦虑等症状,不仅对人体听觉、神经系统、消化系统、内分泌系统及人的情绪有负面影响,而且可能不利于团队协作及正常工作的开展。

**2.手术烟雾**

术中使用电外科设备、高热能激光、外科超声设备及腔镜手术中二氧化碳气体泄漏等均可产生并释放烟雾,对人体产生负面影响,由气溶胶、细胞残骸碎片等组成的手术烟雾,可能引起呼吸道炎症反应、焦虑、眩晕、眼部刺激症状等,此外手术烟雾还可能成为某些病毒的载体,传播疾病。

**3.辐射**

随着外科手术日趋数字化和精细化,C型臂机不仅只限于骨科手术的使用,已运用于越来越多的科室手术。手术室工作人员如对其放射的X线不进行有效防护,长期接触不仅容易导致自主神经功能紊乱及恶性肿瘤,而且会影响生育能力,导致不孕、流产、死胎、胎儿畸形等。

**(二)物理性危害的防范措施**

**1.噪声防护**

为防止或减少手术室内噪声,手术室工作人员走路轻而稳,不得高声谈笑,说话声音要低。在实施各类操作或放置物品时,动作应轻柔。定期对手术室所有仪器设备进行普查和检修,淘汰部分设备陈旧且噪声大的仪器;对器械台、麻醉机、推车车轮等定期维修并上润滑剂,使用时尽量减少其推、拉的次数。手术中对电动吸引器等产生较响声音的设备应即用即开。严格管理手术过程中的参观及进修人员。

**2.手术烟雾防护**

手术人员均应正确佩戴外科口罩,遇特殊情况可佩戴N95口罩或激光型口罩,以有效隔离手术烟雾。术中使用易产生手术烟雾的仪器设备时,洗手护士应主动或提醒手术医师及时吸尽烟雾。腹腔镜手术时严格检查气腹机与二氧化碳连接处是否密闭及二氧化碳贮存瓶是否有泄漏。手术室应配备便携式烟雾疏散系统和便携式吸引电刀,及时吸尽产生的手术烟雾。

**3.辐射防护**

有X线透视的手术,手术前医护人员必须穿好铅制护颈和铅袍以此保护甲状腺和躯干,并于手术室内设置铅屏风避免身体直接照射。孕妇避免接触X线辐射。在放射性暴露过程中,所有人员至少离开X线射线管2 m,并且退至铅屏风之后。在放射性暴露中应尽可能使用吊索、牵引装置、沙袋等维持手术患者的正确合适体位,不应由医护人员用手来维持患者体位,若迫不得已,应佩戴防护性铅制手套。进行X线透视的手术室门外应悬挂醒目防辐射标识,提示其他人员远离。铅袍或铅衣应摊平或垂直悬挂,定期由专业人员进行测试和检查各类防辐射设施。手术室管理者合理安排手术人员,避免手术室护士短时间内大剂量接收X线照射,并要求参加该类手术的护士,佩戴X线计量器,定期交防保科监测,以便了解护士接受X线剂量。

**4.电灼伤防护**

定期请专业人员检修手术室专用线路和电器设备,严格遵守用电原则,熟悉仪器操作,避免电灼伤,各类仪器使用前后应记录使用情况,出现问题及时报告维修。

## 四、身心健康危害

随着医疗技术的发展,高、精、尖技术的广泛应用,手术室护士承担的工作明显加重。手术室护士应在紧张而有序的工作与生活中保持自身的身心健康,应对各种工作压力源,提高工作效率及护理工作质量,同时促进个人身心健康,更好地适应手术室工作。

### (一)影响身心健康的危险因素

手术室护理工作繁重,工作的连续性强,机动性大,加班概率高,长期因连续工作致饮食不规律、站立时间长,使许多护士患有胃十二指肠溃疡、下肢静脉曲张、胃下垂、颈椎病等疾病。长期的疲劳与困顿,无疑对工作、学习、生活产生负面影响。

### (二)身心健康的维护

1.调整好心态,保持积极向上的愉悦心境

调整心理需要,养成良好的性格,保持乐观的心境。对工作全身心投入,不把消极情绪带入工作,用积极情绪感染和影响别人。善于学习和积累应对各种困难和挫折的经验,改变自身的适应能力。通过自我调节、自我控制,使自己处于良好的心理状态。

2.加强业务学习,提高工作能力

掌握手术室护理理论及知识,熟悉手术类别及手术医师的习惯,提高配合手术的能力及应急处理能力,增强工作自信心。

3.保持良好的生理、心理状态

安排好作息时间,保证充足的睡眠;增强自身体质,均衡营养,坚持体能锻炼;建立良好人际关系,创造和谐的工作氛围,丰富业余生活,缓解精神压力,消除心理疲劳。

4.关爱护士,引导缓压

人性化管理,尊重爱护每一位护士。尤其是低年资护士,缺少工作经验,害怕应对复杂的手术,常会紧张、失眠,心理应激敏感,因此可开展"一对一"传、帮、带活动,设立心理调适课程等,帮助护士自我减压。

5.创造良好的工作环境

管理人员的认知与决策,对护士行为起着重要的导向作用,因此在管理上应适当调整护士的工作强度,采取弹性排班制。安排护士依次公休,且保证每位护士自主公休日期,安排外出旅游,放松心情,休假后更好地工作。

(杜　昕)

# 第三节　手术室应急情况处理

## 一、心搏骤停

心搏骤停是指各种原因(如急性心肌缺血、电击、急性中毒等)所致的心脏突然停止搏动,有效泵血功能消失造成全身循环中断、呼吸停止和意识丧失引起全身严重缺血、缺氧。一旦发生手术患者心搏骤停,手术团队成员应第一时间进行快速判断,并实施心肺复苏术。

**(一)术中发生心搏骤停的原因**

**1.各种心脏病**

各种心脏病,如心肌梗死、心肌病、心肌炎、严重心律失常、严重瓣膜疾病。

**2.麻醉意外**

术中麻醉过深,或大量应用肌松剂,或气管插管引起迷走神经兴奋性增高,使原来有病变的心脏突然停跳。

**3.药物中毒或过敏**

常见的如局麻药(普鲁卡因胺)中毒,抗生素过敏、术中血液制品过敏等。

**4.心脏压塞**

心脏外科手术,如术中止血未完全或术中出血未及时引流出心包,易形成血块导致心脏压塞。

**5.血压骤降**

血压骤降,如快速大量失血、失液,或术中过量使用扩血管药物(如硝普钠),可使手术患者血压骤降至零,心搏骤停。

**(二)心肺复苏术的实施**

心肺复苏术(CPR)是针对呼吸心跳停止的急症危重患者所采取的抢救关键措施,即胸外按压形成暂时的人工循环并恢复自主搏动,采用人工呼吸代替自主呼吸,快速电除颤转复心室颤动,以及尽早使用血管活性药物重新恢复自主循环的急救技术。若手术患者因心脏压塞引起心脏呼吸骤停应当马上实行手术,清除心包血块。心跳呼吸骤停急救有效的指标:触及大动脉搏动,收缩压 8.0 kPa(60 mmHg)以上;皮肤、口唇、甲床颜色由紫转红;瞳孔缩小,对光反射恢复,睫毛反射恢复;自主呼吸恢复;心电图表现室颤波由细变粗。

**1.迅速评估**

如果为术中已实施麻醉监护的手术患者,可以通过监护仪实时监测数据和触摸颈动脉搏动,判断脉搏和呼吸;但不可反复观察心电示波,丧失抢救时机;如果为术中未实施麻醉监护的手术患者,则手术室护士或手术医师应迅速判断其意识反应、脉搏和呼吸情况,若手术患者意识丧失,深昏迷,呼之不应,医护人员用 2 个或 3 个手指触摸患者喉结再滑向一侧,于此平面的胸锁乳突肌前缘的凹陷处,触摸颈动脉搏动,检查至少 5 秒,但不要超过 10 秒,如果 10 秒内没有明确地感受到脉搏,应启动心肺复苏应急预案。

**2.启动心肺复苏应急预案**

如果麻醉师在场,手术室护士应配合麻醉师和手术医师一同进行心肺复苏术;如果为局麻手术患者,手术室巡回护士应当立刻呼叫麻醉师帮助,同时协助手术医师开始心肺复苏术。

**3.胸外按压及呼吸复苏**

(1)胸部按压:抢救者站于手术患者的一侧,使手术患者仰卧在坚固平坦的手术床上,如果手术患者为特殊体位如俯卧位、侧卧位,手术团队应将其翻转为仰卧位,翻转时应尽量使其头部、颈部和躯干保持在一条直线上。抢救者一手的掌根放在手术患者胸部中央,另一手的掌根置于第一只手上,伸直双臂,使双肩位于双手的正上方。按压时要求用力快速按压,胸骨下陷至少 5 cm,按压频率至少 100 次/分,每次按压后让胸壁完全回弹,尽量减少按压中断。

(2)开放气道,进行呼吸支持:如果手术患者已置气管插管,则应使用呼吸机或简易人工呼吸器进行呼吸支持。如果手术患者未置气管插管,则手术室护士应协助麻醉师或手术医师用仰头提颏法和推举下颌法两种方法开放气道,同时给予简易人工呼吸面罩呼吸支持,同时应尽快实施气管内插管,连接呼吸器或麻醉机。

仰头提颏法是指抢救者一手置于手术患者的前额,用手掌推动,使其头部后仰,另一只手的手指置颏附近的下颌下方,提起下颌,使颏上抬。推举下颌法是指抢救者同时托起手术患者左右下颌,无须仰头,当手术患者存在脊柱损伤可能时,应选择推举下颌法开放气道。

(3)胸内心脏按压:在胸外心脏按压无效的情况下,可实施胸内心脏按压。应用无菌器械,局部消毒,左第4肋间前外侧切口进胸,膈神经前纵形剪开心包,正确地施行单手或双手心脏按压术。一般用单手按压时,拇指和大鱼际紧贴右心室的表面,其余4指紧贴左心室后面,均匀用力,有节奏地进行按压和放松,60~80次/分;双手胸内心脏按压,用于心脏扩大、心室肥厚者,术者左手放在右心室面,右手放在左心室面,双手掌向心脏做对合按压,余同单手法。切勿用手指尖按压心脏,以防止心肌和冠状血管损伤。术后彻底止血,置胸腔引流管。

**(三)电除颤**

部分循环骤停的手术患者实际上是心室颤动,在心脏按压过程中,出现心室颤动者随时进行电击除颤才能恢复窦性节律。

1.胸外除颤

将除颤电极包上盐水纱布或涂上导电膏,一电极放在患者胸部右上方(锁骨正下方),另一电极放在左乳头下(心尖部),成人一般选用200~400 J,儿童选用50~200 J,第一次除颤无效时,可酌情加大能量再次除颤。

2.胸内除颤

术中或开胸抢救时使用胸内除颤电极板,电极板蘸以生理盐水,左右两侧夹紧心脏,成人用10~30 J,放电后立即观察心电监护波形,了解除颤效果。

## 二、外科休克

休克是一急性的综合征,是指各种强烈致病因素作用于机体,使循环功能急剧减退,组织器官微循环灌流严重不足,导致细胞缺氧和功能障碍,以至重要生命器官功能、代谢严重障碍的全身危重病理过程。休克分为低血容量性、感染性、心源性、神经性和过敏性休克五类。其中低血容量休克是手术患者最常见的休克类型,由于体内或血管内血液、血浆或体液等大量丢失,引起有效血容量急剧减少所致的血压降低和微循环障碍,如肝脾破裂出血、宫外孕出血、四肢外伤、术中大出血等均可造成低血容量性休克。

**(一)低血容量性休克的临床表现**

早期患者出现精神紧张或烦躁,面色苍白,出冷汗,肢端湿冷,心跳加快,血压稍高,晚期患者出现血压下降,收缩压<10.7 kPa(80 mmHg),脉压<2.7 kPa(20 mmHg),心率增快,脉搏细速,烦躁不安或表情淡漠,严重者出现昏迷;呼吸急促,发绀;尿少,甚至无尿。

**(二)低血容量性休克的急救措施**

休克的预后取决于病情的轻重程度、抢救是否及时、抢救措施是否得力。所以一旦手术患者发生低血容量性休克,手术室护士应采取以下护理措施,协助手术医师、麻醉师,共同对手术患者进行急救。

1.一般护理措施

休克的手术患者送入手术室后,首先应维持手术患者呼吸道通畅,同时使其仰卧于手术床并给予吸氧;选择留置针,迅速建立静脉通路,保证补液速度;调高手术室温度,为手术患者盖棉被,同时可使用变温毯等主动升温装置,维持手术患者正常体温。

2.补充血容量

低血容量休克治疗的首要措施是迅速补充血容量,短期内快速输入生理盐水、右旋糖酐、全血或血浆、清蛋白以维持有效回心血量。同时正确地评估失液量,失液量的评估可以凭借临床症状、中心静脉压、尿量和术中出血量等进行判断。因此休克患者术前必须常规留置导尿管,以备记录尿量;术中出血量包括引流瓶内血量及血纱布血量的总和,巡回护士应正确评估、计算后告知手术医师;在快速补液时,手术室护士应密切观察手术患者的心肺功能,防止急性心力衰竭;在给手术患者输注库血前,要适当加温库血,预防术中低体温的发生。

3.积极处理原发病

(1)术前大量出血引起休克:如术前因肝脾破裂出血、宫外孕出血而引起休克的患者,进入手术室后所有手术团队成员应分秒必争,立即实施手术进行止血。

(2)四肢外伤引起休克:手术室护士事先准备止血带,并协助手术医师及时环扎止血带,并记录使用的起止时间。

(3)术中大出血:洗手护士在无菌区内做好应急配合,密切关注手术野、协助手术医师采取各种止血措施,传递器械、缝针时应确保动作迅速、准确。巡回护士应及时向洗手护士提供各类止血物品和缝针,与麻醉师共同准备并核对血液制品。

(4)剖宫产术中发生大出血:手术医师可以通过按摩子宫、使用缩宫素、缝扎等方式进行止血,巡回护士应及时准备缩宫素等增强子宫收缩的药物。如遇胎盘滞留或胎盘胎膜残留情况,洗手护士应配合手术医师尽快徒手剥离胎盘控制出血,若出血未能有效控制,在输血、抗休克的同时,行子宫次全切除术或全子宫切除术,巡回护士应及时提供洗手护士手术器械、敷料及特殊用物,并准确进行添加器械和纱布的清点记录。

4.及时执行医嘱

在抢救手术患者的紧急情况下,巡回护士可以执行手术医师的口头医嘱,执行前必须复述,得到确认后方可执行。

5.做好病情观察及记录

注意观察手术患者的生命体征,包括出入量(输血、输液量、尿量、出血量、引流量等);记录各类抢救措施、术中用药及病情变化。

## 三、输血反应

输血是临床抢救患者,治疗疾病的有效措施,在外科手术领域应用较广。一般情况下输血是安全的,但仍有部分患者在输血或输入某些血液制品后出现各种反应,可能由供、受者间血细胞表面同种异型抗原型别不同所致,常见的输血反应为红细胞 ABO 血型不符导致的溶血反应。除了溶血反应还有非溶血性反应即发热反应、变态反应。

### (一)溶血反应

溶血反应是最严重的输血反应,死亡率高达 70%。发生溶血反应的患者,临床表现与发病时间、输血量、输血速度、血型、溶血程度密切相关且差异性大。术中全麻患者最早出现的征象是手术野出血、渗血和不明原因的低血压、无尿。

### (二)发热反应

发热是最常见的非溶血性输血反应,发生率可达 40%。通常在输血后 1.5~2 小时发生,症状可持续 0.5~2 小时,其主要表现为输血过程中手术患者出现发热、寒战。如遇发生发热反应的手术患者,立即终止输血,用解热镇痛药或糖皮质激素处理。造成该不良反应的原因有:①血液或血制品中有致热原;②受血者多次受血后产生同种白细胞和/或血小板抗体。

### (三)变态反应

变态反应是输血常见的并发症之一,发生在输血过程中或输血后数分钟,临床表现为受血者出现荨麻疹、血管神经性水肿,重者为全身皮疹、喉头水肿、支气管痉挛、血压下降等。造成该不良反应的原因有:①所输血液或血制品含变应原;②受血者本身为高过敏体质或因多次受血而致敏。

### (四)输血反应急救措施

一旦发生输血反应,应立即停止输血,更换全部输液管路。遵医嘱进行抗过敏等治疗,紧急情况下,口头医嘱必须完整复述得到确认后方可执行。将未输完的血液制品及管道妥善保存送输血科。

## 四、火灾

手术室发生火灾虽然罕见,但如果手术室工作人员忽视防火安全管理,操作不规范,仍然可能发生。因此手术室人员要充分认识到火灾的危险性,提高手术室火灾防范意识,防止发生火灾,并制订火灾应急预案,一旦发生火灾将损失降至最低。

### (一)手术室发生火灾的危险因素

1.火源

(1)手术室内各种仪器设备:如电刀、激光、光纤灯源、无影灯、电脑、消毒器等,当设备及线路老化、破损发生漏电、短路,接头接触不良,使用后忘记关闭电源等情况,均是手术室发生火灾的导火索。

(2)手术室相对封闭的空间:如果通风不良、湿度过低,特别是在秋冬季,物体间相互摩擦极易产生静电,遇可燃物或助燃剂即可能导致火灾。

(3)高危设备的使用不当:如高频电刀在使用时会产生很高的局部温度,输出功率越高,产生温度也越高,遇到高浓度氧和酒精时就会诱发燃烧。

2.氧气

氧气是最常见的助燃剂,患者在手术过程中一般都需持续供养,故可造成手术室中局部高氧环境,特别在患者头部。而当术中面罩吸氧时,由于密闭不严造成无菌巾下腔隙中的氧达到较高的浓度,可燃物在此环境中很容易燃烧。

3.可燃物

手术室内可燃物种类很多,如酒精、碘酊、无菌巾、纱布、棉球、胶布等,尤以酒精燃烧最常见,特别是酒精挥发和氧气浓度增大可造成一种极易燃烧的混合物,一旦有火源就能燃烧,严重者可引起爆炸。

### (二)手术室火灾预防措施

1.加强手术室管理

改进手术室的通风设备,防止氧气和酒精在空气中积聚浓度过高;定期对仪器设备、线路进行维护和检修;氧气瓶口、压力表上应防油、防火,不可缠绕胶布或存放在高温处,使用完毕立即关好阀门;制订手术室防火安全制度及火灾应急预案,手术室内放置灭火器材,保证消防通道通畅。

2.加强术中管理

使用电刀时严格控制输出功率,严禁超出电刀使用的安全值范围;使用酒精或碘酊消毒时,不可过湿擦拭,待其挥发完全后再开始使用电刀;使用任何带电的仪器设备前,必须确定不处在高氧环境中,使用完毕后及时关闭电源;对需要面罩吸氧的手术患者,应尽量给予低流量吸氧。

3.加强手术室人员的消防安全意识

树立防患于未然的观念,杜绝火灾隐患,防止发生火灾。组织全体医护人员学习一些基本的防火灭火安全知识,掌握灭火器材的使用方法。灭火器材有干粉、泡沫、二氧化碳,手术室配备的灭火器主要是二氧化碳灭火器,适合扑灭易燃液体、可燃气体、带电物质引起的火灾。

**(三)手术室火灾应急预案及处理**

1.原则

早发现、早报警、早扑救,及时疏散人员,抢救物资,各方合作,迅速扑灭火灾。

2.现场人员应对火灾四步骤(按照国际通用的灭火程序"RACE")

(1)救援(rescue):组织患者及工作人员及时离开火灾现场;对于不能行走的患者,采用抬、背、抱等方式转移。

(2)报警(alarm):利用就近电话迅速向医院火灾应急部门及"119"报警,有条件者按响消防报警按钮,迅速向火灾监控中心报警;在向"119"报警时讲清单位、楼层/部门、起火部位、火势大小、燃烧物质和报警人姓名,并通知邻近部门关上门窗、熟悉灭火计划和随时准备接收患者;与此同时,即刻向保卫科、院办、主管副院长汇报,并派人在医院门口接应和引导消防车进入火灾现场。

(3)限制(confine):关上火灾区域的门窗、分区防火门,防止火势蔓延。

(4)灭火或疏散(extinguish or evacuate):如果火势不大,用灭火器材灭火;如果火势过猛,按疏散计划,及时组织患者和其他人员撤离现场。

3.救助人员灭火、疏散步骤

救助人员接到报警到达后,立即采取以下步骤展开灭火和疏散。

(1)报警通报:立即通知所有相关领导、部门及可能殃及的区域,要求相关人员到位,启动相应流程,做好灭火和疏散准备。

(2)灭火:①确定火场情况,做到"三查三看"。一查火场是否有人被困,二查燃烧的是什么物质,三查从哪里到火场最近;一看火烟,定风向、定火势、定性质,二看建筑,定结构、定通路,三看环境,定重点、定人力、定路线。②在扑救中,参加人员必须自觉服从现场最高负责人的指挥,沉着、机智、正确使用灭火器材,做到先控制、后扑灭。③抓住灭火有利时机,对存放精密仪器、昂贵物资的部位,应集中使用灭火器灭火,一举将火灾扑灭在初起阶段。④有些物品在燃烧过程中可产生有毒气体,扑救时应采取防毒措施,如使用氧气呼吸面罩,用湿毛巾、口罩捂住口鼻等。

(3)疏散:积极抢救受火灾威胁的人员,应根据救人任务的大小和现有的灭火力量,首先组织人员救人,同时部署一定力量扑救火灾,在力量不足的情况下,应将主要力量投入救人工作。

4.疏散的原则和方法

(1)火场疏散先从着火房间开始,再从着火层以上各层开始疏散救人;本着患者优先的原则,医院员工有责任引导患者向安全的地方疏散。即先近后远,先上后下。要做好安抚工作,不要惊慌、随处乱跑,要服从指挥;对于被火围困的人员,应通过内线电话或手机等通信工具,告知其自救办法,引导他们自救脱险。

(2)疏散通道被烟雾所阻时,应用湿毛巾或口罩捂住口鼻,身体尽量贴近地面,匍匐前进,向消防楼梯转移,离开火场;对火灾中造成的受伤人员,抢救人员应采用担架、轮椅等形式,及时将伤员撤离出危险区域。

(3)禁止使用电梯,防止突然停电造成人员被困在电梯里。疏散通道口必须设立哨位指明方向,保持通道畅通无阻;最大限度分散分流,避免大量人员涌向一个出口,因拥挤造成伤亡事故。

(4)疏散与保护物资:对受火灾威胁的各种物资,是进行疏散还是就地保护,要根据火场的具体情况决定,目标是尽量避免或减少财产的损失。在一般情况下,应先疏散和保护贵重的、有爆炸和有毒害危险的及处于下风方向的物资。疏散出来的物资不得堵塞通路,应放置在免受烟、火、水等威胁的安全地点,并派人保护,防止丢失和损坏。

## 五、停电

手术室停电通常可分为由人为原因造成的停电和意外情况引起的停电。如维修线路、错峰用电、拉闸限电或打雷时保护性的关闭电源等人为原因导致的停电,应事先告知手术室,作好停电准备,保证手术安全。若由恶劣天气、火灾、电路短路等意外情况引起的手术室停电,虽无法事先预料,但要提高警惕,完善应急工作。

**(一)手术室停电预防措施**

1.按手术室建筑标准做好配电规划

医院及手术室系统应建立两套供电系统,当其中一路发生故障时,自动切换至备用系统,保障手术室及其他重要部门的供电。同时,医院及手术室还应备有应急自供电源系统,当两套外供系统全部出现故障时,可紧急启动,维持短时间供电,为抢修赢得时间,为患者的安全提供保障。

2.加强手术室管理

每个手术室配备有足够的电插座,术中用电尽量使用吊塔与墙上的电源插座,少用接线板,避免地面拉线太多;电插座应加盖密封,防止进水,避免电路发生故障;每个手术室有独立的配电箱及带保险管的电源插座,以防一个手术室故障影响整个手术室运作。设备科相关人员必须定期对手术室的电器设备进行检测和维护;手术室严禁私自乱拉乱接电线;如发生断电应马上通知相关人员查明原因,防止再次发生。

3.加强手术室人员的用电安全意识

制订防止术中意外停电制度、停电应急预案,组织学习安全用电知识,术中合理使用电器设备,防止仪器短路。

**(二)手术室停电应急预案及处理**

1.手术室突发停电

(1)手术室人员立即报告科主任、护士长,电话报告医院相关部门。

(2)巡回护士使用应急灯照明,保证手术进行,清醒的患者做好安抚工作。

(3)断电后麻醉呼吸机、监护仪、微量输液泵等用电设备均停止工作,尽量使用手动装置替代动力装置,如呼吸机改手控呼吸,监护仪蓄电池失灵无法正常工作,应手动测量血压、脉搏和呼吸,以及时判断患者的生命体征,保证手术患者呼吸循环支持。

(4)防止手术野的出血,维持手术患者生命体征稳定,如为单间手术室停电可以先将电刀、超声刀等仪器接手术室外电源;如为整个手术室的停电应立即启动应急电源。

(5)关闭所有用电设备开关(除接房外电源的仪器),由专业人员查明断电原因,排除后恢复供电。

(6)做好停电记录包括时间及过程。

2.手术室内计划停电

(1)医院相关部门提前通知手术室停电时间,做好停电前准备。

(2)停电前相关部门再次与手术科室人员确认,以保证手术的安全。

(3)问题解除后及时恢复供电。

(杜  昕)

# 第四节  手术室的感染控制

## 一、清洁、消毒与隔离

### (一)清洁制度

(1)手术室卫生工作应采用湿式清扫。

(2)手术室地面、墙面及各种物品,应随时保持清洁整齐,每天手术前用清洁湿布、湿拖擦拭手术室无影灯、壁柜、器械车、手术床、托盘、地面及走廊等。

(3)每台手术后应立即清除污液、敷料和杂物,污染手术后,室内物品及地面应彻底清洁与消毒。每天术毕再彻底擦拭手术室地面、墙面及物表,特殊感染手术,按要求对手术室进行特殊消毒处理。

(4)每天清洁内外走廊。

(5)每天用消毒液浸泡清洗隔离鞋,每周擦拭鞋柜,外出更换外出服、外出鞋。

(6)每天注意清洁交换车,并及时更换床单、被服。

(7)所有进入手术区的物品、设备,应拆除外包装、擦拭干净方可推入。

(8)每周擦拭、清洗回风口过滤网,定期检查及更换过滤器。

(9)手术当天需提前1小时完成手术室物表清洁,并打开空气净化开关。

(10)严格分离洁、污流线,避免交叉感染。

(11)进入手术室必须更换手术室专用口罩、帽子、衣裤、鞋,患者应穿病员服进入手术室。

(12)每月进行医院感染监测。

### (二)洁净手术室的清洁、消毒与保养

1.吊塔的清洁、消毒与保养

(1)进行消毒时,选用以醇类、季铵化合物为基础的溶剂。

(2)不可选用能释放卤素族、强有机酸、释放氧的复合物为基础的消毒剂。

(3)擦拭消毒时,宜先用湿软布擦去大块污渍,再使用消毒剂擦拭,不能让液体进入到终端单元内。

(4)必须将光学传感器上的窗口擦拭干净。

2.手术灯

(1)进行消毒时,选用以酒精、季铵化合物为基础的消毒剂。

(2)不可选用以含苯酚、卤素族的复合物、强有机酸、能释放氧的复合物为基础的消毒剂。

(3)擦拭消毒时,宜用湿布擦除机械杂质粗粒。①可控中心灯柄的消毒、清洗:每次手术后用软布擦拭;灯柄在最高达134 ℃的蒸汽中灭菌,在灭菌过程中不得使可变中心柄受到机械载荷,否则可能会永久变形。②灯罩的消毒、清洗:每次手术后对灯盖进行擦拭消毒,不必卸下灯罩。

3.手术床

(1)清洗手术台及其附件,使用不含氯或氯成分的常用多功能除垢剂,清洗后用软布彻底擦干。

(2)切勿使手术床垫与油性物质接触,需要清洗床垫时先正确卸下垫子,使用肥皂水清洗,然后擦干。

(3)如果需要消毒,不能使用可燃制品,金属部分不能使用腐蚀性强的消毒剂。

4.地面及墙面

(1)每天以中性清洁剂、清水拖抹。

(2)地面每半年彻底清洁打蜡一次,每月抛光维护。

5.电动感应门

(1)一般污染和用手造成的污垢时,先用软布浸中性清洁剂擦拭,然后用干布将水分擦干。难以去除的污物或油性污染时先使用酒精擦拭,然后用干布将水分擦干。

(2)附着尘埃时立即用洁净的干布擦净。

(3)不锈钢门框部分注意定期抛光上油。

6.情报多功能控制面板

(1)手触摸造成污染时,必须切断电源后,以湿软布擦拭,再用干布擦干。

(2)开关、按钮若有松动,须切断电源后重新固定。

7.嵌入式不锈钢药品器械柜、传递柜

(1)湿软布擦拭,干布擦干。

(2)污迹可用酒精擦拭。

8.刷手池

(1)感应器表面脏污时,用软布蘸酒精擦净。

(2)不锈钢刷手池每天以中性清洗剂和水软布擦拭。

9.墙面、台面等手术室物表

无明显污染的情况下,采用湿式擦拭。

10.洁净手术室净化空调系统的维护保养

见表4-1。

## 二、特殊感染手术的处理

### (一)特异性感染手术

破伤风、气性坏疽,属于厌氧杆菌芽孢,应实行严密隔离。

表 4-1　洁净手术室净化空调系统的维护保养

| 自检、清洁内容 | | 周期 |
| --- | --- | --- |
| 检查、清洁机组内表面 | | 2 周 |
| 检查皮带松紧程度 | | 2 周 |
| 粗效过滤器 | | 阻力已超过额定初阻力 60 Pa 1～2 个月 |
| | | 清洗 3 次后 |
| 中效过滤器 | | 阻力已超过额定初阻力 80 Pa 2～4 个月 |
| 亚高效过滤器更换 | | 阻力已超过额定初阻力 100 Pa 1 年以上 |
| 高效过滤器更换 | | 阻力已超过额定初阻力 160 Pa 3 年或根据更换报警通知 |
| 高效送风口送风罩清洁 | | 4 周 |
| 室内回风口过滤网清洗 | | 1 周 |
| 空调机组灭菌灯表面擦洗 | | 2 周 |
| 箱门、壁板密封检查 | | 1 周 |
| 供水管上过滤器检查、清洗 | | 2 周 |
| 电气设备 | 日常检查 | 每天 |
| | 全面安全检查 | 1 周 |
| 加湿系统检查 | | 1 周 |

1.术前准备

(1)选择负压手术室,并挂上严密隔离标志,注明隔离时间,并保留 3 天。

(2)手术时全部使用一次性敷料,隔离衣可用一次性衣服代替。

(3)术前将手术室内能移动的用物搬到室外,不能移动的仪器、用物用一次性大单遮盖。

(4)备齐手术必须用物,准备手消毒及擦拭物品的有效氯含量为 1 000 mg/L 的含氯制剂溶液两桶。

(5)接、送患者的推车不得推出手术室,需进行消毒处理后方可使用。

2.术中配合要点

(1)接触切口的敷料投入黄色医疗垃圾袋内。

(2)由室外专人供应物品,内外人员、用物严格区分,不能相混,以免交叉感染。室内工作人员戴手套、穿隔离衣,手术人员可戴双层手套操作。

(3)手术结束后,所有室内工作人员应更换鞋套、拖鞋、手消毒后才能出手术室,经沐浴更衣后,方可参加其他工作。

(4)由室外人员穿隔离衣、戴手套护送患者回病房。

3.术后处理

(1)手术室空气:启动净化系统,持续消毒 3 天,做空气培养阴性后方能使用。

(2)布敷料:用清洁大单包好,高压灭菌后送洗。

(3)物体表面(包括墙面、地面):用 0.1% 含氯制剂溶液擦拭、拖地,拖布使用后应在0.1%含氯制剂溶液中浸泡 30 分钟。

(4)器械:用 2 000 mg/L 含氯制剂溶液浸泡消毒 60 分钟后清洗。

(5)其他:一次性用物、纱布、垃圾、标本等,术后必须使用双层包装后及时送焚烧处理。

(6)污水:用 1 000 mg/L 的比例加入含氯制剂 2 小时后排放。

**(二)呼吸道传染疾病**

如活动性结核、儿科中的流感嗜血杆菌、脑膜炎双球菌、肺炎双球菌、百日咳杆菌等。

1.操作方法

(1)术前在负压手术室悬挂隔离标志。准备擦拭物品的 1 000 mg/L 含氯制剂溶液。

(2)注意关闭房门,工作人员戴专用口罩。

(3)工作人员在操作前后均应严格洗手,尤其在接触其他患者之前。

(4)接触切口的一次性敷料投入焚烧垃圾袋内。

2.术后处理

(1)空气:持续消毒 1 天。

(2)布敷料:用清洁大单包好,高压灭菌后送洗。

(3)墙面、地面:用 0.1% 含氯制剂溶液拖地、擦拭。

(4)器械:用 2 000 mg/L 含氯制剂浸泡 20 分钟。

(5)其他:纱布等小敷料及标本可送焚烧。

**(三)传染性疾病**

传染性疾病含肝炎、人类免疫缺陷病毒、绿脓杆菌。

1.操作方法

(1)术前在手术室悬挂隔离标志。准备擦拭物品的 1 000 mg/L 含氯制剂溶液。

(2)工作人员在操作前后均应严格洗手,尤其在接触其他患者之前。在接触患者体液物质时,可戴手套进行操作。

(3)手术人员可戴双层手套进行手术。

(4)接触伤口的敷料应放入有特殊标记的污物袋内。

2.术后处理

(1)空气:必要时消毒。

(2)布类敷料:放入污衣袋,并贴上污染标志。

(3)墙面、地面:用 0.1% 含氯制剂溶液擦拭、拖地。

(4)物品表面:用 0.1% 含氯制剂溶液擦拭。

(5)器械:用 0.1% 含氯制剂溶液浸泡后、清洗、干燥、上油、打包、压力灭菌。

(6)吸引管、瓶:吸入 0.1% 含氯制剂溶液后,将引流袋、吸引管放入焚烧垃圾袋。

(7)污物:接触到患者体液的垃圾放入焚烧垃圾袋。污水桶内的污水用 0.1% 含氯制剂溶液处理。

**(四)一般化脓性感染手术**

1.操作方法

(1)准备擦拭物品的 1 000 mg/L 含氯制剂溶液一桶。

(2)工作人员在操作前后均应严格洗手,尤其在接触其他患者之前。在接触患者体液物质时,可戴手套进行操作。

(3)接触切口的敷料应放入有特殊标记的污物袋。

2.术后处理

(1)敷料:用清洁大单包好,压力灭菌后送洗。

(2)其他:纱布等小敷料及标本可送去焚烧。

## 三、医院感染的监测

### (一)标本采样要点

(1)采样的时间够长,面积够宽,选样和方法要正确。

(2)原则:采样后必须尽快对样品进行相应指标的检测,送检时间不得超过 6 小时;若样品保存于0～4 ℃条件时,送检时间不得超过 24 小时。

### (二)标本采样方法

**1.空气采样**

(1)采样时间:选择消毒处理后或医疗护理活动前进行采样。

(2)采样方法:使用平皿沉降法进行空气消毒效果监测。室内面积<30 m²,设一条对角线上取 3 点,周边区设对角线取 3 点。室内面积≥30 m²,手术区取 3 点,周边区设四角及中央共 5 点。采样高度为距地面 1.5 m,除中点外距门窗、墙壁 1 m,采样时将平皿盖轻轻扣放于平皿旁,暴露 30 分钟后盖好,将平皿放于 37 ℃温箱中培养 24 小时,计算平均菌落数。

(3)标准:细菌数≤10 cfu/m²。

**2.无菌物品的微生物监测**

(1)采样时间:在消毒灭菌处理后,存放的有效时间内采样。

(2)采样方法:用无菌方法将拟检测的物品分别投入 5 mL 的无菌生理盐水中,大件物品用无菌生理盐水的棉拭子反复涂擦采样,面积不低于25 cm²,并将棉拭子投入 5 mL 无菌生理盐水中送检。

**3.物体表面的监测**

(1)采样时间:选择消毒处理后 4 小时内进行。

(2)采样面积:被采样面积不少于 25 cm。

(3)采样方法:用5 cm×5 cm 的标准灭菌规格板,放在被检物体表面,用浸有无菌生理盐水采样液的棉拭子 1 支,在规格板内横竖往返各涂 5 次,连续采样1～4 个规格板,剪去手接触部分,装入无菌管内送检,门把手等小型物体则采用棉拭子直接涂抹被检物体。

(4)标准:细菌总数≤5 cfu/cm²。

**4.医护人员手采样**

(1)采样时间:在接触患者从事医疗护理活动之前进行采样。

(2)采样方法:被采人 5 指相拢,将浸有无菌生理盐水的棉拭子 1 支在手指曲面从指根到指端来回涂擦 2 次(一只手的面积大约 25 cm²),随之转动采样棉拭子,剪去手接触部分,放入无菌试管。

(3)标准:细菌总数≤5 cfu/cm²。

**5.便携式压力灭菌锅效果的监测**

(1)工艺监测:主要项目有物品的包装,装放,排气情况,灭菌的温度,压力及时间等。

(2)化学指示剂监测:有指示卡、指示胶带等。指示卡主要用于各种包装中心的监测,指示胶带主要用于包装的表面。

(3)生物指示剂监测:最可靠的方法是对热耐受较强的嗜热脂肪芽孢杆菌的死亡情况来判断灭菌是否成功。

6.消毒液的监测

(1)监测时间:更换前使用中的消毒液。

(2)监测方法:被检消毒液,用无菌吸管取 1 mL 加到 9 mL 的无菌中和剂中,于 1 小时内送检。指示纸:戊二醛试纸,含氯制剂试纸,对照标准色块,检验浓度是否达标。

(陈　凌)

# 第五节　手术患者情况的核对要点

## 一、接患者出发前

接患者出发前第一次查对手术通知单与手术安排表一致,查对内容包括手术室号、患者姓名、性别、科室、床号、手术时间、手术台次。

## 二、在病房接患者时

在病房第二次查对手术通知单、患者、病历一致,查对内容包括患者姓名、性别、科室、床号、手术时间、患者携带物品如 X 线片、药品等。

## 三、手术患者在等待区时

(1)患者接至手术等待区后,由前一天值班人员第三次查对手术通知单、病历、患者(腕式识别带)、手术安排表一致,查对内容包括手术室号、患者姓名、性别、科室、床号、手术时间和手术台次。

(2)二线值班护士和麻醉医师查对患者后在手术安排表上签名,挂上手术室号码挂牌,让患者暂时在等待室等待手术;由该台手术的巡回护士与麻醉医师至等待室再次查对患者无误后将患者接入手术室。

## 四、患者入手术室后

(1)该台手术的巡回护士核对患者科室、床号、姓名、性别、年龄、手术名称、手术部位等。

(2)麻醉医师及手术第一助手再次核对无误后,在患者及患者财产交接本相应栏签名。

(3)接台手术在同一手术室内进行时,更要注意严格查对。

## 五、接台手术时

(1)接台手术时,巡回护士提前电话通知病房做术前准备,并在患者及患者财产交接本上填写好患者基本情况,将手术通知单夹在患者及患者财产交接本内送至机动护士或办公室护士处。

(2)若巡回护士较忙时,可电话通知机动护士去手术室取患者财产交接本并确认所接患者。

(3)患者接至等待室后,由办公室护士查对患者、为患者戴手术帽并告知办公室人员将患者手术情况动态信息录入电脑显示屏,以告慰患者家属。

(杜　昕)

# 第六节 普外科手术的护理

　　普外科是外科领域中历史最长、发展较全面的学科。该学科内容广泛,是外科其他各专业学科的基础;其范围较大,除了各个专业学科,如颅脑外科、骨科、整形外科、泌尿外科等之外,其余未能包括在专科范围内的内容均属于普外科的范畴。普外科手术以腹部外科为基础,还包括了甲状腺疾病、乳腺疾病、周围血管疾病等。在实际工作中,普外科又可分出一些学科,如胃肠外科、肛肠外科、肝胆外科、胰腺外科、周围血管外科等。下面以几个经典的普外科手术为例,介绍手术的护理配合。

## 一、急性肠梗阻手术的护理配合

　　小肠分为十二指肠、空肠和回肠三部分。十二指肠起自胃幽门,与空肠交接处为十二指肠悬韧带(Treitz 韧带)所固定。回肠末端连接盲肠,并具回盲瓣。空肠和回肠全部位于腹腔内,仅通过小肠系膜附着于腹后壁。肠梗阻是指肠内容物不能正常运行、顺利通过肠道,是外科常见急腹症之一常为物理性或功能性阻塞,发病部位主要为小肠。小肠梗阻是指小肠肠腔发生机械性阻塞或小肠正常生理位置发生不可逆变化,如肠套叠、肠嵌闭和肠扭转等。绝大多数机械性肠梗阻需作外科手术治疗,缺血性肠梗阻和绞窄性肠梗阻更需及时急诊手术处理。

**(一)主要手术步骤及护理配合**

1.手术前准备

　　手术患者取仰卧位,行全身麻醉。切口周围皮肤消毒范围为:上至剑突、下至大腿上 1/3,两侧至腋中线。按照腹部正中切口手术铺巾法建立无菌区域。

2.主要手术步骤

　　(1)经腹正中切口开腹:22 号大圆刀切开皮肤,电刀切开皮下组织、腹白线、腹膜,探查腹腔。

　　(2)分离:切开相应肠系膜,分离、切断肠系膜血管,传递血管钳 2 把钳夹血管,解剖剪剪断,慕丝线结扎或缝扎。

　　(3)分别切断肠管近远端:传递肠钳钳夹肠管,15 号小圆刀于两肠钳间切断,移除标本,传递碘伏棉球擦拭残端(图 4-1)。

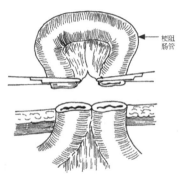

　　梗阻
　　肠管

**图 4-1　切断肠管**

(4)关闭腹腔:传递温生理盐水冲洗腹腔;放置引流管,三角针慕丝线固定;传递可吸收缝线或圆针慕丝线关腹。

(5)行肠肠吻合:对拢肠两断端,传递圆针慕丝线连续缝合或传递管型吻合器吻合(图4-2)。

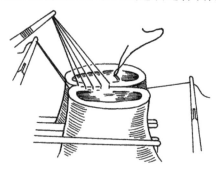

**图4-2　肠肠吻合**

(6)关闭肠系膜裂隙:传递圆针慕丝线或可吸收缝线间断缝合(图4-3)。

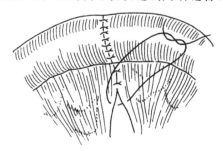

**图4-3　关闭肠系膜裂隙**

### (二)围术期特殊情况及处理

**1.急诊手术,病情危急**

手术室值班护士接到急诊手术通知单,立即安排手术室,联系相关病房做好术前准备,安排人员转运患者(病情危重的手术患者必须由手术医师陪同送至手术室)。

手术室护士按照手术要求,备齐手术器械及仪器等设备,如高频电刀、超声刀、负压吸引装置,检查仪器功能,并调试至备用状态。同时应预计可能出现的突发事件和可能需要的物品,以备不时之需。如这位患者为剖腹探查手术,除了肠道切除和吻合外,可能存在肠道破裂、腹腔污染的可能,因此必须备齐大量冲洗液体。

同时应通知手术医师及麻醉师及时到位,三方进行手术患者手术安全核查,保证在最短时间内开始手术。

**2.肠道吻合的护理配合**

肠道吻合器是临床常用的外科吻合装置之一,在手术使用时,主要做好以下护理配合。

(1)型号选择:应按照医师要求,根据肠腔直径和吻合位置,目测或利用测量器,选择不同型号的吻合器,目前常用的肠道吻合器型号有25~34号,并分直线和弯型吻合器。

(2)严格核对:手术医师要求使用32号直线型管型吻合器吻合肠腔,由于吻合器价格较为昂贵,为一次性高值耗材,巡回护士在打开吻合器外包装之前必须再次与手术医师认真确认吻合器的型号、规格,检查有效期及外包装完整性,均符合要求方可打开使用。

（3）配合使用：洗手护士将抵钉座组件取下交予手术医师，手术医师将抵钉座与吻合器头部分别放入将欲吻合的消化管两端，旋转吻合器手柄末端调节螺母，通过弹簧管及吻合器头部伸出的芯轴，将抵钉座连接固定于吻合器头部。医师进行击发，完成肠管钉合并切除消化管腔内多余的组织。

（4）使用后处置：吻合完成后，配合医师共同检查切下的组织切缘是否完整成环，以保证不出现吻合口瘘。吻合器使用后，按照一次性医疗废弃物标准处理，严禁任何人员将使用过的吻合器带出手术室。

## 二、甲状腺手术的护理配合

甲状腺是人体最大的内分泌腺体，位于甲状软骨下方，紧贴于气管两旁，由中央的峡部和左右两个侧叶构成。甲状腺由两层被膜包裹，内层被膜称甲状腺固有被膜，紧贴腺体并伸入到腺实质内；外层被膜称甲状腺外科被膜，易于剥离，两层被膜之间有甲状腺动、静脉、淋巴结、神经和甲状旁腺等，因此手术时分离甲状腺应在此两膜间进行。当单纯性甲状腺肿压迫气管、食管、喉返神经等引起临床症状，或巨大单纯甲状腺肿物影响患者生活工作，或结节性甲状腺肿有甲状腺功能亢进或恶变，或甲状腺良性肿瘤都应行甲状腺大部或部分（腺瘤小）切除，其中甲状腺腺瘤是最常见的甲状腺良性肿瘤。

### （一）主要手术步骤及护理配合

1.手术前准备

手术患者取垂头仰卧位，行全身麻醉。切口周围皮肤消毒范围：上至下唇，下至乳头连线，两侧至斜方肌前缘。

2.主要手术步骤

（1）切开皮肤、皮下组织及肌肉：传递 22 号大圆刀在胸骨切迹上两横指处切开皮下组织及颈阔肌。

（2）分离皮瓣：传递纱布，缝合在上下皮瓣处，牵引和保护皮肤；传递组织钳提起皮肤，电刀游离上、下皮瓣。

（3）暴露甲状腺：纵形打开颈白线，传递甲状腺拉钩牵开两侧颈前带状肌群，暴露甲状腺。

（4）处理甲状腺血管：传递圆针慕丝线缝扎甲状腺上动脉和上静脉、甲状腺下动脉和下静脉。

（5）处理峡部：传递血管钳或直角钳分离并钳夹峡部，传递 15 号小圆刀或解剖剪切除峡部。

（6）切下甲状腺组织：传递血管钳或蚊氏钳，沿预定切线依次钳夹，传递 15 号小圆刀切除，取下标本，切除时避免损伤喉返神经。传递慕丝线结扎残留甲状腺腺体，传递圆针慕丝线间断缝合甲状腺被膜。

（7）冲洗切口，置引流管，关切口：生理盐水冲洗，传递吸引器吸尽冲洗液并检查有无活动性出血；放置负压引流管置于甲状腺床，传递三角针慕丝线固定；传递圆针慕丝线依次缝合颈阔肌、皮下组织，三角针慕丝线缝合皮肤，或使用无损伤缝线进行皮内缝合，或使用专用皮肤吻合皮钉吻合皮肤。

### （二）围术期特殊情况及处理

1.甲状腺次全切除术患者体位

甲状腺次全切除术的手术患者应放置垂头仰卧位，该体位适用于头面部及颈部手术。在手术患者全麻后，巡回护士与手术医师、麻醉师一同放置体位。放置垂头仰卧位时除了遵循体位放置一般原则外,还需注意:①在仰卧位的基础上,双肩下垫一肩垫平肩峰,抬高肩部 20°,使头后仰颈部向前突出,充分暴露手术野。②颈下垫颈枕,防止颈部悬空。③头下垫头圈,头两侧置小沙袋,固定头部,避免术中移动。④双手平放于身体两侧并使用中单将其保护、固定。⑤双膝用约束带固定。

2.甲状腺手术术中发生电刀故障

术中发生高频电刀报警,电刀无法正常工作使用,巡回护士应先检查连接线各部分完整性以及电刀连接线与电刀主机、电极板连接线与电刀主机的连接处,避免连接线折断或连接部位接触不紧密的情况发生;查看电极板与手术患者身体部位贴合是否紧密,是否放置在合适部位,当进行以上处理后问题仍未解除,应更换电刀头,如仍无法正常使用,更换高频电刀主机,及时联系厂家维修。此外,当手术医师反映电刀输出功率不够,要求加大功率时,巡回护士不可盲目加大功率,造成手术患者发生电灼伤隐患;应积极寻找原因,检查电刀各连接线连接是否紧密的同时,提醒洗手护士及时清除电刀头端的焦痂,保持良好传导性能。

3.手术并发症

手术患者在拔管后突然自觉呛咳、胸闷、心悸、呼吸困难、氧饱和度下降等情况,说明很可能由于手术止血不彻底,形成了切口内血肿。应立即通知手术医师及麻醉师进行抢救,并查看手术患者情况;若伤口敷料有渗血、颈部肿胀、负压引流内有大量新鲜血液,则可初步判断为切口内出血所致,应立即备好手术器械,准备二次手术止血。手术室护士首先应配合麻醉师再次气管插管,保持呼吸道通畅;传递线剪或拆钉器,协助手术医师打开切口,清除血肿,解除对气管的压迫,寻找并结扎出血的血管或组织,如手术患者情况仍无改善,则立即行气管切开。

## 三、肝移植手术的护理配合

移植术是指将一个体的细胞、组织或器官用手术或其他方法,移植到自体或另一个体的某一部位。人体移植学科的发展是 20 世纪医学最杰出的成就之一。从最早开展的输全血,到肾、肝、心、胰腺和胰岛、肺、甲状旁腺等器官组织的移植,一直发展到心肺、心肝、胰肾联合移植和腹内多器官联合移植,移植手术的操作技术和移植效果都取得了巨大成就。

近 15 年来,伴随外科技术、器官保存水平、免疫抑制剂运用等各医疗领域技术发展,作为移植手术中难度较高的肝移植也取得了飞速发展,成为治疗末期肝病的首选方法。目前,全世界肝移植中心已超过 30 个,每年平均以 8 000 例次为基数持续上升。标准的肝移植术式为原位肝移植,近年来创新多种术式,包括减体积性肝移植、活体部分肝移植、劈离式肝移植、背驮式原位肝移植(图 4-4)等,其中活体肝移植是指从健康捐肝人体上切取部分肝脏作为供肝移植给患者的手术方式,其已成为众多先天性胆道闭锁患儿治疗的唯一选择。

### (一)主要手术步骤及护理配合

1.手术前准备

(1)物品准备:准备肝移植器械、肝移植双支点自动拉钩、肝移植显微器械及常用敷料包。准备高频电刀、负压吸引装置、氩气刀、变温毯、保温箱、DSA-C 臂机、各种止血物品。

(2)患者准备:患者放置仰卧位,行全身麻醉。手术医师进行切口周围皮肤消毒,范围为上至颈,下至大腿中上 1/3,包括会阴部,两侧至腋中线。

(3)核对:手术划皮前巡回护士、手术医师和麻醉师三方进行 Time Out 核对患者身份、手术方式、术前备血情况等。

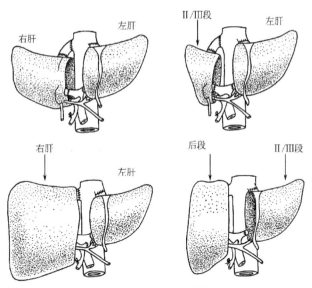

**图 4-4　背驮式肝移植**

**2.供体手术主要手术步骤**

活体肝移植包括供体手术和受体手术两部分,供体手术通常为左半肝切除,具体操作如下。

(1)上腹部 L 形切口进腹:传递 22 号大圆刀划开皮肤;传递两把有齿镊、高频电刀配合常规进腹。

(2)安装肝移植悬吊拉钩:传递大纱布保护切口,按顺序安装悬吊拉钩。

(3)切除胆囊,进行胆道造影:传递小分离钳、无损伤镊、解剖剪游离胆囊和胆囊管,丝线结扎。传递硅胶管和抽有造影剂的 20 mL 针筒配合术中造影。

(4)解剖第一肝门:传递小分离钳、解剖剪进行游离;传递橡皮悬吊带牵引左肝动脉、门静脉左支。

(5)阻断左肝动脉、门静脉左支:传递无损伤镊、血管阻断夹进行阻断。

(6)切除肝脏实质:传递氩气刀或 CUSA 刀配合,遇到所有肝内管道结构,传递小分离钳、无损伤镊、解剖剪进行游离、钳夹、剪断,传递丝线进行结扎、缝扎或钛夹夹闭。

(7)处理左肝管:传递小分离钳进行游离;传递橡皮悬吊带牵引左肝管,穿刺造影确认左肝管位置后,传递解剖剪剪断并缝扎。

(8)游离左肝静脉:传递小分离钳、解剖剪,游离左肝静脉;传递橡皮悬吊带牵引。

(9)供肝血管离断、切除供肝:传递小分离钳、解剖剪剪断左肝动脉;传递 2 把门静脉阻断钳、解剖剪断门静脉左支;传递肝静脉阻断钳、解剖剪剪断左肝静脉。

(10)止血、关腹:传递无损伤缝针关闭血管及胆道残端;传递引流管;传递圆针慕丝线缝合肌肉和皮下组织,三角针慕丝线缝皮。

**3.受体手术主要手术步骤**

(1)上腹部 Mercede 切口(Mercede 切口又称"人字形"切口,先在肋缘下 2 横指做弧形切口,再做一纵形切口向上至剑突下)进腹:传递 22 号大圆刀划开皮肤;传递两把有齿镊、电刀配合常规进腹。

(2)肝周韧带及第一肝门、第二肝门的游离解剖:传递小分离钳、解剖剪、电刀进行游离解剖;

遇血管分支准备结扎、缝扎或钛夹传递;传递橡皮悬吊带对肝动脉、门静脉、肝静脉进行牵引。

(3)切除病肝、准备供肝植入:传递阻断钳和血管阻断夹进行血管阻断。

(4)依次行供受体肝静脉、门静脉、肝动脉及胆道的吻合:传递无损伤镊、笔式持针器和无损伤缝针进行配合;在吻合肝动脉时,巡回护士须及时准备术中用显微镜;洗手护士传递显微镊、显微剪刀配合动脉吻合。

(5)止血,放置引流管,关腹:准备各类止血用物,传递引流管进行放置;传递碘伏与生理盐水1∶10配制的冲洗溶液及大量灭菌注射用水进行腹腔及伤口冲洗;传递圆针慕丝线关腹。

4.术后处置

巡回护士协助麻醉师妥善固定气管导管;连接腹腔引流管与集尿袋,并妥善固定,观察引流液色、质、量。仔细检查手术患者皮肤状况,尤其是骶尾部、足跟、肩胛骨、手臂肘部和枕部。监测手术患者体温,控制室温,做好保暖措施,预防术后低体温发生。巡回护士与麻醉师、手术医师一同送患者入 ICU。若手术患者为肝炎病毒携带者,则术后按一般感染手术术后处理原则进行用物和环境处理。

**(二)围术期特殊情况及处理**

1.肝移植手术过程中变温毯操作

(1)变温毯(以"Blanketrol Ⅱ型变温毯"为例)操作步骤如下。①手术前:检查蓄水池内水量及水位→安装耦合接头,阴阳相接→确认连接管已接好→放平水毯。②手术时:插入电源插头→打开总电源,开关处于"On"→机器自检,控制面板显示"CK STEPT"→按下"TEMPSET"开关→按上下箭头调节所需水温→按下"Manual Control"启动变温毯。

(2)使用"Blanketrol Ⅱ型变温毯"的注意事项:①蓄水池内只能使用蒸馏水,禁止使用去离子水,大部分的去离子水不是 pH 为 7 的中性水。如果去离子水是酸性,它将导致电池效应,铜质制冷机将开始腐蚀,最终导致制冷机系统泄漏。②禁止使用乙醇,因为乙醇会腐蚀变温毯。③蓄水池应每月更换蒸馏水,保护蓄水池不受细菌污染。④变温毯禁止在无水条件下操作,避免该情况引起对内部组件的破坏。⑤禁止蓄水池内过分充水,当变温毯里的水流回进处于关闭状态的系统当中,过分充水可能导致溢出。⑥禁止在患者和变温毯之间放置额外的加热设备,引起皮肤损伤。⑦患者和变温毯之间的区域应该保持干燥以避免患者意外受伤。⑧使用变温毯每隔20 分钟,或者在医师的指导下,巡回护士应检查患者的体温和与变温毯接触区域的皮肤状况,同时检查变温毯里的水温,对小儿患者、温度敏感者、血管疾病患者必须更为频繁地进行检查。⑨关闭变温毯电源开关时,应待水毯内的水回流到蓄水器内(让管子和变温毯连接10 分钟以上)再拔出电源线。

2.手术过程中使用氩气刀的注意事项

每次使用前,先检查钢瓶内氩气余量。操作时一定要先开氩气再开机,先关氩气再关机。术中使用时将电刀头缩回并打开氩气,将氩气喷头对准渗血部位,按下电凝开关。注意提醒手术医师氩气刀适当的工作距离,氩气刀刀头与创面最佳工作距离一般为 1～1.5 cm,禁止将氩气刀刀头直接接触创面工作。使用时注意观察氩气刀喷射时氩弧颜色:正常为蓝色,出现发红则说明工作距离太近。选择合适喷射角度使氩气喷头与受损组织成 45°～60°最佳。每次使用完毕后,检查钢瓶内氩气余量,当余量不足时应充足备用。

(杜　昕)

# 第七节　心胸外科手术的护理

心胸外科专业开创于 20 世纪初期,起步较晚但几十年来却是发展最快的外科学分支之一。心胸外科通常可分为普通胸外科和心脏外科,普通胸外科治疗包括肺、食管、纵隔等疾病;心脏外科则是治疗心脏的先天性或后天性疾病。常见的先天性心脏病手术包括房室间隔缺损修补,肺动脉狭窄拓宽、法洛四联症矫治术和动脉导管未闭结扎术等;后天性心脏病手术包括瓣膜置换术、瓣膜成形术、冠状动脉搭桥术、带瓣管道置换术等;下面以几个经典的心胸外科手术为例,介绍手术的护理配合。

## 一、瓣膜病置换手术的护理配合

心脏瓣膜病是指心脏瓣膜结构(瓣叶、瓣环、腱索、乳头肌)的功能或结构异常导致瓣口狭窄及(或)关闭不全。常见的致病因素包括炎症、黏液样变性、退行性变、先天性畸形、缺血性坏死、创伤、梅毒、钙化、发育异常等。心脏瓣膜置换术是指在低体温麻醉下,通过外科手术切除病变瓣膜,使用人工心脏瓣膜替换的一种治疗方法。以下以二尖瓣置换术为例做手术配合介绍。

### (一)主要手术步骤及护理配合

1.手术前准备

手术患者入室前,巡回护士应先将凝胶体位垫和变温水毯放置于手术床上,其有防止压疮和体外循环恢复后升温的作用。手术患者取仰卧位,双手平放于身体两侧并使用中单将其保护固定。手术患者行全身麻醉,巡回护士配合麻醉师进行动静脉穿刺,留置导尿管,并连接精密集尿袋。留置肛温探头进行术中核心体温的监测;巡回护士合理粘贴电极板,通常将电极板与患者轴线垂直地粘贴于臀部侧方肌肉丰富处,不宜粘贴于大腿处,以防术中进行股动脉、股静脉的紧急插管。切口周围皮肤消毒范围为:上至肩,下至髂嵴连线,两侧至腋中线。按照胸部正中切口手术铺巾法建立无菌区域。

2.主要手术步骤

(1)经胸骨正中切口开胸:传递 22 号大圆刀切开皮肤,电刀切开皮下组织及肌层,切开骨膜;传递电锯锯开胸骨,并传递骨蜡进行骨创面止血(图 4-5,图 4-6)。

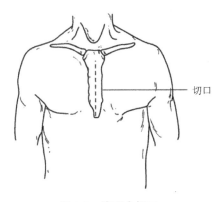

图 4-5　胸正中切口

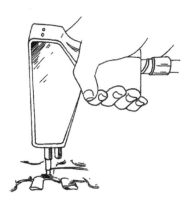

图 4-6　使用电锯将胸骨纵形锯开

（2）撑开胸骨：利用胸腔撑开器撑开胸骨显露胸腺、前纵隔及心包；传递无损伤镊夹持心包，配合解剖剪剪开，传递圆针 7 号慕丝线进行心包悬吊，显露心脏（图 4-7）。

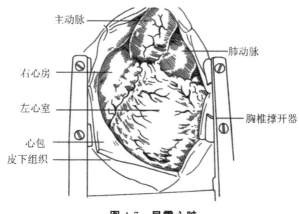

**图 4-7　显露心脏**

（3）建立体外循环：传递 25 cm 解剖剪、无损伤镊、血管游离钳等游离上下腔静脉及升主动脉，配合插管荷包的制作以及上下腔静脉和升主动脉插管，放置心脏冷停搏液灌注管，传递阻断钳阻断上、下腔静脉和主动脉，灌注停跳液（原理为含高浓度钾，导致心脏停搏），外膜敷冰泥保护心肌，直至心脏停止。

（4）显露二尖瓣：传递 11 号尖刀经房间沟切开左心房壁，心房拉钩牵开心房，显露二尖瓣（图 4-8）。

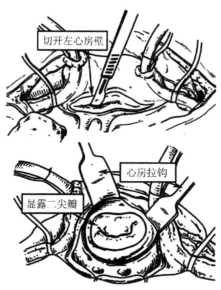

**图 4-8　切开左心房，显露二尖瓣**

（5）剪除二尖瓣及腱索：传递 25 cm 解剖剪沿瓣环剪除二尖瓣及腱索，无损伤镊配合操作，同时准备湿纱布，及时擦拭解剖剪及无损伤镊上残留腱索和组织。

（6）换人工瓣膜：传递测瓣器测定瓣环大小，选择大小合适的人工瓣膜，传递瓣膜缝合线缝合人工瓣膜。

（7）关闭切口，恢复正常循环：传递不可吸收缝线关闭二尖瓣切口和左心房切口。传递夹管钳,配合撤离体外循环,并传递不可吸收缝线或各种止血用品配合有效止血;开启变温水毯至 38～40 ℃,调高手术室内温度,加温输注的液体或血液进行复温,待心脏跳动恢复、有力,全身灌注情况改善,放置胸腔闭式引流管,传递无损伤缝线缝合并关闭心包,传递胸骨钢丝关胸及慕丝线缝合切口。

3.术后处置

为手术患者包扎伤口,及时加盖棉被进行保温。检查手术患者骶尾部、足跟等易发生压疮的皮肤,及时发现皮肤发红、破损等异常情况。固定胸腔引流管、导尿管,保持引流通畅,并观察引流液的色、量、质,加强管道护理,防止滑脱。协助麻醉师、手术医师小心谨慎地将手术患者转移至监护床上,转运途中严密监测血压、心率、心律、氧饱和度等生命体征。保障患者安全,与心外科监护室护士做好交接班。

**(二)围术期特殊情况及处理**

1.调节手术患者体温

正常机体需高血流量灌注重要脏器,包括肾、心、脑、肝等,而机体代谢与体温直接有关,体温每下降7 ℃组织代谢率可下降 50％,如体温降至 30 ℃,则氧需要量减少 50％,体温降至 23 ℃时氧需要量则是正常的 25％。因此,在建立体外循环过程中需要降温,以减低需氧量,预防重要脏器缺血缺氧,提高灌注的安全性。降温程度根据病情、手术目的和手术方法等各种情况而定,可分为不同的类型。

(1)常温体外循环:适用于简单心脏畸形能在短时间内完成手术者。

(2)浅低温体外循环:适用于病情中等者,心内畸形不太复杂者。

(3)深低温微流量体外循环,适用于:①心功能差,心内畸形复杂者。②侧支循环丰富,心内手术时有大量回血者。③合并动脉导管未闭者。④升主动脉瘤或假性动脉瘤手术深低温停循环者。

(4)婴幼儿深低温体外循环:适用于各种心脏复杂畸形。

(5)成人深低温体外循环:主要适用于升主动脉及弓部动脉瘤手术。

体外循环通过与低温结合应用,可使体外循环灌注流量减少,血液稀释度增加,氧合器血气比率降低。手术室的降温/保温设备有空调、制冰机、恒温箱、水床、变温毯及热空气动力装置等,通过这些设备,手术室护士可以达到调节和控制手术患者体温的目的。

2.心脏复苏困难

进行体外循环后,手术患者发生心脏复苏困难原因很多,常见于心脏扩大、心肌肥厚、心功能不全及电解质平衡紊乱等。例如手术患者为二尖瓣狭窄患者,由于长时间的容量及压力负荷加重,且心功能基础较差,长时间的升主动脉阻断更加重了心肌的缺血缺氧损害,因此可能发生心脏复苏困难。

对于这样的手术患者,首先应给予积极处理措施,如实施电击除颤等,如果效果不佳则立即再次阻断主动脉,在主动脉根部灌注单纯温氧合血 5～10 分钟,由于血液不但能为受损的心脏提供充足的氧,还能避免或减轻心肌的再灌注损伤。而后再次开放主动脉,一般即可自动复跳或经电击除颤后复跳。如多次除颤后仍不复跳则需再次阻断主动脉,灌注停搏液使心电机械活动完全停止,让心脏得以充分的休息,降低氧耗,为再次复跳做好准备。

3.心脏复跳后因高血钾心搏骤停

心脏复跳后发生高钾血症的可能原因包括肾排钾减少、血液破坏、酸中毒、摄入过多等,如心脏停搏液(含钾)灌注次数和容量过多,大量的血液预充等。高钾血症可使静息电位接近阈电位水平,细胞膜处于去极化阻滞状态,钠通道失活,动作电位的形成和传导发生障碍,心肌兴奋性降低或消失,兴奋-收缩偶联减弱,心肌收缩降低,从而发生心搏骤停。

(1)胸内心脏按压:第一时间内迅速给予。胸内心脏按压方法可分为单手或双手心脏按压术,一般用单手按压时,拇指和大鱼际紧贴右心室的表面,其余4指紧贴左心室后面,均匀用力,有节奏地进行按压和放松,频率为80~100次/分。双手胸内心脏按压,用于心脏扩大、心室肥厚者,术者左手放在右心室面,右手放在左心室面,双手掌向心脏做对合按压,其余同单手法(图4-9)。切勿用手指尖按压心脏,以防止心肌和冠状血管损伤。

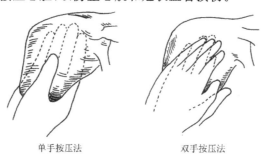

单手按压法　　　　　双手按压法

**图4-9　心内按压示意图**

(2)胸内电除颤:巡回护士立即准备除颤仪及无菌除颤极板配合手术医师进行胸内除颤。首先打开除颤器电源,选择非同步除颤方式,继而选择电能进行充电;手术医师将胸内除颤电极板分别置于心脏的两侧或前后并夹紧,电击能量成人为10~40 J,小儿为5~20 J。

(3)复苏成功后,应配合麻醉师使用药物纠正低血压及电解质紊乱等,同时给予冰袋施行头部物理降温,同时用冰袋置于颈部、腋窝、腹股沟等大血管流经处进行体表降温,预防脑水肿等。心跳恢复后,有可能再度停搏或发生心室纤维性颤动,巡回护士应严密观察患者生命体征。

## 二、小切口微创心脏手术的护理配合

传统心脏外科手术,多采用胸骨正中切口,部分采用左胸后外侧切口,但往往痛苦大、手术切口长。随着近年来心血管手术安全性的不断提高,小切口心脏手术渐趋盛行。小切口心脏手术的特点是切口美观、隐蔽、创伤小、出血少、恢复快、愈合好、畸形少、费用少等。但由于切口小,术中术野显露较差,术前应明确诊断,严格掌握手术指征,同时对外科医师的手术操作技能也提出较高要求。下面以右腋下小切口微创房间隔缺损修补术为例介绍手术护理配合。

### (一)主要手术步骤及护理配合

1.手术前准备

患者静脉复合麻醉伴行气管插管,体位在仰卧位的基础上右胸垫高,成左侧60°半侧卧位,下半身尽量平卧,显露股动脉。右上肢屈肘悬吊于手术台支架上。摆放体位后,协助医师正确粘贴体外除颤板。切口周围皮肤消毒范围为:前后过中线,上至锁骨及上臂1/3处,下过肋缘。按照胸部侧卧位切口手术铺巾法建立无菌区域。

2.主要手术步骤

(1)右前胸切口:即取右侧腋中线第二肋交点与腋前线第五肋间交点连线行约5 cm切口,于腋前线第四肋进胸。传递22号大圆刀切开皮肤,电刀切开皮下组织及肌层,传递侧胸撑开器暴露切口。

(2)建立体外循环:传递无损伤镊、25 cm 解剖剪剪开心包并传递圆针慕丝线固定心包。传递血管游离钳游离上、下腔静脉和主动脉并在主动脉根部作荷包缝合,插特定制作的长形带导芯的主动脉供血管。于右心耳部做荷包,并切开心耳插上腔静脉引流管;于右心房壁作荷包缝线,切开后插下腔静脉引流管。体外循环开始后,阻断升主动脉并于主动脉根部注入冷停搏液。

(3)暴露房间隔缺损:传递无损伤镊及无损伤剪,切开右心房,暴露房间隔缺损。

(4)修补房间隔缺损:如缺损较小,传递不可吸收缝线予以直接缝合;如缺损较大或位置比较特殊也可使用自体心包片或涤纶补片修补缺损。在缝合心房切口的同时排除右心房内气体,主动脉开放后心脏复跳。

(5)关闭切口:放置胸腔闭式引流管,传递三角针慕丝线固定,传递无损伤缝线缝合并关闭心包,传递慕丝线缝合切口。

3.术后处置

为手术患儿包扎伤口,及时加盖棉被进行保温。检查手术患儿受压侧眼睛、耳朵、各处骨突部位以及悬吊的上肢,及时发现皮肤发红、破损等异常情况。固定胸腔引流管、导尿管,保持引流通畅,并观察引流液的色、量、质,加强管道护理,防止滑脱。协助麻醉师、手术医师小心谨慎地将手术患者转移至监护床上,转运途中严密监测血压、心率、心律、氧饱和度等生命体征。保障患者安全,与心外科监护室护士做好交接班。

**(二)围术期特殊情况及护理**

1.低龄手术患者如何进行术前准备

多数先天性心脏病患者需在儿时接受手术,因此必须加强以下几个方面的护理工作。

(1)做好心理护理,完善术前访视:对手术患儿关心爱护、态度和蔼,对家长解释病情和检查治疗过程,建立良好的护患关系,消除家长和手术患儿的紧张,取得理解和配合。全面了解手术患儿的基本情况,包括基础生命体征、皮肤准备情况、备血、配血和手术方案等。做好护理计划,儿童术前禁食 10 小时,婴幼儿禁食 2 小时。

(2)手术室及物品准备:手术室温度要保持恒定,对于 10 kg 以下以及术中需要深低温降温的手术患儿,术前应在手术床上铺好变温毯,以便降温或复温时使用。10 kg 以下的手术患儿应用输液泵严格控制液体入量。准备好摆放体位时所需的适合患儿身高体重的体位摆放辅助用品。准备好适合小儿皮肤的消毒液,一般用碘伏进行消毒。

(3)器械准备:根据手术患儿的身高和体重,准备合适的小儿心脏外科器械,如小儿使用阻断钳等,同时由于从侧胸入路手术,术前需要准备侧胸撑开器及加长的心脏外科器械,如 25 cm 解剖剪、长柄 15 号小圆刀等,方便术中使用。

2.术中需要更换手术方式

术中病情突变、需要更换手术方式是非常紧急的情况,必须争分夺秒,以挽救手术患者的生命。手术室护士应做好以下几个方面的工作。

(1)术前准备周全:首先手术室护士应在术前将各种风险可能考虑周全,并事先准备好各种可能使用的器械物品,如股动脉插管管道、各种规格的涤纶补片等。手术医师也应考虑到手术方式改变或股动脉插管的可能,在消毒铺单时应扩大范围。

(2)及时供应器械:如需改变手术方式,紧急调用其他器械,手术室巡回护士应立即将情况向值班护士长汇报,同时积极联系其他手术房间或者专科护士寻找合适的器械或替代物品,并及时提供到手术台上供医师使用,尽量减少耗费时间,保证患儿安全。

3.手术时间意外延长

手术时间意外延长可能导致非预期事件的发生,手术室护士必须及时调整和处理,以最大限度保护手术患儿及其家属。

(1)做好护理配合:手术室护士在整个手术过程应沉着冷静、全神贯注,预见性准备好下一步骤所需物品,配合手术医师尽量减少操作时间,降低手术对其他脏器损伤,减少手术并发症。

(2)预防性使用抗生素:常用的头孢菌素血清半衰期为1～2小时,为了保证药物有效浓度能覆盖手术全过程,当手术延长到3～4小时或失血量＞1 500 mL时,应追加一个剂量,预防术后感染。

(3)无菌区域的保证:手术时间意外延长如超过4小时,应在无菌区域内加盖无菌巾,手术人员更换隔离衣及手套等。

(4)加强体位管理:术中每隔30分钟检查手术患儿体位情况,对于容易受压部位应定时进行减压,保证整个手术过程手术患儿皮肤的完整性,肢体功能不受损。

(5)联系并告知相关部门:联系病房告知患儿家属手术情况,安抚紧张情绪。告知护理排班人员,以便其做好工作安排。

(杜　昕)

# 第八节　神经外科手术的护理

神经外科作为一门独立的学科是在19世纪末神经病学、麻醉术、无菌术发展的基础上诞生的。神经外科是医学中最年轻、最复杂而又发展最快的一门学科。神经外科是外科学的分支,包括颅脑损伤、脑肿瘤、脑血管畸形、脊髓病变。神经外科又可分出颅底外科、脑内镜、功能神经外科等。下面以几个经典神经外科手术为例,介绍手术的护理配合。

## 一、颅内动脉瘤夹闭术的护理配合

颅内动脉瘤是当今人类致死、致残最常见的脑血管病。颅内动脉瘤是脑动脉上的异常膨出部分,指血管壁上浆果样的或先天性的突起,可能是血管先天性的缺陷或血管壁变性引起,通常发生在脑底动脉环的大血管分叉处。颅内动脉瘤分类:颈内动脉瘤(30％～40％)、前交通动脉瘤(30％)、大脑中动脉瘤(20％)、大脑后动脉瘤(1％)、椎基底动脉瘤(10％)。颅内动脉瘤夹闭术手术治疗的原则是将动脉瘤排除于血液循环之外,使之免于再破裂,同时保持载瘤动脉的通畅,防止发生脑缺血。

### (一)主要手术步骤及护理配合

1.手术前准备

手术患者行全身麻醉,手术体位为仰卧位,患侧肩下垫一小枕,头向右倾斜30°～45°,上半身略抬高,脑外科头架固定。双眼涂金霉素眼药膏并用眼贴膜覆盖保护,双耳塞干棉球保护,以免消毒液流入眼和耳内。头部手术皮肤消毒时,应由手术区中心部向四周涂擦,包括头部及前额。消毒范围包括手术切口周围15～20 cm的区域。按照神经外科手术铺巾法建立无菌区域。

2.主要手术步骤

(1)铺巾:按常规皮肤消毒铺巾。

(2)切开头皮:传递 22 号大圆刀切开皮肤,传递头皮夹,夹住皮肤切口止血。

(3)皮瓣形成:以锐性分离法将皮瓣沿帽状腱膜下游离,并向后翻开皮瓣。

(4)骨瓣形成:传递骨膜剥离器剥离骨膜,暴露颅骨,选择合适的钻孔部位,安装并传递气钻或电钻进行钻孔,并用铣刀铣开骨瓣。

(5)切开硬脑膜:打开硬脑膜前传递腰穿针行脑脊液引流;传递蚊氏钳提夹,11 号尖刀切开硬脑膜一小口,传递解剖剪(又称"脑膜剪")扩大切口,圆针 0 号慕丝线悬吊。

(6)游离载瘤动脉:传递显微弹簧剪刀切开蛛网膜,神经剥离子协助轻轻剥开;传递脑压板,其下垫脑棉牵开并保护脑组织;传递小号显微吸引器、双极电凝暴露肿瘤邻近的血管及神经组织,逐步游离载瘤动脉的近端和远端、瘤颈直至整个瘤体。

(7)确认和夹闭动脉瘤:夹闭动脉瘤,根据情况选择合适长短及角度的动脉瘤夹蘸水后,与施夹钳一同传递。

(8)切口缝合:逐层关闭切口,放置引流,骨瓣覆盖原处并使用连接片和螺钉固定,传递圆针慕丝线依次缝合颞肌筋膜、帽状腱膜,缝合皮下组织,角针慕丝线缝合皮肤。

3.术后处置

为手术患者包扎伤口,戴上弹力帽,注意保护耳郭避免受压。检查受压部位皮肤,固定引流管,护送手术患者入神经外科监护室进行交接。

**(二)围术期特殊情况及处理**

1.急诊手术的术前准备

接到急诊手术通知单,立即选择安排特别洁净或标准洁净手术室,联系急诊室或者病房做好术前准备,安排人员转运患者(病情危重的手术患者必须由手术医师陪同送至手术室)。

(1)环境准备:手术室温度保持在 23～25 ℃,湿度保持在 40%～60%。严格根据手术室面积控制参观人员,1 台手术不得超过 3 名。

(2)特殊器械准备:显微持针器、显微弹簧剪刀、显微枪形镊、各种型号的显微吸引器、神经剥离子、各种型号动脉瘤夹及施夹钳、可调节吸引器、多普勒探头、多普勒血流测定仪。

(3)特殊物品准备:7～9 号的血管缝线、止血材料和 3% 罂粟碱溶液。

(4)辅助物品准备:准备带有腰穿针留置孔的手术床及两套负压吸引装置。

同时通知手术医师及麻醉医师及时到位,三方进行手术患者安全核查,保证在最短时间内开始手术。

2.腰椎穿刺术手术体位

术前腰穿留置针的操作应在全麻后进行,避免刺激患者诱发动脉瘤的破裂出血。具体配合方法如下。

(1)调整体位(图 4-10):手术患者行全身麻醉后,巡回护士与手术医师、麻醉师一同缓慢地将手术患者翻转呈侧卧位,背齐床沿,头部和两膝尽量向胸部屈膝,腰背部向后弓起,使棘突间的椎间隙变宽,利于腰穿针进入鞘膜囊内,巡回护士站立于手术患者前面,帮助固定体位并保护手术患者以防坠床,配合麻醉师行腰穿。

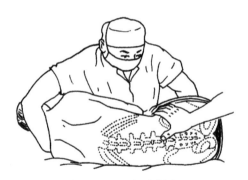

**图 4-10　腰椎穿刺术**

(2)保护腰穿针头:完成腰穿留置引流后,立即用无菌小纱布保护腰穿针头,胶布固定,避免针芯脱落。

(3)确认腰穿留置针位置:手术医师、麻醉师共同将手术患者向床中央稍稍移动,其中一人用手轻扶腰穿针,巡回护士负责观察、确认腰穿留置针与手术床中央留置孔的位置相吻合后,共同将手术患者安置成仰卧位。

(4)术中监测:地面与手术床上留置孔的相应部位放置药碗(当腰穿针开放时可存取脑脊液)。加强巡视和检查,并按照要求进行相应特殊检查。

3.动脉瘤手术过程中的药物管理

对于手术台上使用的各种药物,巡回护士必须与洗手护士严格核对;无菌台上的术中用药,洗手护士必须加强管理,以防混淆或错用。

(1)药物标识规范:手术台上所有的药物以及盛放药物的容器(包括注射器、药杯、药碗)必须有明确的标识,其上注明药物名称、浓度、剂量。

(2)杜绝混淆:无菌台上第一种药物未做好标识前,不可传递第二种药物至无菌台。

(3)特殊药物的配合:当需解除血管痉挛时,递显微枪形镊夹持含有 3% 罂粟碱溶液的小型脑棉湿敷载瘤动脉 5 分钟。

(4)严格区分放置:注射药、静脉输液、消毒液必须严格区分放置,标识清晰。外观相似或读音相近的药物必须严格区分放置。

4.颅内动脉瘤过早破裂

颅内动脉瘤破裂是手术中的危急情况,必须及时、恰当处理,主要方法包括以下几种。

(1)指压法:巡回护士或台下医师协助压迫颈动脉,手术医师在颅内暂时阻断载瘤动脉,制止出血,同时处理颅内动脉瘤。洗手护士传递两只大号吸引器,手术医师迅速清除手术视野内的血液,找到动脉瘤破口,立即用其中一只吸引器对准出血点,迅速游离和处理动脉瘤。

(2)吸引器游离法:洗手护士传递大号显微吸引器,手术医师将动脉瘤吸住后,迅速夹闭瘤颈,该法适用于瘤颈完全游离,如使用不当可引起动脉瘤破口再次扩大。

(3)压迫止血法:洗手护士根据要求传递比破口小的锥形吸收性明胶海绵,手术医师将起头端插入动脉瘤破口处,并传递小型脑棉,在其外覆盖,同时传递小型显微吸引器轻压片刻后,迅速游离动脉瘤。

(4)双极电凝法:仅适用于颅内动脉瘤破口小且边缘整齐的情况下。洗手护士准确快速传递双极电凝镊,手术医师用其夹住出血部位,启动电凝,帮助止血。

5.脑棉的使用和清点

神经外科手术风险大、难度高、手术时间长,脑棉的清点工作是神经外科手术护理的重点和难点,应按照以下方法进行。

(1)术前清点:术前洗手护士应提前洗手,保证充分的时间进行脑棉的清点和整理。由洗手护士和巡回护士两人共同清点脑棉,并记录于手术护理记录单上。清点脑棉时应特别注意,脑棉以10块1包装,每台手术以50块为基数。清点脑棉时需细致谨慎,应及时发现是否存在两块脑棉重叠放置的现象。此外必须检查每一块脑棉的完整性,确认每一块脑棉上带有牵引线。

(2)术中管理:传递脑棉时,需将脑棉平放于示指的指背上或手背上,光面向前,牵引线向后。术中添加脑棉也必须及时清点并记录。添加脑棉时,同样以10块的倍数进行添加。术中严禁手术医师破坏脑棉的形状,如修剪脑棉或撕扯脑棉。巡回护士应及时捡起手术中掉落的脑棉并放至指定位置。

(3)关闭脑膜前清点:必须确认脑棉的数量准确无误方可关闭并记录。关闭脑膜后必须再次确认脑棉的数量准确无误并记录。

## 二、颅后肿瘤切除手术的护理配合

颅后肿瘤是指小脑幕下的颅后窝肿瘤,常见有小脑、脑桥小脑角区、第四脑室、斜坡、脑干、枕大孔区肿瘤等。经临床和影像学检查证实的后颅肿瘤,除非有严重器质性病变不宜开颅者,一般均应手术治疗,根据手术部位常采用正中线直切口、钩状切口、倒钩形切口。下面以最典型和最常用的枕下正中切口颅后窝开颅术为例说明手术入路及手术配合。

### (一)主要手术步骤及护理配合

1.术前准备

手术患者行全身麻醉,手术体位为俯卧位,上半身略抬高,头架固定。双眼涂金霉素眼药膏并用眼贴膜覆盖保护,双耳塞棉花球保护,以免消毒液流入眼和耳内。头部手术皮肤消毒时,应由手术区中心部向四周涂擦。消毒范围要包括手术切口周围15～20 cm的区域。按照神经外科手术铺巾法建立无菌区域。

2.手术步骤

(1)常规皮肤消毒铺巾。

(2)切开头皮:传递22号大圆刀切开皮肤,传递头皮夹,夹住皮肤切口止血。

(3)牵开肌层:传递骨膜剥离器分离两侧附着于枕骨的肌肉及肌腱,显露寰椎后结节和枢椎棘突,传递乳突拉钩或梳式拉钩用于牵开肌层。

(4)骨窗形成:传递气钻或电钻在枕骨鳞部钻一孔,并传递鼻甲咬骨钳扩大骨窗,向上至横窦,向下咬开枕骨大孔,必要时咬开寰椎后弓。

(5)切开并悬吊硬脑膜:传递蚊氏钳提夹,11号尖刀切开硬脑膜一小口,传递解剖剪扩大切口,圆针0号慕丝线悬吊。

(6)肿瘤切除并止血:传递取瘤钳分块切取肿瘤,传递止血纱布进行止血。

(7)清点脑棉,缝合硬脑膜。

(8)切口缝合:逐层关闭切口,放置引流,严密缝合枕下肌肉、筋膜,缝合皮下组织和皮肤。

3.术后处置

为手术患者包扎伤口,戴上弹力帽,注意保护耳郭,检查受压部位皮肤,固定引流管,护送患者入复苏室进行交接。处理术后器械及物品。

**(二)围术期特殊情况及处理**

1.小脑肿瘤切除术的术前准备

小脑手术部位深,手术复杂,对护理的配合要求高,因此,手术室护士应尽最大可能做好充分的手术准备。具体包括以下内容。

(1)环境准备:安排入特别洁净或标准洁净手术室,手术室温度保持在 23～25 ℃,湿度保持在40％～60％。严格根据手术室面积控制参观人员,1 台手术不得超过 3 名。

(2)特殊器械及物品准备:头架、气钻、显微镜、一次性显微镜套、超声刀、吸收性明胶海绵、骨蜡、电刀、"纤丝速即纱"、双极电凝、负压球、医用化学胶水、脑棉、显微弹簧剪、显微枪形剪、枪形息肉钳等。

(3)常规用品准备:术前了解手术患者病情、手术部位,根据手术患者的体型、手术体位等实际情况准备手术所需常规用品。

(4)抢救用品准备:充分估计术中可能发生的意外,提前准备好各种抢救用品。对出血比较多的手术如巨大脑膜瘤等,应事先准备两路吸引器。

2.患者俯卧位的摆放

摆放体位之前,巡回护士应做好充分的准备;将体位垫 4～5 个呈三角形放于手术床上,体位垫的大小选择根据手术患者的体型确定,体位垫上的布单应保持平整,无皱褶、无潮湿。

手术患者在患者推床上接受全身麻醉后,巡回护士脱去患者衣服,双臂放于身体两旁,用中单加以固定,防止在翻身时肩关节、肘关节扭曲受伤。然后巡回护士与手术医师、麻醉师同时将患者抬起缓慢翻转到手术床上呈俯卧位;注意其中手术医师托住患者颈肩部和腰部,巡回护士托住患者臀部和窝部,麻醉师注意避免气管插管、输液管及导尿管脱落;同时应注意保持头、颈、胸椎在同一水平上旋转。翻转成功后巡回护士根据需要调整体位垫,保证胸腹悬空不受压,四肢处于功能位,全身各个部位得到妥善固定。

3.术中观察

术中还应巡逻护士要密切观察生命体征的变化,观察四肢有无受压、静脉回流是否畅通等。注意保持静脉通路和导尿管的通畅,特别是应手术需要在手术进行中挪动患者体位或疑似患者体位有变动时必须立即检查。常规状态下每 1～2 小时观察 1 次。

4.超声刀的连接和使用

脑外科专用超声刀设备较为昂贵,使用要求高,手术室护士应正确使用,以确保其发挥最大的效能。

(1)超声刀使用流程:见图 4-11。

(2)脑外科专用超声刀使用前的操作要点包括:①先插上电源,连接踏脚和机器,打开机器开关。检查仪器是否完好。②吸引瓶内采用一次性带止逆阀吸引袋,并连接机器。③洗手护士正确无误地衔接好超声刀手柄电线、吸引管、冲洗管并将三者合一,妥善固定,将其远端传递给辅助护士。巡回护士分别将超声刀插头、吸引管、冲洗管与机器相应插口及冲洗液连接。④巡回护士根据需要调节吸引力、超声频率、冲洗液流量至最合适的范围。

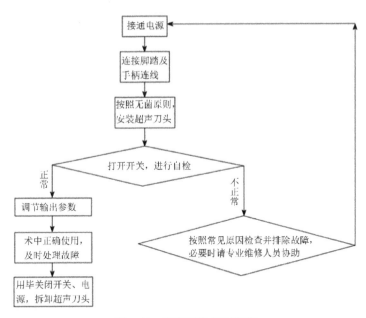

图 4-11 超声刀使用流程图

(3)脑外科专用超声刀仪使用时的注意事项:①超声刀头置于安全稳妥的地方,刀头不可触及任何物品。②及时擦净超声刀头上的血迹并吸取生理盐水保持吸引头通畅。③当仪器处于工作状态时,手远离转轴。

(4)脑外科专用超声刀使用后的注意事项:①脚踩踏脚开关,用超声刀头吸生理盐水 200 mL冲洗超声刀头中的管腔,然后关闭电源开关。②超声刀头用湿纱布擦拭干净,禁止放在含酶的消毒液中,应送环氧乙烷灭菌。③收好电源电线、踏脚开关等物件,吸引袋按一次性医疗废弃物处理。④登记使用情况。

5.神经外科手术中显微镜的使用

显微镜是神经外科手术最为常用的仪器设备之一,护士应掌握正确的使用和维护保养方法,从而为患者提供安全的治疗,同时延长物品的使用寿命。

(1)使用前的注意事项:①接通电源,连接视频线至彩色监视器,打开电源开关。②根据手术部位调整好助手镜的位置,打开显微镜开关。检查显微镜的各项功能,如聚焦、调整平衡等。目镜的屈光度数,使图像清晰度与助手镜和监视器一样。③拉直显微镜臂,用无菌显微镜套将显微镜套好。

(2)使用中的注意事项:①洗手护士在手术显微镜下配合手术时,要特别注意显示屏上显示的手术操作及进展,主动与主刀医师配合。②传递器械动作幅度要小,做到轻、稳、准。做到一手递,一手接,保证医师在接后即能用。③传递脑棉时,根据需要将不同大小的脑棉传递到医师的视野内。④做各种操作时绝对不可倚靠及碰撞手术床及显微镜底座,以免影响手术区域及操作。

(3)使用后的注意事项:①关闭手术显微镜光源,打开固定器,将显微镜推离手术区。②将手术显微镜镜臂收起,缩至最短距离,注意保护镜头。③关闭总电源,收好电源线和视频线,将手术显微镜放置原位,固定底座开关。④取下手术显微镜套后,应检查手术显微镜上有无血迹,清洁擦拭干净。⑤按要求在专用登记本上记录显微镜使用状况。

（4）保养的注意事项：①手术显微镜的镜头是整个机器的心脏，非常娇贵，所以每次使用后，要用镜头专用纸清洁镜头，禁用粗糙的物品擦拭，防止出现划痕，影响镜头的清晰程度。②勿用乙醇、乙醚等有机溶剂擦拭镜身，可用软布蘸水擦拭；各个螺丝和旋钮不要拧得过紧或过松。③关闭显微镜时，要先将调节光源旋钮旋至最小，再将光源电源关闭，最后关闭显微镜电源开关，以延长灯泡的使用寿命。④随时记录手术显微镜的使用情况、性能、故障及解决方法。⑤手术显微镜应放置于干净、干燥通风的地方，注意避免碰撞。⑥显微镜通常处于平衡状态，无特殊要求，不要轻易调节。⑦专人负责检查，设专用登记本，每次使用后需登记情况并签名。⑧每 3 个月由专业人员做一次预防性维修和保养，每年进行 1 次安全性检查。

（杜　昕）

# 第五章

# 急诊科护理

## 第一节 中 暑

中暑指在高温、高湿以及无风的环境中,患者体温调节中枢功能发生障碍,汗腺功能衰竭以及水、电解质代谢紊乱从而出现一系列与之有关临床表现的疾病。根据发病机制和临床表现的不同,重症中暑一般可分为热痉挛、热衰竭、热射病或日射病 3 种类型。这些病征的病因和发病机制略有差异,因而症状和体征也不尽相同,在预防这些病征的过程中,采取的措施也有不同。据统计,在美国运动员中,热射病及日射病是继脊髓损伤和心脏骤停后第三位死亡原因。

### 一、临床表现

在现代临床中,根据临床表现的轻重,一般将中暑分为先兆中暑、轻症中暑和重症中暑。一般来说,上述三种情况按顺序发展。

#### (一)先兆中暑

在高温环境中劳动或活动一定时间后,患者出现多汗、口渴、轻微头痛、头晕、头昏、全身乏力、胸闷、心悸、恶心、注意力不集中、动作不协调等症状,患者体温正常或略有升高,一般不超过37.5 ℃,如果及时采取防御措施,如离开高温现场、适当补水和钠盐,一般短时间里可以恢复。

#### (二)轻症中暑

患者除具有先兆中暑的症状外,还会出现颜面潮红、心率加快、皮肤灼热,体温一般在 38 ℃以上,可有早期周围循环衰竭的表现,如恶心、呕吐、面色苍白、四肢皮肤湿冷、多汗、脉搏细速、血压下降等。如及时对症处理,一般在数小时内即可以恢复。

#### (三)重症中暑

重症中暑包括热痉挛、热衰竭、热射病和日射病。它是最严重的中暑,如不及时处理,易引起全身衰竭而导致死亡。

(1)热痉挛:患者神志清楚、体温正常或仅有低热,多因大量出汗而饮水不多、钠盐补充不足而引起,从而使血中电解质离子浓度迅速降低,表现为四肢无力、肌肉痉挛、疼痛、以腓肠肌多见,也可累及腹直肌、肠道平滑肌痉挛而引起腹痛。

（2）热衰竭：以老年人、体弱者以及不适高温环境者发病多见，患者体温正常或稍有偏高，患者发病较急、可有头痛、头晕、多汗、恶心、呕吐，继而出现口渴、胸闷、面色苍白、皮肤湿冷、脉搏细速、直立性低血压、抽搐和昏迷。

（3）热射病：高热伴神志障碍，体温可达 40 ℃，多见于在高温环境中从事体力劳动较长者，患者发病早期有大量出汗、之后出现皮肤干燥无汗，呼吸浅快、脉搏细速、血压正常或者偏低、逐渐转入昏迷伴有抽搐。严重者可发生肺水肿、心功能不全、弥散性血管内凝血、肝功能损害、肾功能损害等严重并发症。

（4）患者出现剧烈头痛、头昏、眼花、耳鸣、呕吐、烦躁不安、继而出现昏迷及抽搐。

## 二、实验室检查

可发现低血钾、高血钙、白细胞计数增高、血小板计数减少、肌酐、尿素氮、丙氨酸转移酶、乳酸脱氢酶、肌酸激酶增高，心电图示心律失常和心肌损害。

## 三、诊断要点和鉴别要点

根据易患人群在高温环境下，较长时间剧烈运动或劳动后出现相应的临床表现，如体温呈高热、抽搐、昏迷或神志改变等并排除其他疾病方可诊断。需与食物中毒、化学中毒及其他中毒等相鉴别。

## 四、治疗要点

处理原则：迅速脱离高温现场，降低体温，补液以及纠正电解质紊乱，对症处理，防治多器官功能不全。

**（一）先兆中暑**
脱离高温现场至通风阴凉处休息一段时间即可，无须特殊处理。

**（二）轻症中暑**
立即将患者移到通风、阴凉、干燥的地方，患者仰卧，解开衣扣，更换湿透衣裤，同时应用冷湿毛巾敷其头部，开电扇或空调，以尽快散热。同时可以口服含盐冰冻饮料，对于不能饮水者，可以静脉滴注生理盐水或者林格液。

**（三）重症中暑**
1.热痉挛
以补液为主，如生理盐水，也可以口服含盐低温饮料，进行皮肤肌肉按摩，同时也可以给予10%葡萄糖酸钙 15～20 mL 缓慢静脉注射。

2.热衰竭
使患者尽快脱离高温现场，移到通风、阴凉、干燥的地方，口服含盐低温饮料，无须特殊处理，一般可以恢复。

3.日射病
应迅速头部降温，予以甘露醇治疗脑水肿，吸氧、心电监护等对症治疗，但患者一般预后不好，病死率较高。

4.热射病
及时降低患者的体温是治疗的关键（时间尽量在半个小时之内，固有"黄金半小时"之称），分为物理降温和药物降温。

(1)物理降温:使患者尽快脱离高温现场,移到通风、阴凉、干燥的地方,脱去衣服,促进局部散热,对于无虚脱者:冷水浸浴(cold water immersion,CWI)或冰水浸浴(ice water immersion,IWI)是迅速降低患者体温的金标准。将患者颈部以下躯体全部浸润在 1.7～14.0 ℃冷水中,并不断搅拌冷水,用湿毛巾包裹冰块降低头部体温,20 分钟后观察患者体温变化,一般可以将体温降至 40 ℃以下。对于虚脱者:临床一般采用蒸发散热降温,如用 15 ℃左右的冷水反复擦拭患者皮肤,或者用电风扇和空气调节器,把体温降至 39 ℃之后停止降温。如果上述方法无效,可以采用冰盐水进行胃或直肠灌洗。或者采用生理盐水进行腹腔灌洗或血液透析治疗。

(2)药物降温:首选氯丙嗪。氯丙嗪 25～50 mg 加入生理盐水或 5%的葡萄糖溶液 500 mL静脉滴注,对于严重的患者,可将氯丙嗪 25 mg 及异丙嗪 25 mg 稀释于 5%葡萄糖溶液或生理盐水 100～200 mL 中缓慢静脉注射。应监测血压变化,如发现血压过低,应停用氯丙嗪使用升压药。在整个降温过程中,密切监测肛温,当温度降至 38 ℃时,应停止药物降温。

(3)对症和支持治疗:对于昏迷患者,应实行气管插管,保持呼吸道通畅,防止误吸;对于颅内高压患者,静脉输注甘露醇 1～2 g/kg,30～60 分钟输入;对于癫痫发作患者,静脉输注地西泮。纠正水、低血容量、电解质紊乱以及酸碱失衡,血压过低可使用升压药,补液速度不宜过快,以免加重心脏负担,造成心力衰竭和肺水肿。心力衰竭时,选用毛花苷 C,多巴酚丁胺。无尿、高钾血症以及尿毒症发生时,应进行血液透析治疗等。

## 五、注意要点

中暑后须大量补充水分和盐分,但过量饮用热水时会更加大汗淋漓,反而造成体内水分盐分进一步的大量流失,严重时会引起抽风现象。如此便是得不偿失。正确的方法应是少量多次,每次饮水量以不超过 300 mL 为宜。

## 六、病情观察与评估

(1)了解患者是否长时间处于高温环境中。
(2)监测生命体征,观察患者体温升高程度。
(3)观察患者有无眩晕、恶心、呕吐、头痛等症状。
(4)观察患者意识、瞳孔变化及尿量。

## 七、护理措施

### (一)迅速脱离高温环境
迅速将患者置于通风处或空调室,室温 20～25 ℃,平卧位,松解衣裤。

### (二)降温护理
(1)迅速有效降温,根据患者情况采用冰(冷)水擦浴、40%～50%乙醇擦浴、头戴冰帽、冰袋冷敷大血管处、冰水灌肠或洗胃、人工冬眠等措施,使患者在 1 小时内,直肠温度降至 37.8～38.9 ℃,减少组织损伤。

(2)严密观察体温变化,每 10～15 分钟测量肛温一次,若患者体温下降、四肢末梢转暖、发绀减轻或消失,提示治疗有效。

(3)直肠温度下降至 37.5～38 ℃暂停降温。

（4）患者出现昏迷、呼吸抑制、血压下降明显［收缩压低于 10.7 kPa（80 mmHg）］，停止药物降温。

（5）降温时静脉输入冷葡萄糖盐水，前 5～10 分钟缓慢滴入，以 30～40 滴/分为宜，以免诱发心律失常。

### （三）纠正水、电解质紊乱

（1）轻度中暑者给予清凉的含盐饮料或盐水口服，酌情静脉输入葡萄糖盐水。

（2）发生循环衰竭的患者，可输入 5％葡萄糖盐水 1 500～2 000 mL，热痉挛患者主要是因为钠丢失过多，故重点补钠。

### （四）保护肾功能

留置导尿管，观察尿量、尿比重及性状，碱化尿液，保护肾脏功能，保证每小时尿量在 60～80 mL，必要时做血液透析。

### （五）预防脑水肿

密切观察患者意识、瞳孔、脉搏、呼吸变化，遵医嘱使用激素和脱水剂。

### （六）预防感染及弥散性血管内凝血

监测体温变化，观察皮肤、黏膜、穿刺部位有无出血倾向，监测动脉血气、凝血酶原时间、血小板计数和纤维蛋白原等，预防弥散性血管内凝血发生。

### （七）高热护理

按高热护理常规护理。

## 八、健康指导

（1）告知患者及家属中暑的危害性、降温治疗的重要性及配合要点，取得配合。

（2）告知患者及家属高温时减少户外活动或尽量避开正午前后时段。

（3）指导患者学习预防中暑及中暑发生后的自救、互救知识。

（4）教会高温作业患者识别先兆中暑症状（高温环境下出现大汗、口渴、头晕、胸闷、心悸、体温升高等），及时就医。

（高阳阳）

# 第二节　淹　溺

淹溺也称溺水，是人淹没于水或者其他液体介质中并受到伤害的状况，水或者其他液体介质充满呼吸道和肺泡，以及反射性地引起喉痉挛而引起缺氧窒息。吸收到血液循环的水引起血液渗透压改变、电解质紊乱和组织损害，最后造成呼吸、心跳停止者若不及时抢救，可在短时间内死亡（也称淹死或者溺死）。淹溺的后果可以分为非病态、病态和死亡，此过程是连续的。淹溺发生后患者未丧失生命者称为近乎淹溺。淹溺后窒息合并心脏骤停者称为溺死，如心脏未停搏者称为近乎溺死。

根据浸没介质的不同，可分为淡水淹溺和海水淹溺。但肺泡是不管是淡水还是海水，只要进入呼吸道和肺泡后，都有可能引起肺水肿，影响肺内气体交换，急性窒息所导致的缺氧和二氧化碳潴留是其共同的基本病理改变。吸入污水可引起肺部感染,进一步可发展为急性呼吸窘迫综合征,加重肺通气功能障碍。同时缺氧也可以多种并发症,常见的有脑水肿、急性肾衰竭、弥散性血管内凝血以及代谢性酸中毒等。

## 一、诊断要点

根据患者有溺水史、症状和体征,一般不难诊断。

### (一)临床特点

溺水者被获救后由于机体缺氧常变化为神志昏迷或烦躁不安,可伴有抽搐,呼吸急促,表浅、不规律或呼吸困难,口鼻充血性泡沫痰,面色发绀水肿,四肢发绀、冰冷,睑结膜充血,上腹多膨隆。对于重症昏迷者,有脉弱或摸不到,出现心律失常,甚至心室颤动、心脏骤停。经过心肺脑复苏后,患者常有呛咳和呼吸急促,双肺听诊常闻及满肺湿啰音,对于重症患者也可以出现脑水肿、肺水肿以及心力衰竭等并发症。

### (二)实验室检查

血常规白细胞计数升高,动脉血氧以及血 pH 测定有明显的低氧血症及代谢性酸中毒。血生化检查:淡水淹溺者可出现低钠、低氯,以及低蛋白血症;海水淹溺者,可出现高钠、高氯,以及高蛋白血症。尿常规检查可以出现蛋白尿、管型尿。胸部 X 线片见肺门阴影扩大和加深,肺间质纹理加深,有不同程度的絮状渗出或炎症改变,患者有两肺弥散性水肿。窦性心动过速、非特异性 ST 段和 T 波改变是溺水者心电图检查的常规表现,一般在短时间内可以恢复正常。如出现室性心律失常、完全性房室传导阻滞通常提示病情比较严重。

## 二、病情观察与评估

(1)监测生命体征,观察患者有无呼吸困难或呼吸停止、大动脉搏动消失。
(2)评估患者神志及肌张力变化。
(3)观察患者有无头痛、视觉障碍、剧烈咳嗽、胸痛及口渴感。
(4)观察患者有无皮肤发绀、颜面肿胀、球结膜充血等。

## 三、治疗要点

### (一)院前救护

处理原则:立即口、鼻中的污染物,保持呼吸道通畅。如果溺水者心跳、呼吸停止,应立即进行心肺脑复苏急救。

### (二)院内治疗

进入医院后的处理包括进一步生命支持。所有近乎淹溺者应收住监护病房观察 24～48 小时,预防发生急性呼吸窘迫综合征。

(1)氧疗:吸入高浓度氧或高压氧治疗。有条件可使用人工呼吸机。
(2)复温:如患者体温过低,据情可采用体外或体内复温措施。
(3)心电监护:溺水者容易发生心律失常,故心电监护不可或缺。
(4)脑复苏:缺氧可以对大脑产生伤害,故护脑措施十分重要。有颅内压升高者应适当过度通气,维持 $PaCO_2$ 在 3.3～4.0 kPa(25～30 mmHg)。同时,静脉滴注甘露醇降低颅内压、缓解脑水肿。

(5)易消化饮食:最好给予高营养的半流食。

## 四、护理措施

### (一)迅速脱离危险环境

快速将淹溺者救出液面,急救者应从淹溺者背面接近,一手托住头颈,使面部浮出液面,或抓住腋窝仰泳,将淹溺者救上岸。重点要防止被淹溺者紧紧抱住。

### (二)保持呼吸道通畅

(1)倒液处理:①膝顶法。急救者一腿跪地,另一腿屈膝,使淹溺者腹部横置于急救者屈膝的大腿上,淹溺者呈头低位,急救者双手平压背部,将液体倒出。②肩顶法。急救者抱起淹溺者腰腹部,背部朝上,头下垂以倒出液体。③抱腹法。急救者从背后抱住淹溺者腰腹部,使头胸部下垂抖动,倒出液体。

(2)迅速清除淹溺者口鼻中的液体、分泌物及异物。

(3)高流量吸氧,对人工呼吸无效者应行气管插管予正压给氧,必要时行气管切开,机械通气。

### (三)维持循环功能

(1)如淹溺者大动脉搏动消失应立即行心肺复苏术。

(2)对淡水淹溺者,严格控制输液速度,从小剂量、低速度开始,以免加重血液稀释和肺水肿。

(3)海水淹溺者,给予5%的葡萄糖或血浆等液体输入,切忌输入0.9%氯化钠注射液。

(4)结合中心静脉压、动脉压及尿量指导输液治疗。

(5)体温过低者应酌情采取体外或体内复温措施。

### (四)预防并发症

应用利尿剂、脱水剂及抗生素,观察血压、脉搏、呼吸、意识及尿量变化,积极防止脑水肿、肺部感染、急性肾衰竭等并发症的发生。

### (五)心理护理

缓解患者焦虑与恐惧情绪。对于自杀淹溺者,尊重其隐私权,正确引导,注意防止再次自杀。

## 五、健康指导

(1)指导患者学习安全游泳知识,如下水前的准备工作及自救、互救技术。

(2)指导水上、水下作业或船上工作的患者做好救生物资准备、学习急救知识与技术。

(3)对自杀患者,告知家属加强陪护及心理疏导与治疗,使患者正确认识压力的来源,提高社会适应能力。

(高阳阳)

# 第三节 急性一氧化碳中毒

## 一、概述

急性一氧化碳中毒是吸入较高浓度一氧化碳(CO)后引起的急性脑缺氧性疾病,少数患者可有迟发的神经精神症状,部分患者亦可有其他脏器的缺氧性改变。

## 二、病情观察与评估

(1)监测生命体征,观察患者有无体温升高、血压下降、呼吸浅快的临床表现。

(2)观察患者有无颜面潮红,口唇呈樱桃红色或口唇苍白或发绀。

(3)观察有无恶心、呕吐、步态蹒跚、大汗、大小便失禁、无尿等。

(4)观察有无头痛、头昏、意识模糊、嗜睡,甚至昏迷,有无瞳孔缩小或散大及抽搐等。

(5)评估患者的中毒程度。①轻度中毒:头痛、头昏、恶心、呕吐、四肢无力,有短暂的意识模糊。②中度中毒:颜面潮红、口唇呈樱桃红色、脉快多汗、步态蹒跚、嗜睡,甚至昏迷。③重度中毒:各种反射明显减弱或消失,大小便失禁、四肢湿冷、血压下降、潮式呼吸、瞳孔缩小、不等大或扩大等休克症状及脑水肿、酸中毒及肾功能不全等表现。

## 三、护理措施

### (一)迅速脱离有毒现场

在房间内应立即开窗通风,将患者置于空气新鲜、通风良好处。

### (二)氧疗

1.高流量吸氧

8~10 L/min,一般认为吸氧浓度>60%,持续24小时以上,则可能发生氧中毒。

2.高压氧治疗

尽早的高压氧治疗可以使血液中物理溶解氧增加,供组织、细胞利用,并使肺泡氧分压提高,可加速碳氧血红蛋白的解离,促进一氧化碳清除。

### (三)用药护理

1.脑保护剂

遵医嘱使用保护脑细胞药物,如醒脑静、胞磷胆碱等,观察用药后的疗效。

2.脱水剂

重度一氧化碳中毒后24~48小时是脑水肿发展高峰期,应遵医嘱给予20%甘露醇注射液快速静脉滴注、地塞米松或氢化可的松静脉注射,防治脑水肿。

### (四)防止意外受伤

抽搐者加床挡,防跌倒或坠床的发生,必要时使用舌钳防止舌咬伤。

### (五)加强心理护理

必要时给予心理干预,防止再次自伤。

## 四、健康指导

(1)告知患者及家属安全用氧及高压氧治疗的注意事项。

(2)宣传有关一氧化碳中毒的防护知识。

(3)出院后3个月内门诊随访,一旦有不适及时就诊。

(高阳阳)

# 第四节　急性肝衰竭

## 一、概述

急性肝衰竭是多种原因引起肝细胞缺血或坏死而导致肝功能严重受损,机体代谢功能发生紊乱,短时间内出现的严重临床综合征。常见原因为肝炎及肝硬化,也见于细菌、病毒感染,毒物中毒、药物性肝损伤、酒精性肝损害、妊娠急性脂肪肝等。

## 二、病情观察与评估

(1)监测生命体征,观察有无发热、心率增快、血压降低等表现。

(2)观察有无黄疸、乏力和食欲缺乏等黄疸性肝炎的表现;有无尿色加深,皮肤、黏膜及巩膜黄染。

(3)观察有无因腹水及内毒素导致肠麻痹而引起的腹胀。

(4)观察有无皮下出血、瘀点、瘀斑、鼻出血、黏膜出血等表现。

(5)观察患者有无行为或性格改变、辨向力或计算能力下降、兴奋或嗜睡等。

(6)观察有无少尿或无尿,肌酐或尿素氮升高等氮质血症表现。

(7)评估有无因意识障碍导致跌倒(坠床)的危险。

(8)评估有无因活动受限、低蛋白血症、水肿、腹水等导致压疮的危险。

## 三、护理措施

### (一)卧位与休息

卧床休息,取半卧位。

### (二)饮食护理

低盐、高糖、高维生素、易消化的流食或半流食,禁食蛋白质,以碳水化合物为主。禁食粗糙、干硬食物防止消化道出血。

### (三)用药护理

(1)治疗中有利尿剂、清蛋白、血浆时,先输清蛋白和血浆提高胶体渗透压,再予以利尿剂提高利尿效果。

(2)凝血因子要及时快速输入。

(3)尽量避免使用镇静药物或大剂量利尿剂。

### (四)记录出入量

严重腹水患者限制液体入量,每天测量腹围和体重,记录 24 小时出入量。

### (五)感染监测

监测体温、白细胞、降钙素原、肺部 X 线片变化,及早发现并处理感染征象,减少侵入性操作,严格遵循无菌技术原则。

**(六)监测重要化验结果**

监测出凝血时间、血常规、肝肾功能、电解质,保持水、电解质酸碱平衡。

**(七)人工肝治疗护理**

(1)治疗前了解患者病史、病程时间,肝、肾功能,特别是总胆红素、凝血酶原时间、血型、有无出血史、血小板计数,有无肝昏迷前期表现等,做到心中有数,以利治疗时的观察。

(2)对血浆有过敏史者,治疗前预防性抗过敏治疗,可减少治疗中过敏的危险性,避免因过敏而造成治疗中断。具有高过敏体质患者可选用胆红素吸附治疗。

(3)治疗过程中监测体温、脉搏、呼吸、血压、心率,发现异常及时处理。

(4)治疗结束后复测生化检验指标,观察疗效。

(5)妥善固定和维护血管通路,预防导管脱落和感染。

**(八)跌倒(坠床)预防**

(1)患者出现精神或行为异常时专人守护,使用双侧床栏,必要时实施适当保护性约束,避免跌倒(坠床)。

(2)给活动移位困难的患者提供适当辅具,如厕时护理人员全程陪伴,移动时使用移位固定带辅助,避免跌倒(坠床)。

**(九)压疮预防**

(1)卧床患者保持床褥清洁、平整、干燥。至少每 2 小时翻身一次,使用高规格弹性泡沫床垫,可延长至每 4 小时翻身一次,避免推、拖、拉、拽等动作。坐位患者每 15～30 分钟减压 15～30 秒。

(2)为低蛋白血症、水肿患者制订营养干预计划,保证其摄入平衡膳食/营养补充制剂,必要时提供肠外肠内营养支持。

(3)保持皮肤清洁、干燥,使用清水或 pH 为中性的皮肤清洁剂,易受浸渍处使用皮肤保护膜,不可用力擦洗或按摩骨隆突部位皮肤,热装置不直接接触皮肤。

## 四、健康指导

(1)告知患者不要用手指挖鼻或用牙签剔牙、不用硬牙刷刷牙,注射后局部至少压迫 10～15 分钟,避免出血。

(2)告知患者避免劳累、暴饮暴食、饮酒、服用肝损害药物等诱发因素。

(3)指导患者出院后应全休 1～3 个月,第一个月每半个月复查相关指标 1 次,以后每 1～2 个月复查 1 次,半年后每 3～6 个月复查 1 次。病情稳定后可适当工作,避免重体力劳动或剧烈运动,肝功能正常 3 个月以上可恢复工作,但仍需定期复查。

(4)告知患者若出现胃部不适、呕吐、黑便、皮肤出血点等出血症状,或患者出现异常兴奋、定向力减退、行为异常等肝性脑病先兆时,及时就诊。

(高阳阳)

# 第六章

# 普外科护理

## 第一节 肝 囊 肿

肝囊肿总体可分非寄生虫性和寄生虫性囊肿,非寄生虫性肝囊肿是常见的良性肿瘤,又可分为先天性、创伤性、炎症性和肿瘤性囊肿,临床以潴留性囊肿和先天肿瘤性多囊肝为多见(图 6-1)。单发性肝囊肿可发生于任何年龄,女性多见,常位于肝右叶。多发性肝囊肿比单发性多见,可侵犯左、右肝叶。多发性肝囊肿约 50% 可合并多囊肾。此病一般没有明显的症状,体检时发现。肝囊肿一般是良性单发或多发,与胆管相通或不通。肝实质单发的大囊肿非常少见。大部分囊肿以胆管上皮,有的是实质细胞,或其他细胞内衬。右叶多发,囊肿因基膜的改变,逐步形成憩室,或小上皮细胞代谢失常、脱落、异常增殖,或局部缺血、炎症反应、间质纤维化,最终小管梗阻形成囊肿。

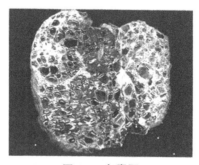

**图 6-1　多囊肝**

### 一、病因

肝囊肿有遗传性,特别是多囊肝有家族化倾向。肝囊肿是在胚胎时期胆管发育异常造成的。囊肿壁是由胆管上皮伴炎性增生及胆管阻塞致管腔内容滞留而逐渐形成。

非寄生虫性肝囊肿是指肝脏局部组织呈囊性肿大而出现肝囊肿,最常见有两种情况。①潴留性肝囊肿:为肝内某个胆小管由于炎症、水肿、瘢痕或结石阻塞引起分泌增多,或胆汁潴留引起,多为单个;也可因肝钝性挫伤致中心破裂而引起。病变囊内充满血液或胆汁,包膜为纤维组织,为单发性假性囊肿。②先天性肝囊肿:由于肝内胆管和淋巴管胚胎时发育障碍,或胎儿期患胆管炎,肝内小胆管闭塞,近端呈囊性扩大及肝内胆管变性,局部增生阻塞而成,多为多发。

## 二、病理

孤立性肝囊肿发生于右叶较左叶多1倍。囊肿大小不一,小者直径仅数毫米,大者直径达20 cm,囊液量由数毫升至数千毫升。囊肿呈圆形或椭圆形,囊壁光滑,多数为单房性,也可为多房性。囊肿有完整的包膜,表面呈乳白色或灰蓝色,囊壁较薄,厚度为0.5~5.0 mm,较厚的囊壁中有较大的胆管、血管及神经。囊液多数清亮、透明,有时含有胆汁,其比重为1.010~1.022,呈中性或碱性,含有少量胆固醇、胆红素、葡萄糖、酪氨酸、胆汁、酶、清蛋白、IgG和黏蛋白,显示囊壁上皮有分泌蛋白的能力。

多囊肝的囊肿大多散布及全肝,以右叶为多见。肝脏增大变形,表面可见大小不一的灰白色囊肿,小如针尖,大如儿头。肝切面呈蜂窝状。囊壁多菲薄,内层衬以立方上皮或扁平胆管上皮,外层为胶原组织。囊液多数为无色透明或微黄色。囊肿间一般为正常肝组织,晚期可出现纤维化和胆管增生,引起肝功能损害、肝硬化和门静脉高压。

创伤性肝囊肿多发生于肝右叶,囊壁无上皮细胞内衬,为假囊肿。囊内含有血液、胆汁等混合物,合并感染时可形成脓肿。

## 三、护理评估

### (一)临床表现

先天性肝囊肿生长缓慢,小的囊肿可无任何症状,常偶发上腹无痛性肿块、腹围增加,临床上多数是在体检B超发现,当囊肿增大到一定程度时,可因压迫邻近脏器而出现症状。

(1)肝区胀痛伴消化道症状:如食欲缺失、嗳气、恶心、呕吐、消瘦等。

(2)若囊肿增大压迫胆总管,则有黄疸。

(3)囊肿破裂可有囊内出血而出现急腹症。

(4)带蒂囊肿扭转可出现突然右上腹绞痛,肝大但无压痛,约半数患者有肾、脾、卵巢、肺等多囊性病变。

(5)囊内发生感染,则患者往往有畏寒、发热、白细胞计数升高等。

(6)体检时右上腹可触及肿块和肝大,肿块随呼吸上下移动,表面光滑,有囊性感,无明显压痛。

### (二)辅助检查

(1)B超检查是首选的检查方法,是诊断肝囊肿经济、可靠而非侵入性的一种简单方法。超声波显示肝大且无回声区,二维超声可直接显示囊肿大小和部位。

(2)CT检查:可发现直径1~2 cm的肝囊肿,可帮助临床医师准确定位病变,尤其是多发性囊肿的分布状态定位,从而有利于治疗。

(3)放射性核素肝扫描:显示肝区占位性病变,边界清楚,对囊肿定位诊断有价值。

### (三)治疗原则

非寄生虫性肝囊肿治疗方法包括囊肿穿刺抽液术、囊肿开窗术、囊肿引流术或囊肿切除术等。

## 四、护理措施

### (一)术前护理

(1)术前访视:①根据患者不同情况做心理评估,通过面对面交流,采用图表、健康教育宣传册、同疾病患者现身说法等形式,向患者宣传肝囊肿的相关知识,简要介绍穿刺过程及治疗效果。②术前应详细了解患者病史,准确测量生命体征,并做好记录。③术前完善血常规、凝血功能、肝肾功能和心电图等常规检查。④向患者和家属耐心细致地做好解释工作,介绍术前准备内容、目的及必要性;术中注意事项;手术大概需要的时间;手术体位、部位,消除焦虑紧张的情绪。

(2)呼吸训练:指导患者进行有效的屏气训练,告知屏气是术中顺利进针的关键,尽量保持呼吸幅度不宜过大,以小幅度腹式呼吸为主,尽量减少膈肌的运动幅度,增加穿刺的准确性。

(3)患者术前2小时禁食水,防止术中不适引起呕吐;嘱患者术前排空膀胱。

(4)询问有无过敏史,特别是乙醇过敏史并详细记录。

### (二)术中护理

(1)术前准备:术前常规超声检查肝胆脾胰肾、心电图,完善血常规、凝血酶原时间、肝功能等实验室检查;有出血倾向、严重心肝肺肾等脏器功能障碍及对酒精过敏者列为穿刺禁忌患者。患者及家属对手术知情同意并签署手术知情同意书。

(2)穿刺前测量血压,嘱患者双手抱头充分暴露穿刺区域,常规消毒皮肤。治疗前先行超声定位检查,明确囊肿部位、大小、与周围脏器和血管的关系。根据定位情况,患者取仰卧位或左侧卧位,明确皮肤穿刺点、进针角度、路径和深度,注意穿刺针经过部分正常肝组织后,再进入囊肿内部,尽量吸尽囊液,并留样做进一步生化和细胞学检查,常规进行脱落细胞检查,以除外癌变。

(3)手术采用局部麻醉,患者意识清醒,护理人员要加强与患者的沟通,分散其注意力,告知如有任何不适要及时告诉医护人员。

(4)超声引导下乙醇硬化治疗肝囊肿的方法分保留法和冲洗法两种。目前,国外多采用保留法。但保留法对较大囊肿效果不佳,其原因是保留乙醇量的限制,无法达到囊壁上皮细胞硬化的乙醇浓度。通过研究发现,乙醇反复冲洗置换囊液法(冲洗法)对10 cm以上的较大肝囊肿仍有较好的疗效,治愈率高达95%,观察3年无复发患者。目前,单纯性囊肿酒精硬化治疗已成为一线治疗方法。

(5)计算并准备好硬化剂:依据囊腔大小注入99.5%乙醇,一般用量20~30 mL,注入速度以0.2~0.6 mL/s为宜,压力不可过大,防止胀痛不适及由于压力过大导致硬化剂外溢引起肝实质及周围组织坏死、腹膜炎等并发症。操作过程中,密切观察患者生命体征,面色及表情变化,一旦出现剧烈腹痛,应立即停止操作并作相应处理。

(6)术后按压穿刺部位,注意观察患者的呼吸、脉搏、血压及有无加剧性的疼痛等异常表现,超声观察有无内部出血。消毒穿刺部位皮肤,无菌纱布覆盖,腹带加压包扎,局部沙袋压迫。

### (三)术后护理

#### 1.常规护理

(1)回病房后,继续监测患者神志、血压、脉搏、呼吸、面色等情况,每30分钟测量血压、脉搏1次,连续4次生命体征平稳后停测。若患者出现面色苍白、恶心、四肢湿冷、脉搏细速等出血征兆,应及时通知医师,协助医师行必要的检查和处理,观察患者有无腹痛、恶心、面色潮红、呼吸困难等并发症的发生。

（2）指导患者卧床休息，12小时内避免剧烈活动和增加腹压的动作，可以更换体位（特别提醒患者禁忌自己用力），让硬化剂与囊壁充分接触。告知患者出现轻微上腹痛感，卧床休息30分钟后可自行缓解。

（3）保持穿刺点及敷料周围皮肤清洁干燥，观察穿刺部位有无出血、渗液、红肿及感染，及时更换敷料。

（4）遵医嘱止血，抗感染治疗。

2.并发症的观察与护理

（1）出血：穿刺后肝脏出血是最危险的并发症，一般在术后4～6小时发生，主要表现为出汗、烦躁不安、面色苍白、血压下降、脉搏细速等，应立即通知医师，进行止血、抗休克、输血、输液处理。

（2）腹痛：位于肝包膜附近的囊肿，由于穿刺路径较短，穿刺无法经过脏器实质，注入的硬化剂沿穿刺针道反流及无水乙醇烧灼造成剧烈疼痛。一般疼痛持续3～5天，可自行消退，疼痛多为隐痛，均能耐受，经临床观察后未做特殊处理。告知患者出现轻微上腹痛感，卧床休息30分钟后可自行缓解。如腹痛较明显，复查超声排除出血的情况下，遵医嘱给予止痛药物。

（3）酒精中毒：患者术后如有局部发热感，面部潮红等症状，嘱患者不必紧张，是注入酒精的作用。术前询问有无乙醇过敏史，术后嘱患者多饮水，加速酒精排出，一般无须特殊处理。

## 五、健康教育

（1）指导患者注意休息，避免劳累，适当进行体能锻炼。

（2）饮食应高热量、高维生素、优质蛋白、低脂、易消化，忌饱餐。

（3）保持引流管处切口敷料干燥、清洁。若突然发生腹痛、高热，应及时与医师联系。

（4）随访及复查：最后一次穿刺术后，1个月及6个月行腹部超声检查。

（徐丽君）

# 第二节 胆 囊 炎

胆囊炎是最常见的胆囊疾病，常与胆石症同时存在。女性多于男性。胆囊炎分为急性和慢性两种。

## 一、临床表现

急性胆囊炎可出现右上腹撑胀疼痛，体位改变和呼吸时疼痛加剧，右肩或后背部放射性疼痛，高热，寒战，并可有恶心，呕吐。慢性胆囊炎，常出现消化不良，上腹不适或钝疼，可有恶心，腹胀及嗳气，进食油腻食物后加剧。

胆囊炎并发胆石症者，结石嵌顿时，可引起穿孔，导致腹膜炎，疼痛加重，甚至出现中毒性休克或衰竭。胆囊炎胆石症可加重或诱发冠心病，引起心肌缺血性改变。专家认为：胆囊结石是诱发胆囊癌的重要因素之一。胆囊炎胆石症常可引起胰腺炎，由胆管疾病引起的急性胰腺炎约占50%。

## 二、治疗原则

(1)无症状的胆囊结石患者根据结石大小数目,胆囊壁病变确定是否手术及手术时机。应择期行胆囊切除术,有条件医院应用腹腔镜行胆囊切除术。

(2)有症状的胆囊结石患者用开放法或腹腔镜方法。

(3)胆囊结石伴有并发症时,如急性、胆囊积液或积脓,急性胆石性胰腺炎胆管结石或胆管炎,应即刻行胆囊切除术。

## 三、护理措施

### (一)术前护理

(1)按一般外科术前常规护理。

(2)低脂饮食。

(3)急性期应给予静脉输液,以纠正电解质紊乱,输血或血浆,以改善全身情况。

(4)患者如有中毒性休克表现,应先补足血容量,用升压药等纠正休克,待病情好转后手术治疗。

(5)黄疸严重者,有皮肤瘙痒,做好皮肤护理,防止瘙痒时皮肤破损,出现皮肤感染,同时注意黄疸患者,由于胆管内胆盐缺乏,维生素 K 吸收障碍,容易引起凝血功能障碍,术前应注射维生素 K。出现高热者,按高热护理常规护理。

(6)协助医师做好各项检查,如肝功能、心电图、凝血酶原时间测定、超声波、胆囊造影等,肝功能损害严重者应给予保肝治疗。

(7)需做胆总管与胆管吻合术时,应做胆管准备。

(8)手术前一天晚餐禁食,术晨按医嘱留置胃管,抽尽胃液。

### (二)术后护理

(1)按一般外科手术后护理常规及麻醉后护理常规护理。

(2)血压平稳后改为半坐卧位,以利于引流。

(3)禁食期间,给予静脉输液,维持水电解质平衡。

(4)停留胃管,保持胃管通畅,观察引流液性质并记录量,术后 2～3 天肠蠕动恢复正常,可拔除胃管,进食流质,以后逐渐改为低脂半流质,注意患者进食后反应。

(5)注意腹部伤口渗液,如渗液多应及时更换敷料。

(6)停留 T 管引流,保持胆管引流管通畅,并记录 24 小时引流量及性质。

(7)引流管停留时间长,引流量多者,要注意患者饮食及消化功能,食欲差者,可口服去氧胆酸、胰酶片或中药。

(8)胆总管内有残存结石或泥沙样结石,术后两周可行 T 管冲洗。

(9)防止 T 管脱落,除手术时要固定牢靠外,应将 T 管用别针固定于腹带上。

(10)防止逆行感染。T 管引流所接的消毒引流瓶(袋)每周更换两次,更换引流袋要在无菌操作下进行。腹壁引流伤口每天更换敷料一次。

(11)注意水电解质平衡,注意有无低钾、低钠症状出现,注意黄疸消退情况。

(12)拔 T 管指征及注意事项:一般术后 10～14 天,患者无发热、无腹痛、大便颜色正常,黄疸消退,胆汁引流量逐天减少至 50 mL 以下,胆汁颜色正常,呈金黄色、澄清时,用低浓度的胆影葡胺做 T 管造影,以了解胆管远端是否通畅,如通畅可试行钳夹 T 管或提高 T 管距离腋后线 10～20 mL,如有上腹胀痛、发热、黄疸加深等情况出现,说明胆管下端仍有梗阻,应立即开放引流管,继续引流,如钳夹 T 管 48 小时后无任何不适,方可拔管。拔管后1～2 天可有少量胆汁溢出,应及时更换敷料,如有大量胆汁外溢应报告医师处理。拔管后还应观察患者食欲及腹胀、腹痛、黄疸、体温和大便情况。

(徐丽君)

# 第三节 胆 囊 结 石

## 一、概述

胆囊结石是指原发于胆囊的结石,是胆石症中最多的一种疾病。近年来随着卫生条件的改善及饮食结构的变化,胆囊结石的发病率呈升高趋势,已高于胆管结石。胆囊结石以女性多见,男女之比为 1:（3～4）;其以胆固醇结石或以胆固醇为主要成分的混合性结石为主。少数结石可经胆囊管排入胆总管,大多数存留于胆囊内,且结石越聚越大,可呈多颗小米粒状,在胆囊内可存在数百粒小结石,也可呈单个巨大结石;有些终身无症状而在尸检中发现（静止性胆囊结石）,大多数反复发作腹痛症状,一般小结石容易嵌入胆囊管发生阻塞引起胆绞痛症状,发生急性胆囊炎。

## 二、诊断

### (一)症状

1.胆绞痛

胆绞痛是胆囊结石并发急性胆囊炎时的典型表现,多在进油腻食物后胆囊收缩,结合移位并嵌顿于胆囊颈部,胆囊压力升高后强力收缩而发生绞痛。小结石通过胆囊管或胆总管时可发生典型的胆绞痛,疼痛位于右上腹,呈阵发性,可向右肩背部放射,伴恶心、呕吐,呕吐物为胃内容物,吐后症状并不减轻。存留在胆囊内的大结石堵塞胆囊腔时并不引起典型的胆绞痛,故胆绞痛常反映结石在胆管内的移动。急性发作特别是坏疽性胆囊炎时还可出现高热、畏寒等显著的感染症状,严重患者由于炎性渗出或胆囊穿孔可引起局限性腹膜炎,从而出现腹膜刺激症状。胆囊结石一般无黄疸,但 30% 的患者因伴有胆管炎或肿大的胆囊压迫胆管,肝细胞损害时也可有一过性黄疸。

2.胃肠道症状

大多数慢性胆囊炎患者有不同程度的胃肠道功能紊乱,表现为右上腹隐痛不适、厌油、进食后上腹饱胀感,常被误认为"胃病"。有近半数的患者早期无症状,称为静止性胆囊结石,此类患者在长期随访中仍有部分出现腹痛等症状。

### (二)体征

1.一般情况

无症状期间患者大多一般情况良好,少数急性胆囊炎患者在发作期可有黄疸,症状重时可有感染中毒症状。

2.腹部情况

如无急性发作,患者腹部常无明显异常体征,部分患者右上腹可有深压痛;急性胆囊炎患者可有右上腹饱满、呼吸运动受限、右上腹触痛及肌紧张等局限性腹膜炎体征,Murphy 征阳性。有 1/3～1/2 的急性胆囊炎患者,在右上腹可扪及肿大的胆囊或由胆囊与大网膜粘连形成的炎性肿块。

### (三)检查

1.化验检查

胆囊结石合并急性胆囊炎有血液中白细胞计数升高,少数患者谷丙转氨酶也升高。

2.B 超检查

B 超检查简单易行,价格低廉,且不受胆囊大小、功能、胆管梗阻或结石含钙多少的影响,诊断正确率可达 96%,是首选的检查手段。典型声像特征是胆囊腔内有强回声光团并伴声影,改变体位时光团可移动。

3.胆囊造影

能显示胆囊的大小及形态并了解胆囊收缩功能,但易受胃肠道功能、肝功能及胆囊管梗阻的影响,应用很少。

4.X 线腹部

X 线平片对胆囊结石的显示率为 10%～15%。

5.十二指肠引流

有无胆汁可确定是否有胆囊管梗阻,胆汁中出现胆固醇结晶提示结石存在,但此项检查目前已很少用。

6.CT、MRI、ERCP、PTC

在 B 超不能确诊或者怀疑有肝内胆管、肝外胆管结石或胆囊结石术后多年复发又疑有胆管结石者,可酌情选用其中某一项或几项诊断方法。

### (四)诊断要点

1.症状

20%～40%的胆囊结石可终身无症状,称"静止性胆囊结石"。有症状的胆囊结石的主要临床表现:进食后,特别是进油腻食物后,出现上腹部或右上腹部隐痛不适、饱胀,伴嗳气、呃逆等。

2.胆绞痛

胆囊结石的典型表现,疼痛位于上腹部或右上腹部,呈阵发性,可向肩胛部和背部放射,多伴恶心、呕吐。

3.Mirizzi 综合征

持续嵌顿和压迫胆囊壶腹部和颈部的较大结石,可引起肝总管狭窄或胆囊管瘘,以及反复发作的胆囊炎、胆管炎及梗阻性黄疸,称"Mirizzi 综合征"。

4.Murphy 征

右上腹部局限性压痛、肌紧张,阳性。

5.B 超

胆囊暗区有一个或多个强回声光团,并伴声影。

### (五)鉴别诊断

1.肾绞痛

胆绞痛需与肾绞痛相鉴别,后者疼痛部位在腰部,疼痛向外生殖器放射,伴有血尿,可有尿路刺激症状。

**2.胆囊非结石性疾病**

胆囊良、恶性肿瘤、胆囊息肉样病变等,B超、CT等影像学检查可提供鉴别线索。

**3.胆总管结石**

可表现为高热、黄疸、腹痛,超声等影像学检查可以鉴别,但有时胆囊结石可与胆总管结石并存。

**4.消化性溃疡性穿孔**

多有溃疡病史,腹痛发作突然并很快波及全腹,腹壁呈板状强直,腹部X线平片可见膈下游离气体。较小的十二指肠穿孔,或穿孔后很快被网膜包裹,形成一个局限性炎性病灶时,易与急性胆囊炎混淆。

**5.内科疾病**

一些内科疾病如肾盂肾炎、右侧胸膜炎、肺炎等,也可发生右上腹疼痛症状,若注意分析不难获得正确的诊断。

## 三、治疗

### (一)一般治疗

饮食宜清淡,防止急性发作,对无症状的胆囊结石应定期B超随诊;伴急性炎症者宜进食,注意维持水、电解质平衡,并静脉应用抗生素。

### (二)药物治疗

溶石疗法服用鹅去氧胆酸或熊去氧胆酸对胆固醇结石有一定溶解效果,主要用于胆固醇结石。但此种药物有肝毒性,服药时间长,反应大,价格贵,停药后结石易复发。其适应证为:胆囊结石直径在2 cm以下;结石为含钙少的X线能够透过的结石;胆囊管通畅;患者的肝脏功能正常,无明显的慢性腹泻史。目前多主张采取熊去氧胆酸单用或与鹅去氧胆酸合用,不主张单用鹅去氧胆酸。鹅去氧胆酸总量为15 mg/(kg·d),分次口服。熊去氧胆酸为8～10 mg/(kg·d),分餐后或晚餐后2次口服。疗程1～2年。

### (三)手术治疗

对于无症状的静止胆囊结石,一般认为无须施行手术切除胆囊。但有下列情况时,应进行手术治疗:①胆囊造影胆囊不显影;②结石直径超过2 cm;③并发糖尿病且在糖尿病已控制时;④老年人或有心肺功能障碍者。

腹腔镜胆囊切除术适于无上腹创伤及手术史者,无急性胆管炎、胰腺炎和腹膜炎及腹腔脓肿的患者。对并发胆总管结石的患者应同时行胆总管探查术。

**1.术前准备**

择期胆囊切除术后引起死亡的最常见原因是心血管疾病。这强调了详细询问病史发现心绞痛和仔细进行心电图检查注意有无心肌缺血或以往心肌梗死证据的重要性。此外还应寻找脑血管疾病特别是一过性缺血发作的症状。若病史阳性或有问题时应做非侵入性颈动脉血流检查。此时对择期胆囊切除术应当延期,按照指征在冠状动脉架桥或颈动脉重新恢复血管流通后施行。除心血管病外,引起择期胆囊切除术后第二位的死亡原因是肝胆疾病,主要是肝硬化。除术中出血外,还可发生肝功能衰竭和败血症。自从在特别挑选的患者中应用预防性措施以来,择期胆囊切除术后感染中毒性并发症的发生率已有显著下降。慢性胆囊炎患者胆汁内的细菌滋生率占10%～15%;而在急性胆囊炎消退期患者中则高达50%。细菌菌种为肠道菌如大肠埃希菌、产气克雷伯杆菌和粪链球菌,其次也可见到产气荚膜杆菌、类杆菌和变形杆菌等。胆管内细菌的发生率随年龄而增长,故主张年龄在 60 岁以上、曾有过急性胆囊炎发作刚恢复的患者,术前应预防性使用抗生素。

2.手术治疗

对有症状胆石症已成定论的治疗是腹腔镜胆囊切除术。虽然此技术的常规应用时间尚短,但是其结果十分突出,以致仅在不能施行腹腔镜手术或手术不安全时,才选用开腹胆囊切除术,包括无法安全地进入腹腔完成气腹,或者由于腹内粘连,或者解剖异常不能安全地暴露胆囊等。外科医师在遇到胆囊和胆管解剖不清及遇到止血或胆汁渗漏而不能满意地控制时,应当及时中转开腹。目前,中转开腹率在 5% 以下。

### (四)其他治疗

体外震波碎石适用于胆囊内胆固醇结石,直径不超过 3 cm,且胆囊具有收缩功能。治疗后部分患者可发生急性胆囊炎或结石碎片进入胆总管而引起胆绞痛和急性胆管炎,此外碎石后仍不能防止结石的复发。因并发症多,疗效差,现已基本不用。

## 四、护理措施

### (一)术前护理

1.饮食

指导患者选用低脂肪、高蛋白质、高糖饮食。因为脂肪饮食可促进胆囊收缩排出胆汁,加剧疼痛。

2.术前用药

严重的胆石症发作性疼痛可使用镇痛剂和解痉剂,但应避免使用吗啡,因吗啡有收缩胆总管的作用,可加重病情。

3.病情观察

应注意观察胆石症急性发作患者的体温、脉搏、呼吸、血压、尿量及腹痛情况,及时发现有无感染性休克征兆。注意患者皮肤有无黄染及粪便颜色变化,以确定有无胆管梗阻。

### (二)术后护理

1.症状观察及护理

定时监测患者生命体征的变化,注意有无血压下降、体温升高及尿量减少等全身中毒症状,及时补充液体,保持出入量平衡。

2.T 管护理

胆总管切开放置 T 管的目的是为了引流胆汁,使胆管减压:①T 管应妥善固定,防止扭曲、脱落;②保持 T 管无菌,每天更换引流袋,下地活动时引流袋应低于胆囊水平,避免胆汁回流;③观察并记录每天胆汁引流量、颜色及性质,防止胆汁淤积引起感染;④拔管:如果 T 管引流通畅,胆汁色淡黄、清澄、无沉渣且无腹痛无发热等症状,术后 10～14 天可夹闭管道。开始每天夹闭 2～3 小时,无不适可逐渐延长时间,直至全日夹管。在此过程中要观察患者有无体温增高、腹痛、恶心、呕吐及黄疸等。经 T 管造影显示胆管通畅后,再引流 2～3 天,以及时排出造影剂。经观察无特殊反应,可拔除 T 管。

### (三)健康指导

进少油腻、高维生素、低脂饮食。烹调方式以蒸煮为宜,少吃油炸类的食物。适当体育锻炼,提高机体抵抗力。

(徐丽君)

# 第七章

## 泌尿外科护理

### 第一节 尿道结石

尿道结石是泌尿外科常见急症之一,但临床比较少见,且多以男性为主。大多数来自肾和膀胱。有尿管狭窄、尿道憩室及异物存在亦可致尿道结石,多数尿道结石位于前尿道。女性只有在有尿道憩室、尿道异物和尿道阴道瘘等特殊情况下才出现。男性尿道结石中,结石多见于前列腺部尿道,球部尿道,会阴尿道的阴茎阴囊交界处后方和舟状窝。女性尿道结石分原发性和继发性两种,传统认为尿道结石常继发于膀胱结石,多见于儿童与老年人。

#### 一、临床表现

**(一)症状**

1.疼痛

疼痛一般是钝性的,但也可能是锐利的,并常放射至阴茎龟头。原发性尿道结石常是逐渐长大,或位于尿道憩室内,早期可无疼痛症状。继发性结石多是上尿路排石排入尿道时,突然嵌入尿道内,常常突然感到局部剧烈疼痛及排尿痛。

2.排尿紊乱

尿道结石的典型症状为排尿困难,点滴状排尿,尿线变细或分叉,射出无力,有时骤然出现尿流中断,并有强烈尿意,阻塞严重时出现残余尿和尿潴留,出现充盈性尿失禁。有时可出现急迫性尿失禁。也可伴尿痛,重者可发生急性尿潴留及会阴部剧痛。

3.血尿及尿道分泌物

急症患者常有终末血尿或初始血尿,或排尿终末有少许鲜血滴出,伴有剧烈疼痛。慢性患者或伴有尿道憩室者,尿道口可有分泌物溢出,结石对尿道的刺激及尿道壁炎症溃疡,亦可出现脓尿。

**(二)体征**

前尿道结石可在结石部位扣及硬结,并有压痛,后尿道结石应通过直肠指诊扣及后尿道部位的硬结。

## 二、辅助检查

### (一)金属尿道探杆检查

在结石部位能探知尿道梗阻和结石的粗糙摩擦感。

### (二)尿道镜检查

能直接观察到结石,肯定尿道结石的诊断,并可发现尿道并发症。

### (三)X 线检查

X 线检查是尿道结石的主要诊断依据,因为绝大部分尿道结石是 X 线阳性结石,平片检查即可显示结石阴影和结石的部位、大小、形状。应行全尿路平片检查以明确有无上尿路结石。

### (四)尿道造影检查

目前由于内镜的发展及普及,尿道造影已很少应用。大多数辅助检查尿路有无他病变。

## 三、诊断要点

详细询问病史,尿道结石患者过去多有肾绞痛史及尿道排石史,当患者突然感到排尿困难、尿流中断、排尿时尿道刺痛时应考虑尿道结石的可能。与尿道狭窄、尿道息肉、异物等鉴别。尿道狭窄虽有排尿困难,但其排尿时无疼痛及尿中断现象,X 线平片无阳性结石影像。但尿道息肉无肾绞痛及排石史,尿道镜及尿道造影可以区别。尿道异物一般有外伤史及异物塞入史,临床上不难诊断。

## 四、治疗原则

治疗原则为尽快取出结石,解除痛苦,改善急性情况后再考虑纠正形成结石的原因。

## 五、临床护理

详见肾结石的临床护理内容。

(于丽艳)

# 第二节 肾 结 石

肾结石也称尿路结石,结石病是现代社会最常见的疾病之一,并在古代已有所描述。肾结石男性发病率是女性的 3 倍。肾结石发病高峰年龄为 20～30 岁,手术虽可以去除结石,但结石形成的趋势往往是终身的。

## 一、病因

肾结石形成原因非常复杂,人们对尿石症发病机制的认识仍未完全明了,可能包括的危险因素有外界环境、职业因素和泌尿系统因素等。

### (一)外界环境

外界环境包括自然环境和社会环境、气候和地理位置等,而社会环境包括社会经济水平和饮食文化等。相关研究表明结石病的季节性变化很可能与温度有关,通过出汗导致体液丧失,进而促进结石形成。

**(二)个体因素**

种族遗传因素、饮食习惯、职业因素、代谢性疾病等。其中职业环境中暴露于热源和脱水同样是结石病的危险因素。水分摄入不足可导致尿液浓缩,结石形成的概率增加。大量饮水导致尿量增多,可显著降低易患结石患者的结石发病率。

**(三)泌尿系统因素**

泌尿系统因素包括肾损伤、感染、泌尿系统梗阻、异物等。梗阻可以导致感染和结石形成,而结石本身也是尿中异物,会加重梗阻与感染程度,所以两者会相互促进疾病发展程度。

上述因素最终都导致人类尿液中各种成分过饱和、滞留因素和促进因素的增加等机制,进而导致肾结石形成。

## 二、分类

泌尿系统结石最常见的成分是钙,以草酸钙为主,多在肾脏和膀胱处形成。肾结石按照结石晶体的成分,主要分为四类,即钙结石、感染性结石、尿酸结石和胱氨酸结石。

## 三、临床表现

**(一)症状**

1.疼痛

肾结石最常见的症状是肾绞痛,经常突然起病,这通常是结石阻塞输尿管引起的。最常见的是从腰部开始,可辐射到腹股沟。肾盂内大结石和肾盏结石可无明显临床症状,患者活动后会出现上腹或腰部钝痛。40%～50%的肾结石患者有腰痛的症状,发生的原因是结石造成肾盂梗阻。通常可表现为腰部酸胀、钝痛。

2.血尿

绝大多数尿路结石患者存在血尿,通常为镜下血尿,少数也可见肉眼血尿。常常在腰痛后发生。有时患者活动后出现镜下血尿是上尿路结石的唯一临床表现,但当结石完全阻塞尿路时也可以没有血尿。血尿产生的原因是结石移动或结石对集合系统的损伤。血尿的多少取决于结石对尿路黏膜损伤程度大小。

3.发热

由于结石、梗阻和感染可互相促进,所以肾结石造成梗阻可继发或加重感染,出现腰痛伴高热、寒战。出现脓尿的患者很少见,若出现需要行尿培养,检测是否存在泌尿系统感染。结石继发急性肾盂肾炎或肾积脓时可有畏寒、发热、寒战等全身症状出现。

4.无尿和急性肾功能不全

双侧肾结石、功能性或解剖孤立肾结石阻塞导致尿路急性梗阻,可以出现无尿和急性肾后性肾功能不全的症状。

**(二)体征**

肾结石典型体征是患侧肾区叩击痛。患者脊肋角和腹部压痛也可不明显,一般不伴有腹部肌紧张。肾结石慢性梗阻时引起巨大肾积水,这时可出现腹部包块。

## 四、辅助检查

### (一)实验室检查

#### 1.血常规检查

肾绞痛时可伴血白细胞计数短时轻度增高。结石合并感染或发热时,血中白细胞计数可明显增高。结石导致肾功能不全时,可有贫血表现。

#### 2.尿液检查

常能见到肉眼或镜下血尿;脓尿很少见,伴感染时有脓尿、感染性尿路结石患者应行尿液细菌培养;尿液分析也可测定尿液 pH、钙、磷、尿酸、草酸等。

### (二)影像学检查

#### 1.超声检查

肾钙化和尿路结石都可通过超声诊断,可显示结石梗阻引起的肾积水及肾实质萎缩等。可发现尿路平片不能显示的小结石和 X 线透光结石,当肾脏显示良好时,超声还可检测到 5 mm 的小结石。超声作为无创检查应作为首选影像学检查,适合于所有患者包括肾功能不全患者、孕妇、儿童以及对造影剂过敏者。

#### 2.X 线检查

由于大约 90% 尿路结石不透 X 线,腹部 X 线片对于怀疑尿路结石的患者,是一种非常有用的检查。

#### 3.尿路平片

尿路平片是《CUA 尿路结石诊疗指南》推荐的常规检查方法,尿路平片上结合可显示出致密影。尿路平片可初步判断肾结石是否存在,以及肾结石的位置、数目、形态和大小,并且可以初步地提示结石的化学性质。

#### 4.CT 检查

螺旋 CT 平扫对肾结石的诊断准确、迅速。有助于鉴别不透光的结石、肿瘤、凝血块等以及了解有无肾畸形。

#### 5.内镜检查

内镜检查包括经皮肾镜、软镜、输尿管和膀胱镜检查。通常在尿路平片未显示结石时,静脉尿路造影有充盈缺损不能确诊时,借助于内镜可以明确诊断和进行治疗。

#### 6.肾盂造影像

可以确定透 X 线结石的存在,可以确诊引起患者形成结石的解剖部位。

## 五、诊断要点

任何评估之前都应先明确是否有与结石复发有关的代谢性疾病。至少应进行筛选性评估,包括远端肾小管性酸中毒、原发性甲状旁腺功能亢进症、痛风体质等疾病。只有明确了相关疾病才可以从根本上纠正治疗。

尿路结石与腹膜后和腹腔内病理状态引起的症状相似,所以应与急腹症进行全面的鉴别诊断,其中包括急性阑尾炎异位或未被认识的妊娠,卵巢囊肿蒂扭转等,体检时应注意检查有无腹膜刺激征。

## 六、治疗原则

肾结石治疗的总体原则是：解除疼痛和梗阻、保护肾功能、有效去石、治疗病因、预防复发。由于约 80% 的尿路结石可自发排出，因此可能没必要进行干预，有时多饮水就能自行排出结石。其他结石的性质、形态、大小部位不同，患者个体差异等因素，治疗方法的选择和疗效也大不相同。因此，对尿石症的治疗应该实施患者个体化治疗，通常需要各种方法综合治疗，来保证治疗效果。

### (一)病因治疗

少数患者能找到结石成因如甲状旁腺功能亢进症（主要是甲状旁腺瘤），只有积极治疗原发病防止尿路结石复发；尿路梗阻的患者，需要解除梗阻，这样可以避免结石复发，因此此类患者积极治疗病因即可。

### (二)非手术治疗

1.药物治疗

结石<0.6 cm 且表面光滑、结石以下尿路无梗阻时可采用药物排石治疗。多选择口服 α 受体阻滞剂（如坦索罗辛）或钙通道阻滞剂。尿酸结石选用枸橼酸氢钾钠，碳酸氢钠碱化尿液。口服别嘌醇及饮食调节等方法治疗也可取得良好的效果。

2.增加液体摄入量

机械性多尿可以预防有症状结石的形成和滞留，每天饮水 2 000～3 000 mL，尽量保持昼夜均匀。限制蛋白、钠摄入，避免草酸饮食摄入和控制肥胖都可防止结石的发病概率。

### (三)微创碎石

1.体外冲击波碎石

体外冲击波碎石(extracorporeal shock wave lithotripsy，ESWL)通过 X 线或超声对结石进行定位，利用高能冲击波聚焦后作用于结石，将结石粉碎成细沙，然后通过尿液排出体外。实践证明它是一种创伤小、并发症少、安全有效的非侵入性治疗，大多数上尿路结石可采用此方法治疗。ESWL碎石术后可能形成"石街"。引起患者的腰痛不适，也可能合并继发感染，患者病程也将相应延长。

2.经皮肾镜碎石取石术

经皮肾镜碎石取石术(percutaneous nephrolithotomy，PCNL)是通过建立经皮肾操作通道，击碎结石并同时通过工作通道冲出结石及取出肾结石。本手术通常在超声或 X 线定位下操作，在肾镜下取石或碎石。较小的结石通过肾镜用抓石钳取出，较大的结石将结石粉碎后用水冲出。

3.输尿管肾镜取石术

输尿管肾镜取石术(ureteroscope lithotripsy，URL)适用于中、下段输尿管结石，泌尿系统平片不显影结石，因结石硬、停留时间长、患者自身因素（肥胖）而使用 ESWL 困难者，也可用于ESWL 治疗所致的"石街"。下尿路梗阻、输尿管狭窄或严重扭曲等不宜采用此法。

### (四)开放手术

由于 ESWL 及内镜技术的普遍开展，现在上尿路结石大多数已不再开放手术。

## 七、临床护理

### (一)评估要点

1.术前评估

(1)健康史：了解患者基本情况，包括年龄、职业、生活环境、饮食饮水习惯等。

(2)相关因素:了解患者的既往史和家族史;有无可能引起结石的相关疾病如泌尿系统梗阻、感染和异物史,有无甲状旁腺功能亢进症、肾小管酸中毒等。了解用药史如止痛药物、钙剂等药物的应用情况。

(3)心理和社会支持状况:结石复发率较高,患者可能产生焦躁心理,故应了解患者及家属对相关知识的掌握程度和多治疗的期望,及时了解患者及家属心理状况。

2.术后评估

(1)术后恢复:结石排出、尿液引流和切口愈合情况,有无泌尿系统感染。

(2)肾功能状态:梗阻解除程度,肾功能恢复情况,残余结石对泌尿系统功能的影响。

**(二)护理诊断/问题**

1.疼痛

与疾病、排石过程、损伤及平滑肌痉挛有关。

2.尿形态异常

与结石或血块引起梗阻及术后留置导尿管有关。

3.潜在并发症

血尿、感染、结石导致阻塞、肾积水。

4.部分生活自理缺陷

与疾病及术后管道限制有关。

5.焦虑

与患者担心疾病预后有关。

6.知识缺乏

缺乏疾病预防及治疗相关知识。

**(三)护理目标**

(1)患者自述疼痛减轻,舒适感增强。

(2)患者恢复正常的排尿功能。

(3)患者无相关并发症发生,若发生能够得到及时发现和处理。

(4)患者了解相关疾病知识及预防知识。

(5)患者能满足相关活动需求。

**(四)护理措施**

1.缓解疼痛

(1)观察:密切观察患者疼痛的部位及相关生命体征变化。

(2)休息:发作期患者应卧床休息。

(3)镇痛:指导患者采用分散注意力、安排适当卧位、深呼吸、肌肉放松等非药物性方法缓解疼痛,不能缓解时,舒缓疼痛。

2.促进排石

鼓励非手术治疗的患者大量饮水,每天保持饮水量在2 000 mL以上,在病情允许的情况下,下床运动,适当做些跳跃、改变体位的活动以促进结石排出。手术治疗后患者均可出现血尿,嘱患者多饮水,以免出现血块进而堵塞尿路。

3.管道护理

(1)若患者有肾造瘘管,遵医嘱夹闭数小时开放,应保持通畅并妥善固定,密切观察引流性质及量。

（2）留置导尿管应保持管路通畅,观察排石情况。

（3）留置针妥善固定,保持补液的顺利进行。

4.体外冲击波碎石的护理

采用体外冲击波碎石的患者,在碎石准备前告知接受治疗前三天忌食产气性食物,治疗前一天服用缓泻剂,手术当天早晨禁饮食。碎石后应注意观察结石排出效果,协助患者采取相应体位(一般采取侧卧位,肾下盏取头低位),饮水量在 3 000 mL 以上,适当活动促进结石排出。

5.并发症观察、预防和护理

（1）血尿:观察血尿变化情况。遵医嘱应用止血药物。肾实质切开者,应绝对卧床 2 周,减少出血机会。

（2）感染:①加强护理观察。监测患者生命体征,注意观察尿液颜色和性状。②鼓励患者多饮水,也有利于感染的控制。③做好创腔引流管护理。患者留置肾盂造瘘管时应注意观察记录并妥善固定,保持通畅。开放性手术术后除注意相应管路护理外还应注意伤口护理,避免感染。④有感染者,遵医嘱应用抗菌药控制感染。

**(五)健康教育**

根据结石成分、代谢状态及流行病学因素,坚持长期预防,对减少或延迟结石复发十分重要。

1.饮食

大量饮水以增加尿量,稀释尿液,减少晶体沉积。成人保持每天尿量在 2 000 mL 以上,尤其是睡前及半夜饮水,效果更好。饮食以清淡易消化饮食为主,可根据结石成分调整饮食种类如含钙结石者宜食用含纤维丰富的食物;含草酸量高,避免大量摄入动物蛋白、精制糖和动物脂肪等;尿酸结石者不宜食用动物内脏、豆制品等。

2.活动与休息

病情允许的情况下适当活动,注意劳逸结合。

3.解除局部因素

尽早解除尿路梗阻、感染、异物等因素,可从根本上避免结石形成。

4.药物成分

根据结石成分,应用药物降低有害成分、碱化或酸化尿液,预防结石复发。鼓励长期卧床者适当进行功能锻炼,防止骨脱钙,减少尿钙含量。

5.定期复查

术后 1 个月门诊随访。以后 3 个月至半年复查排泄性尿路造影。

（于丽艳）

# 第三节　输尿管结石

输尿管结石是泌尿系统结石中的常见疾病,发病年龄多为 20～40 岁,男性略高于女性。其发病率高,约占上尿路结石的 65%。其中 90% 以上为继发性结石,即结石在肾内形成后降入输尿管。原发于输尿管的结石较少见。通常会合并输尿管梗阻、憩室等其他病变。所以输尿管结石的病因与肾结石基本相同。从形态上看,由于输尿管的塑形作用,结石进入输尿管后常形成圆柱形或枣核形,亦可由于较多结石排入,形成结石串俗称"石街"。

## 一、解剖

输尿管位于腹膜后间隙,上接肾脏下连膀胱,是一根细长的管道结构。输尿管全长在男性为27～30 cm,女性为25～28 cm。解剖学上输尿管的三个狭窄部将其分为上、中、下三段:①肾盂输尿管连接部;②输尿管与髂血管交叉处;③输尿管的膀胱壁内段,此三处狭窄部常为结石停留的部位。除此之外,输尿管与男性输精管或女性子宫阔韧带底部交叉处以及输尿管与膀胱外侧缘交界处管径较狭窄,也容易造成结石停留或嵌顿。结石最易停留或嵌顿的部位是输尿管的上段,约占全部输尿管结石的58%,其中又以第3腰椎水平最多见;而下段输尿管结石仅占33%。在结石下端无梗阻的情况下,直径≤0.4 cm 的结石约有90%可自行降至膀胱随尿流排出,其他情况则多需要进行医疗干预。

## 二、临床表现

### (一)症状

1.疼痛

上中段结石引起的输尿管疼痛为一侧腰痛,疼痛性质为绞痛,输尿管结石可引起肾绞痛或输尿管绞痛,典型表现为阵发性腰部疼痛并向下腹部睾丸或阴唇部放射。

2.血尿

90%的患者可出现镜下血尿也可有肉眼血尿,前者多见。血尿多发生在疼痛之后,有时是唯一的临床表现。输尿管结石急性绞痛发作时,可出现肉眼血尿。血尿的多少与结石对尿路黏膜的损伤程度有关。输尿管完全梗阻时也可无血尿。

3.恶心、呕吐

输尿管结石引起尿路梗阻时,使输尿管管腔内压力增高管壁局部扩张痉挛或缺血,由于输尿管与肠有共同的神经支配而导致恶心呕吐等胃肠道症状。

### (二)体征

结石可表现为肾区和胁腹部压痛和叩击痛,输尿管走行区可有深压痛;若伴有尿外渗时,可有腹膜刺激征。输管结石梗阻引起不同程度的肾积水,可触到腹部包块。

## 三、辅助检查

### (一)实验室检查

1.尿液检查

尿常规检查可见尿中红细胞,伴感染时有脓细胞。感染性尿路结石患者应行尿液细菌培养。肾绞痛有时可发现晶体尿,通过观察晶的形态可以推测结石成分。

2.血液检查

当输尿管绞痛可导致交感神经高度兴奋,机体出现血白细胞计数升高;当其升到$13\times10^9$/L以上则提示存在泌尿系统感染。血电解质、尿素和肌酐水平是评价总肾功能的重要指标。

3.24 小时尿分析

主要用于评估结石复发危险性较高的患者,是目前常用的一种代谢评估技术。

4.结石分析

结石成分分析可以确定结石的性质,是诊断结石病的核心技术,也是选择溶石和预防疗法的重要依据。

**(二)影像学检查**

1.超声检查

超声是一种简便无创的检查方法,是目前最常用的输尿管结石的筛查手段。能同时观察膀胱和前列腺,寻找结石形成诱因及并发症。

2.螺旋 CT 检查

螺旋 CT 对结石的诊断能力最高,能分辨出 0.5 mm 以上任何成分的结石,准确测定结石大小。

3.尿路平片检查

尿路平片可以发现 90％ 非 X 线透光结石,能够大致地确定结石的位置、形态、大小和数目,并且通过结石影的明暗初步提示结石的化学性质。因此作为结石检查的常规方法。

4.静脉尿路造影检查

**静脉尿路造影**(intravenous urography,IVU)应该在尿路平片的基础上进行,有助于确认结石在尿路上的位置、了解尿路解剖、发现有无尿路异常等。可以显示平片上不能显示的 X 线阴性结石,同时可以显示尿路的解剖结构,对发现尿路异常有重要作用。

5.逆行尿路造影检查

逆行尿路造影很少用于上尿路结石的初始诊断,属于有创性的检查方法,不作为常规检查手段。

6.放射性核素肾显像检查

放射性核素检查不能直接显示泌尿系统结石,主要用于确定分侧肾功能。提供肾血流灌注、肾功能及尿路梗阻情况等,因此对手术方案的选择以及手术疗效的评价具有一定价值。

## 四、诊断要点

尿路结石应该与急腹症进行全面鉴别诊断。输尿管结石的诊断应包括:①结石部位数目、大小、形态、成分等;②并发症的诊断;③病因学的评估。通过对病史症状的和体检后发现,具有泌尿系统结石或排石病史,出现右眼或镜下血尿或运动后输尿管绞痛的患者应进一步检查确诊。

## 五、治疗原则

目前治疗输尿管结石的主要方法有保守治疗(药物治疗和溶石治疗)、体外冲击波碎石、输尿管镜、经皮肾镜碎石术开放及腔镜手术。

**(一)保守治疗**

1.药物治疗

临床上多数尿路结石需要通过微创的治疗方法将结石粉碎并排出体外,少数比较小的尿路结石,可以选择药物排石。使用的排石药物为 $\alpha_1$ 受体阻滞剂如坦索罗辛等,排石治疗期间应保证有足够的尿量,每天需饮水 2 000～3 000 mL。双氯芬酸钠可以缓解症状并减轻输尿管水肿,有利于排石治疗。钙通道阻滞剂及一些中医中药对排石也有一定的效果。

2.溶石治疗

我国在溶石治疗方面处于领先地位。如胱氨酸结石：口服枸橼酸氢钾钠或碳酸氢钠片,以碱化尿液,维持尿液 pH 在 7.0 以上,帮助结石治疗。

3.微创手术

主要有体外冲击波碎石、经皮肾镜碎石取石术、输尿管肾镜取石术等。

(1)体外冲击波碎石：详见肾结石内容。

(2)经皮肾镜碎石取石术：详见肾结石内容。

(3)输尿管肾镜取石术(ureteroscope lithotripsy,URL)：和肾结石基本相同但在治疗输尿管上段结石的过程中发现,碎石后石块容易回流至肾盂,导致术后需要再行经皮取石术,所以现在临床通常会采取输尿管镜拦截网固定下采用钬激光碎石技术治疗输尿管上段结石。

**(二)开放手术治疗**

随着 ESWL 及腔内治疗技术的发展,目前上尿路结石行开放手术治疗的比例已显著减少,逐渐被腹腔镜手术取代。

## 六、临床护理

详见肾结石的临床护理内容。 (于丽艳)

# 第四节 膀 胱 结 石

膀胱结石是较常见的泌尿系统结石,好发于男性,男女比例约为 10：1,膀胱结石的发病率有明显的地区和年龄差异。总的来说,在经济不发达地区,膀胱结石以婴幼儿为常见,主要由营养不良所致。

## 一、病因

膀胱结石分为原发性和继发性两种。原发性膀胱结石多发于男性,与营养不良有关。继发性膀胱结石主要继发于下尿路梗阻、膀胱异物等。

**(一)营养不良**

婴幼儿原发性膀胱结石主要发生于贫困饥荒年代,营养缺乏,尤其是动物蛋白摄入不足是其主要原因。

**(二)下尿路梗阻**

下尿路梗阻时,如良性前列腺增生、膀胱颈部梗阻、尿道狭窄、先天畸形、膀胱膨出、憩室、肿瘤等,均可使小结石和尿盐结晶沉积于膀胱而形成结石。

**(三)膀胱异物**

医源性的膀胱异物主要有长期留置的导尿管、被遗忘取出的输尿管支架管、不被机体吸收的残留缝线、膀胱悬吊物等,非医源性异物如子弹头、发卡、电线、圆珠笔芯等。均可作为结石的核心而使尿盐晶体物质沉积于其周围而形成结石。

### (四)泌尿系统感染

继发于尿液潴留及膀胱异物的感染,尤其是分泌尿素酶的细菌感染,由于能分解尿素产生氨,使尿 pH 升高,使尿磷酸钙、铵和镁盐的沉淀而形成膀胱结石。

### (五)其他

临床手术后也可能导致膀胱结石发生如肠道膀胱扩大术、膀胱外翻-尿道上裂等。

## 二、病理生理

膀胱结石的继发性病理改变主要表现为局部损害、梗阻和感染。膀胱结石如表面光滑且无感染者,在膀胱内存在相当长时间,也不会造成膀胱壁明显的病理改变。由于结石的机械性刺激,膀胱黏膜往往呈慢性炎症改变。光滑且无感染者,继发感染时,可出现滤泡样炎性病变、出血和溃疡,膀胱底部和结石表面均可见脓苔。晚期可发生膀胱周围炎,使膀胱和周围组织粘连,甚至发生穿孔。膀胱结石易堵塞于膀胱出口、膀胱颈及后尿道,导致排尿困难。

## 三、临床表现

### (一)症状

#### 1.疼痛

疼痛可为下腹部和会阴部钝痛,亦可为明显或剧烈疼痛,常因活动和剧烈运动而诱发或加剧。膀胱结石的典型症状为排尿突然中断,疼痛放射至远端尿道及阴茎头部,伴排尿困难和膀胱刺激症状。由结石刺激膀胱底部黏膜而引起,常伴有尿频和尿急,排尿终末时疼痛加剧。

#### 2.血尿

膀胱壁由于结石的机械性刺激,可出现血尿,并往往表现为终末血尿。尿流中断后再继续排尿亦常伴血尿。

#### 3.其他

因排尿费劲,腹压增加,可并发脱肛。若结石位于膀胱憩室内,可仅有泌尿系统感染的表现。少数患者,重时发生急性尿潴留。

### (二)体征

体检时下腹部有压痛。结石较大和腹壁较薄弱时,在膀胱区可触及结石。较大结石也可经直肠腹壁双合诊被触及。

## 四、辅助检查

### (一)实验室检查

实验室检查可发现尿中有红细胞或脓细胞,伴有肾功能损害时可见血肌酐、尿素氮升高。如并发感染可见白细胞,尿培养可有细菌生长。

### (二)影像学检查

#### 1.超声检查

检查能发现膀胱及后尿道,强光团及声影,还可同时发现膀胱憩室良性前列腺增生等。

#### 2.X 线检查

X 线平片亦是诊断膀胱结石的重要手段,结合 B 超检查可了解结石大小、位置、形态和数目,怀疑有尿路结石可能还需做泌尿系统平片及排泄性尿路系平片及排泄性尿路造影。

3.CT 检查

所有膀胱中结石在 CT 中都为高密度,且 CT 可明确鉴别肿瘤钙化和结石。

4.膀胱镜检查

膀胱镜检查是最确切的诊断方法,可直接观察膀胱结石的大小、数目和形状,同时还可了解有无前列腺增生、膀胱颈纤维化、尿道狭窄等病变。但膀胱镜检查属于有创操作,一般不做常规使用。

## 五、诊断原则

膀胱结石的诊断,主要是根据病史、体检、B 超、X 线检查,必要时做膀胱镜检查。但需要注意引起结石的病因如良性前列腺增生、尿道狭窄等前尿道结石可沿尿道扪及,后尿道结石经直肠指检可触及,较大的膀胱结石可经直肠-腹壁双合诊被扪及。虽然不少患者可根据典型症状,如疼痛的特征,排尿时突然尿流中断和终末血尿,作出初步诊断。但这些症状绝非膀胱结石所独有。

## 六、治疗

治疗应根据结石体积大小选择合适的治疗方法。膀胱结石的治疗应遵循两个原则,一是取出结石,二是去除结石形成的病因。一般来说,直径<0.6 cm,表面光滑的膀胱结石可自行排出体外。绝大多数膀胱结石均需行外科治疗,方法包括体外冲击波碎石术、内腔镜手术和开放性手术。

### (一)体外冲击波碎石术

小儿膀胱结石多为原发性结石,可首选体外冲击波碎石术;成人原发性膀胱结石≤3 cm 者亦可以采用体外冲击波碎石术。

### (二)内腔镜手术

几乎所有类型的膀胱结石都可以采用经尿道手术治疗。在内镜直视下经尿道碎石是目前治疗膀胱结石的主要方法,可以同时处理下尿路梗阻病变。目前常用的经尿道碎石方式包括机械碎石、液电碎石、气压弹道碎石、超声碎石、激光碎石等。

### (三)开放性手术

随着腔内技术的发展,目前采用开放手术取石已逐渐减少,开放手术取石不应作为膀胱结石的常规治疗方法,仅适用于需要同时处理膀胱内其他病变或结石体积>4 cm 时使用。膀胱结石采用手术治疗,并应同时治疗病因。膀胱感染严重时,应用抗生素治疗;若有排尿,则应先留置导尿管,以利于引流尿液及控制感染。

## 七、临床护理

详见肾结石的临床护理内容。

(于丽艳)

# 第五节 尿 道 损 伤

尿道损伤是泌尿外科常见的急症,多见于男性。男性尿道以尿生殖膈为界,分为前、后两段。前尿道损伤多发生于尿道球部,常因会阴部骑跨伤所致;后尿道损伤多发生于尿道膜部,多为骨盆骨折时尿生殖膈突然移位所致。依照尿道损伤程度可分为尿道挫伤、尿道裂伤、尿道球部断裂和尿道膜部断裂等4种病理类型。尿道损伤的典型症状为尿道出血、排尿困难或尿潴留。尿道损伤若早期处理不及时或处理不当,极易形成尿道狭窄。尿道损伤的主要处理原则包括紧急抗休克、解除尿潴留,尿道挫伤及轻度裂伤者不需要特殊治疗;尿道断裂者需行手术治疗,前尿道裂伤者行经会阴尿道修补或断端吻合术,后尿道损伤做耻骨上高位膀胱造瘘或尿道会师复位术。

## 一、常见护理诊断/问题

### (一)组织灌注量改变
与创伤、骨盆骨折引起的大出血有关。

### (二)排尿困难
与外伤导致的尿道损伤有关。

### (三)潜在并发症
感染、出血、尿道狭窄等。

## 二、护理措施

### (一)紧急处理
1.积极抗休克治疗

(1)快速输液、输血,镇静、止痛。

(2)如伴骨盆骨折,应及时进行骨折复位固定,减少骨折端的活动,防止血管的进一步损伤。

2.解除急性尿潴留

(1)对尿道损伤患者应先尝试导尿,以确定尿道是否连续或完整,导尿成功后至少留置导尿管4周。

(2)如无法插入导尿管,则应行膀胱穿刺造瘘术。

### (二)非手术治疗的护理
1.密切观察病情

监测患者的神志、脉搏、呼吸、血压、体温、尿量、腹肌紧张度、腹痛、腹胀等的变化,并详细记录。

2.感染的预防与护理

(1)嘱患者勿用力排尿,因可引起尿外渗而导致周围组织的继发感染。

(2)保持伤口的清洁、干燥,敷料渗湿时应及时更换。

(3)遵医嘱应用抗菌药物,并鼓励患者多饮水,以起到稀释尿液、自然冲洗尿路的作用。

(4)早期发现感染征象:尿道断裂后血、尿外渗容易导致感染,表现为伤处肿胀,搏动性疼痛,体温升高。如发现异常表现,应立即通知医师处理。若患者体温升高、伤口处疼痛并伴有血白细胞计数和中性粒细胞比例升高、尿常规示有白细胞时,多提示有感染,应及时通知并协助医师处理。

3.密切观察病情

监测患者的神志、脉搏、呼吸、血压、体温、尿量、腹肌紧张度、腹痛、腹胀等的变化,并详细记录。

4.骨盆骨折患者注意事项

骨盆骨折者须卧硬板床,勿随意搬动,以免加重损伤。

**5.做好术后护理**

做好膀胱造瘘术后患者的护理。

**(三)手术治疗的护理**

1.术前准备

对有手术指征者,做好各项术前准备。

2.术后护理

(1)病情观察:观察患者生命体征,尿量、尿液颜色和性质。

(2)饮食护理:术后禁食,待肛门排气后进流质饮食,逐渐过渡到普食,饮食要注意营养丰富;嘱患者多饮水,保持24小时尿量>2 000 mL,达到生理性膀胱冲洗的作用。

(3)引流管(导尿管、膀胱造瘘管)护理:①妥善固定,保持导尿管及膀胱造瘘管引流通畅;②观察引流液的量、颜色、性状;③引流袋的位置切勿高于膀胱区,以防止尿液逆行导致感染;④置管时间与拔管:膀胱造瘘管留置时间需酌情决定,拔管前夹管试行排尿;根据具体手术方式,导尿管需留置7~10天,必要时可延长2~3周;尿道会师术者,留置时间4~8周。

**(四)术后并发症的观察与护理**

1.吻合口出血

除了术中因止血不彻底和局部感染外,术后阴茎勃起、海绵体充血是导致吻合口出血的重要原因。

(1)观察:引流液是否为血性,切口是否有出血或渗血。

(2)护理:术后应遵医嘱给予口服雌激素或镇静药物,抑制阴茎勃起,同时保持大便通畅。

2.吻合口感染

(1)观察:注意观察尿道吻合口疼痛情况及体温变化。若术后早期局部疼痛逐渐加重、切口肿胀发红、体温持续升高不降,提示吻合口感染。

(2)护理:留置导尿管者,做好尿道口护理2次/天;保持手术切口清洁、干燥;加强损伤局部的护理,严格无菌操作;遵医嘱合理使用抗菌药物。若发生吻合口感染,适当拆除伤口缝线,延期拔出引流管;若局部积液、积血或形成脓肿,则应及时切开引流。

3.尿道狭窄

局部感染和尿瘘均可导致尿道狭窄,尤其是后尿道损伤时。

(1)观察:若患者出现排尿困难、排尿时间延长、尿液分叉、尿线变细、射程变短甚至呈滴沥状等表现时,应考虑发生尿道狭窄的可能。

(2)护理:拔除导尿管后要密切观察患者排尿情况,必要时定期做尿道扩张术。

## 三、健康教育

**(一)尿道狭窄的自我观察及预防**

(1)自我观察:排尿是否有困难,排尿时间是否有延长,尿液性状是否发生改变等。

(2)预防:遵医嘱定期行尿道扩张术,以避免尿道狭窄导致的排尿困难(尿道扩张间隔时间依次为1周、2周、1个月、3个月、6个月),特殊情况一般需在3~6个月后再次手术。

**(二)性功能障碍**

患者可行心理性勃起的训练加辅助治疗。

**（三）复诊**

定期行 X 线检查,观察有无尿道狭窄;若发生排尿困难,应及时来医院就诊。

**（四）注意事项**

(1)多饮水,特别是带膀胱造瘘管及定期尿道扩张的患者,大量饮水可起到生理性膀胱冲洗的作用,预防泌尿系统感染。

(2)尿道狭窄患者定期行尿道扩张术是治疗的关键。

（于丽艳）

# 第六节　肾　损　伤

肾脏是实质性器官,左右各一,形似蚕豆。肾脏表面光滑,活体时呈红褐色。肾脏为腹膜后器官,解剖位置隐蔽,其前后内外均有良好的保护,不易受到损伤。但由于肾实质脆弱、包膜薄,对来自腰部、背部、下胸或上腹部受到的暴力打击也会引起损伤。肾损伤常是严重多发性损伤的一部分。肾损伤占腹部损伤的 8%～10%,占全部损伤的 1%～5%。根据美国报道的数据,全球每年肾损伤发生数量大约为 20 万例。肾损伤多见于 20～40 岁男性,男女比例约为 3:1。儿童肾脏相对成人大且位置低,肾周围的保护作用较弱,肾创伤的发生率较高。

## 一、病因

按损伤病因的不同,可分为开放性损伤、闭合性损伤、医源性损伤和自发性肾破裂。

**（一）开放性损伤**

因刀刃、弹片、枪弹等锐器致伤,损伤复杂而严重,常伴有胸、腹部等其他组织器官损伤。

**（二）闭合性损伤**

因直接暴力或间接暴力所致。直接暴力引起的闭合性损伤往往是钝性外力直接撞击腹部、腰部或背部造成的肾实质损伤,如撞击、跌打、挤压、肋骨骨折或横突骨折等。

**（三）医源性损伤**

医源性损伤是指在疾病诊断或治疗过程中发生的肾损伤,如经皮肾穿穿刺活检、肾造瘘、经皮肾镜碎石术、体外冲击波碎石等医疗操作有可能造成不同程度的肾损伤。

**（四）自发性肾破裂**

无明显外伤情况下突然发生的肾损伤,如巨大肾积水、肾肿瘤、肾结核或肾囊性疾病等,有时肾区受到轻微的创伤,即可造成严重的"自发性"肾破裂。

## 二、分型

按肾损伤所致的病理改变,肾损伤分为轻度肾损伤和重度肾损伤。目前国内外都普遍采用美国创伤外科协会的创伤分级系统,能够对肾损伤进行精确分度(表 7-1)。

表 7-1 美国创伤外科协会肾损伤分级

| 分级 | 类型 | 表现 |
|------|------|------|
| Ⅰ | 挫伤 | 镜下或肉眼血尿,泌尿系统检查正常 |
| | 血肿 | 包膜下血肿,无实质损伤 |
| Ⅱ | 挫伤 | 肾实质裂伤深度不超过 1.0 cm,无尿外渗 |
| | 血肿 | 局限于腹膜后肾区的肾周血肿 |
| Ⅲ | 裂伤 | 肾实质裂伤深度超过 1.0 cm,无集合系统破裂或尿外渗 |
| Ⅳ | 裂伤 | 肾损伤贯穿肾皮质、髓质和集合系统 |
| | 血管损伤 | 肾动脉、静脉主要分支损伤伴出血 |
| Ⅴ | 裂伤 | 肾脏碎裂,肾盂输尿管连接部损伤 |
| | 血管损伤 | 肾门血管撕裂、离断伴肾脏无供血 |

注:对于Ⅲ级损伤,如双侧肾损伤,应评级为Ⅳ级。

**(一)轻度肾损伤**

Ⅰ～Ⅱ级为轻度肾损伤,包括:①包膜下血肿;②浅表肾脏裂伤;③肾挫伤。轻度肾损伤一般不产生肾脏以外的血肿,无尿外渗。大多数患者属此类损伤,一般不需手术治疗。

**(二)重度肾损伤**

Ⅲ～Ⅴ级为重度肾损伤,包括:①肾实质损伤;②肾血管损伤。

## 三、临床表现

肾损伤的临床表现与损伤类型和程度有关,有时同一肾脏可同时存在多种病理分型损伤。在合并其他器官损伤时,轻度肾损伤的症状有时不易被察觉。

**(一)症状**

1.休克

由于创伤和失血引起,多发生于重度肾损伤。尤其合并其他脏器损伤时,因创伤和出血常发生休克,可危及生命。

2.血尿

血尿是提示泌尿系统损伤最重要的指标。肾损伤 80% 以上的患者出现血尿。肾挫伤时血尿轻微,重度肾实质损伤更容易出现肉眼血尿。血尿的严重程度与肾损伤程度并不一致。如肾盂输尿管连接部的破坏、肾蒂血管断裂、肾动脉血栓形成、肾盂破裂、输尿管断裂、血凝块阻塞输尿管时,血尿轻微不明显,甚至无血尿。血尿和休克同时存在往往提示肾损伤。

3.疼痛

往往是受到外伤后的第一症状,一般情况下疼痛部位和程度与受伤部位和程度是一致的。因肾包膜张力增高、肾周围软组织损伤可表现为患侧肾区或腰腹部疼痛,可出现钝痛。血块通过输尿管时,可出现肾绞痛。尿液、血液渗入腹腔或合并腹部脏器损伤时,可出现全腹痛和腹膜刺激症状。

4.发热

肾损伤所致血肿、尿外渗易继发感染,造成肾周脓肿或化脓性腹膜炎,引起发热等伴全身中毒症状。

## (二)体征

肾周围尿外渗及血肿可使局部肿胀,可形成腰腹部肿块,有明显触痛和肌肉强直,随着病情的进展,肿块有逐渐增大的趋势。

## 四、辅助检查

### (一)实验室检查

#### 1.血液检查

血常规检查时发现血红蛋白和血细胞比容持续降低提示有活动性出血。若血中白细胞计数增多则提示有感染。

#### 2.尿液检查

尿常规检查时可见大量红细胞。血尿为诊断肾损伤的重要依据,伤后的几次排尿由于输尿管血块堵塞可出现暂时性血尿消失的现象,因此应注意收集伤后第一次排尿进行检测。若肾组织损伤时可释放大量乳酸脱氢酶,尿中含量可增高。

### (二)影像学检查

#### 1.X线平片

严重的肾脏裂伤、肾脏粉碎性裂伤或肾盂破裂时,可见肾影像模糊不清、腰大肌影像不清晰等,还可发现脊柱、肋骨骨折等现象。

#### 2.B超检查

能提示肾损伤的部位,有无肾内、包膜下和肾周血肿、尿外渗,其他器官损伤及对侧肾等情况。B超是常用的筛选和评价肾损伤的便捷检查,可用于对造影过敏者和不能接受X线检查的患者,其应用广泛。

#### 3.CT检查

对肾周血肿及尿外渗范围的判断能力均优于静脉尿路造影,可作为肾损伤的首选检查。CT为重度肾损伤患者是否能采用非手术治疗提供更多信息,避免过多的开放手术导致肾切除的风险。

#### 4.MRI检查

MRI诊断肾损伤的作用与CT类似,但可以提供肾脏解剖精细细节,对血肿的显示比CT更具特征性,只有在造影剂过敏情况下才考虑使用MRI。

#### 5.其他检查

静脉尿路造影可以显示肾脏实质的外形,更为重要的是可以显示肾脏的缺失情况以及分肾功能。肾动脉造影是作为一种辅助的影像学方法。逆行肾盂造影用于CT不能排除肾脏集合系统损伤、肾盂输尿管交接部撕裂的患者。这些检查在临床上一般不作为首选。

## 五、诊断要点

通过CT、B超、MRI等检查指标可以确诊肾损伤的部位、程度、有无尿外渗以及对侧肾情况。

## 六、治疗原则

肾损伤的治疗与损伤程度直接相关。轻微肾挫伤时一般症状较轻微,经短期休息可以自行康复,大多数患者属此类损伤。大多数肾部分裂伤可行非手术治疗,仅有少数需手术治疗。

**(一)保守治疗**

单纯性或轻度肾损伤,如无严重的出血或休克,一般采用保守治疗。

(1)绝对卧床休息 2～4 周,待病情稳定、尿常规正常后才能允许患者离床活动。一般损伤后 4～6 周肾部分裂伤才逐渐愈合,过早过多离床活动,可能导致再度出血。保守治疗恢复后在 2～3 个月内不宜参加体力劳动或竞技运动。

(2)定时观察生命体征的变化,注意腰、腹部肿块范围有无增大和血尿进展情况,观察每次排出的尿液颜色深浅的变化。必要时进行影像学检查或复查,对肾损伤是否出现进展或合并症进行临床判断和救治。

(3)及时补充血容量和热量,维持水、电解质平衡,保持足够尿量,必要时输血。

(4)应用镇静、止痛、止血和解痉剂。

(5)因伤后组织脆弱或局部血肿,尿外渗易发生感染,因此应适量应用抗生素预防和抗感染。

**(二)手术治疗**

1.开放性肾损伤

几乎所有开放性肾损伤的患者都要施行手术探查,特别是枪伤或从前面进入的锐器伤,需经腹部切口进行手术包括清创、缝合及引流,并探查腹部脏器有无损伤。

2.闭合性肾损伤

一旦确定为严重肾部分裂伤、肾破裂及肾蒂血管损伤需尽早经腹进行手术。若损伤患者在保守治疗期间发生:①经抗休克治疗后,生命体征仍未改善,提示有内出血;②血尿逐渐加重,血红蛋白和血细胞比容继续降低;③腰、腹部肿块明显增大;④有腹腔脏器损伤可能。这些情况时需要及时实施手术治疗。

3.医源性肾损伤

根据损伤程度及时在原有手术基础上改变手术方式,及时进行治疗,以免延误最佳治疗时机。

# 七、临床护理

## (一)评估要点

1.术前评估

(1)健康史:了解患者的年龄、性别、职业等;了解受伤既往史,包括受伤的原因、时间、地点、部位,受伤至就诊期间的病情发生哪些变化及就诊前采取的急救措施有哪些。

(2)身体状况:局部有无腰、腹部疼痛,肿块和血尿等情况,有无腹膜炎的症状与体征;患者的生命体征、尿量及尿色的变化情况,有无休克征象;辅助检查,血、尿常规检查结果的动态情况,影像学检查有无发现异常。

(3)心理-社会状况:患者及家属对伤情的认知度、对突发事故及预后的心理承受力、对治疗费用的承受力、对疾病治疗的知晓度。

2.术后评估

伤口愈合情况,引流管是否通畅;有无出血、感染等并发症。

**(二)护理诊断/问题**

1.焦虑与恐惧

与外伤打击、害怕手术和患者担心疾病发展及预后不良有关。

2.舒适的改变

与疼痛、血尿、体位受限等有关。

3.有皮肤完整性受损的危险

与术后活动受限有关。

4.组织灌流量改变

与肾裂伤、肾蒂裂伤或其他脏器损伤引起的大出血有关。

5.自理能力缺陷

与疼痛、活动受限有关。

6.知识缺乏

缺乏相关的护理知识。

7.潜在并发症

缺乏肾脏损伤相关知识。感染、出血。

**(三)护理目标**

(1)患者恐惧与焦虑程度减轻,情绪稳定,配合治疗及护理。

(2)患者不适感减轻或消失。

(3)患者皮肤完好,无压疮发生。

(4)患者的有效循环血量得以维持。

(5)患者基本生活需要得以满足。

(6)患者及家属了解或掌握肾损伤的相关知识。

(7)术后未发生并发症,或并发症得到及时发现和处理。

**(四)护理措施**

1.术前护理

(1)心理护理:术前做好患者的心理护理尤为重要,主动关心、安慰患者及其家属,稳定情绪,减轻焦虑与恐惧。耐心向患者及家属讲解肾损伤的病情发展情况、主要的治疗以及护理措施,鼓励患者及家属积极配合各项治疗及护理工作,尽量减轻患者及家属的心理负担。

(2)术前准备:有手术指征者,在抗休克治疗的同时,紧急做好各项术前准备。①完善相关检查:心电图、X线片、B超、CT。②完成血液及体液检查:血常规、血生化、凝血功能试验、尿常规等。③采血样、备血,做好术中用血准备。④遵医嘱带患者术中用药。⑤做好术前处置:术区备皮,术前灌肠。告知患者术前禁食禁饮6小时以上。⑥戴好腕带,遵医嘱进行术前补液。⑦与手术室人员进行患者、药物等相关信息核对后,送患者进入手术室。

2.术后护理

(1)病情观察:①了解麻醉及手术方式、切口、引流情况等,持续心电血压血氧监测、吸氧,定时记录测量的心率、血压、血氧饱和度、呼吸数值,并观察其变化。②观察各管道情况及护理保持引流管通畅、妥善固定、防止滑脱,定时挤压引流管,避免折叠、扭曲、受压而导致引流不畅。观察引流液颜色、性质和量的变化。保持导尿管通畅,观察尿液的颜色、性质、量的变化,若血尿颜色逐渐加深,说明出血加重,及时通知医师。留置导尿管的患者,做好导尿管护理,每天至少2次会阴护理。③做好患者的基础护理,保持患者皮肤清洁、干燥,定时翻身,做好口腔护理、会阴护理、皮肤护理等工作。④动态监测血红蛋白和血细胞比容变化,以判断出血情况。⑤感染的预防及护理,保持伤口清洁、干燥,敷料渗湿后及时更换。定时观察患者的体温和血白细胞计数,判断有无继发感染。⑥维持体液平衡、保证组织有效灌流量,合理安排输液种类,以维持水、电解质及酸碱平衡。

(2)饮食护理:①术后当天,肛门排气前,患者保持禁食禁饮。②术后第一天,一般患者会出现肛门排气,患者可流质饮食,先少量饮水,若无腹胀等不适,可少量多餐,如出现腹胀等不适立即停止进食。③肛门排气后2～3天,患者可行半流质饮食逐渐过渡至普食,少量多餐,以不引起腹胀等不适为宜。注意进食营养丰富、易消化的粗纤维食物,保持大便通畅,避免便秘。

(3)体位与活动:①患者麻醉清醒前,取平卧位,头偏向一侧。②患者麻醉清醒后,一般术后6小时后可采取患侧卧位或半卧位,以便减轻腹胀,有利于伤口引流和机体恢复。③肾修复术、肾部分切除:绝对卧床休息1～2周,以平卧位为主,鼓励患者行肢体主动运动,健侧卧位与平卧位交替。术后2周后,肾修复术、肾部分切除患者,待病情稳定、血尿消失后可床旁坐或沿床沿活动,逐渐增加活动量,避免再度出血。

(4)健康宣教:①嘱患者多食高蛋白、高热量、高纤维、易消化、粗纤维的食物,多饮水、忌辛辣刺激食物,保持排便通畅。②适当活动,避免劳累。肾修复术、肾部分切除患者出院3个月内避免剧烈运动和重体力劳动。③自我监测,观察尿液颜色、性质及量,若有异常情况,需及时就诊。④行肾切除术后的患者须注意保护健肾,防止外伤,尽量不使用对肾功能有损害的药物,如氨基糖苷类抗生素等,最好在医师指导下用药。⑤定期复查肾功能、尿常规、B超等。

**(五)护理评价**

通过治疗与护理,患者是否存在以下情况。

(1)恐惧与焦虑程度减轻,情绪稳定,配合治疗及护理。

(2)不适感减轻或消失。

(3)皮肤完好,无压疮发生。

(4)有效循环血量得以维持。

(5)基本生活需要得以满足。

(6)了解或掌握肾损伤的相关知识。

(7)术后未发生并发症,或并发症得到及时发现和处理。

**(于丽艳)**

# 第八章

# 呼吸内科护理

## 第一节　慢性支气管炎

慢性支气管炎是由于感染或非感染因素引起气管、支气管黏膜及其周围组织的慢性非特异性炎症。临床以咳嗽、咳痰或伴有喘息反复发作为特征,每年持续 3 个月以上,且连续 2 年以上。

### 一、病因和发病机制

慢性支气管炎的病因极为复杂,迄今尚有许多因素还不够明确,往往是多种因素长期相互作用的综合结果。

**（一）感染**

病毒、支原体和细菌感染是本病急性发作的主要原因。病毒感染以流感病毒、鼻病毒、腺病毒和呼吸道合胞病毒常见;细菌感染以肺炎链球菌、流感嗜血杆菌和卡他莫拉菌及葡萄球菌常见。

**（二）大气污染**

化学气体,如氯气、二氧化氮、二氧化硫等刺激性烟雾,空气中的粉尘等均可刺激支气管黏膜,使呼吸道清除功能受损,为细菌入侵创造条件。

**（三）吸烟**

吸烟为本病发病的主要因素。吸烟时间的长短与吸烟量决定发病率的高低,吸烟者的患病率较不吸烟者高 2～8 倍。

**（四）过敏因素**

喘息型支气管患者,多有过敏史。患者痰中嗜酸性粒细胞和组胺的含量及血中 IgE 明显高于正常。此类患者实际上应属慢性支气管炎合并哮喘。

**（五）其他因素**

气候变化,特别是寒冷空气对慢支的病情加重有密切关系。自主神经功能失调,副交感神经功能亢进,老年人肾上腺皮质功能减退,慢性支气管炎的发病率增加。维生素 C 缺乏,维生素 A 缺乏,易患慢性支气管炎。

## 二、临床表现

### (一)症状

患者常在寒冷季节发病,出现咳嗽、咳痰,尤以晨起显著,白天多于夜间。病毒感染痰液为白色黏液泡沫状,继发细菌感染,痰液转为黄色或黄绿色黏液脓性,偶可带血。慢性支气管炎反复发作后,支气管黏膜的迷走神经感受器反应性增高,副交感神经功能亢进,可出现过敏现象而发生喘息。

### (二)体征

早期多无体征。急性发作期可有肺底部闻及干、湿啰音。喘息型支气管炎在咳嗽或深吸气后可闻及哮鸣音,发作时,有广泛哮鸣音。

### (三)并发症

(1)阻塞性肺气肿:为慢性支气管炎最常见的并发症。

(2)支气管肺炎:慢性支气管炎蔓延至支气管周围肺组织中,患者表现寒战、发热、咳嗽加剧、痰量增多且呈脓性;白细胞总数及中性粒细胞增多;胸部 X 线显示双下肺野有斑点状或小片阴影。

(3)支气管扩张症。

## 三、诊断

### (一)辅助检查

1.血常规

白细胞总数及中性粒细胞数可升高。

2.胸部 X 线

单纯型慢性支气管炎,X 线片检查阴性或仅见双下肺纹理增多、增粗、模糊、呈条索状或网状。继发感染时为支气管周围炎症改变,表现为不规则斑点状阴影,重叠于肺纹理之上。

3.肺功能检查

早期病变多在小气道,常规肺功能检查多无异常。

### (二)诊断要点

凡咳嗽、咳痰或伴有喘息,每年发作持续 3 个月,连续 2 年或 2 年以上者,并排除其他心、肺疾病(如肺结核、肺尘埃沉着病、支气管哮喘、支气管扩张症、肺癌、肺脓肿、心脏病、心功能不全等)、慢性鼻咽疾病后,即可诊断。如每年发病不足 3 个月,但有明确的客观检查依据(如胸部 X 线检查、肺功能等)也可诊断。

### (三)鉴别诊断

1.支气管扩张

多于儿童或青年期发病,常继发于麻疹、肺炎或百日咳后,并有咳嗽、咳痰反复发作的病史,合并感染时痰量增多,并呈脓性或伴有发热,病程中常反复咯血。在肺下部周围可闻及不易消散的湿啰音。晚期重症患者可出现杵状指(趾)。胸部 X 线上可见双肺下野纹理粗乱或呈卷发状。薄层高分辨 CT(HRCT)检查有助于确诊。

2.肺结核

活动性肺结核病患者多有午后低热、消瘦、乏力、盗汗等中毒症状。咳嗽痰量不多,常有咯血。老年肺结核的中毒症状多不明显,常被慢性支气管炎的症状所掩盖而误诊。胸部 X 线上可发现结核病灶,部分患者痰结核菌检查可获阳性。

3.支气管哮喘

支气管哮喘常为特质性患者或有过敏性疾病家族史,多于幼年发病。一般无慢性咳嗽、咳痰史。哮喘多突然发作,且有季节性,血和痰中嗜酸性粒细胞常增多,治疗后可迅速缓解。发作时双肺布满哮鸣音,呼气延长,缓解后可消失,且无症状,但气道反应性仍增高。慢性支气管炎合并哮喘的患者,病史中咳嗽、咳痰多发生在喘息之前,迁延不愈较长时间后伴有喘息,且咳嗽、咳痰的症状多较喘息更为突出,平喘药物疗效不如哮喘等可资鉴别。

4.肺癌

肺癌多发生于 40 岁以上男性,并有多年吸烟史的患者,刺激性咳嗽常伴痰中带血和胸痛。胸部 X 线检查肺部常有块影或反复发作的阻塞性肺炎。痰脱落细胞及支气管镜等检查,可明确诊断。

5.慢性肺间质纤维化

慢性咳嗽,咳少量黏液性非脓性痰,进行性呼吸困难,双肺底可闻及爆裂音(Velcro 啰音),严重者发绀并有杵状指。胸部 X 线见中下肺野及肺周边部纹理增多紊乱呈网状结构,其间见弥漫性细小斑点阴影。肺功能检查呈限制性通气功能障碍,弥散功能减低,$PaO_2$ 下降。肺活检是确诊的手段。

## 四、治疗

### (一)急性发作期及慢性迁延期的治疗

以控制感染、祛痰、镇咳为主,同时解痉平喘。

1.抗感染药物

及时、有效、足量,感染控制后及时停用,以免产生细菌耐药或二重感染。一般患者可按常见致病菌用药。可选用青霉素 G 80 万 U 肌内注射;复方磺胺甲噁唑(SMZ),每次 2 片,2 次/天;阿莫西林 2~4 g/d,分3~4 次口服;氨苄西林 2~4 g/d,分 4 次口服;头孢氨苄 2~4 g/d 或头孢拉定1~2 g/d,分 4 次口服;头孢呋辛 2 g/d 或头孢克洛 0.5~1 g/d,分 2~3 次口服。也可选择新一代大环内酯类抗生素,如罗红霉素,0.3 g/d,2 次口服。抗菌治疗疗程一般 7~10 天,反复感染病例可适当延长。严重感染时,可选用氨苄西林、环丙沙星、氧氟沙星、阿米卡星、奈替米星或头孢菌素类联合静脉滴注给药。

2.祛痰镇咳药

刺激性干咳者不宜单用镇咳药物,否则痰液不易咳出。可给盐酸溴环己胺醇 30 mg 或羧甲基半胱氨酸 500 mg,3 次/天,口服。乙酰半胱氨酸(富露施)及氯化铵甘草合剂均有一定的疗效。α-糜蛋白酶雾化吸入也有消炎祛痰的作用。

3.解痉平喘

解痉平喘主要为解除支气管痉挛,以利于痰液排出。常用药物为氨茶碱 0.1~0.2 g,8 次/h口服;丙卡特罗50 mg,2 次/天;特布他林 2.5 mg,2~3 次/天。慢性支气管炎有可逆性气道阻塞者应常规应用支气管舒张剂,如异丙托溴铵(异丙阿托品)气雾剂、特布他林等吸入治疗。阵发性咳嗽常伴不同程度的支气管痉挛,应用支气管扩张药后可改善症状,并有利于痰液的排出。

### (二)缓解期的治疗

应以增强体质,提高机体抗病能力和预防发作为主。

### (三)中药治疗

采取扶正固本原则,按肺、脾、肾的虚实辨证施治。

## 五、护理措施

### (一)常规护理

**1.环境**

保持室内空气新鲜,流通,安静,舒适,温湿度适宜。

**2.休息**

急性发作期应卧床休息,取半卧位。

**3.给氧**

持续低流量吸氧。

**4.饮食**

给予高热量、高蛋白、高维生素易消化饮食。

### (二)专科护理

**1.解除气道阻塞,改善肺泡通气**

及时清除痰液,神志清醒患者应鼓励咳嗽,痰稠不易咳出时,给予雾化吸入或雾化泵药物喷入,减少局部淤血水肿,以利痰液排出。危重体弱患者,定时更换体位,叩击背部,使痰易于咳出,餐前应给予胸部叩击或胸壁震荡。方法:患者取侧卧位,护士两手手指并拢,手背隆起,指关节微屈,自肺底由下向上,由外向内叩拍胸壁,震动气管,边拍边鼓励患者咳嗽,以促进痰液的排出,每侧肺叶叩击 3~5 分钟。对神志不清者,可进行机械吸痰,需注意无菌操作,抽吸压力要适当,动作轻柔,每次抽吸时间不超过 15 秒,以免加重缺氧。

**2.合理用氧减轻呼吸困难**

根据缺氧和二氧化碳潴留的程度不同,合理用氧,一般给予低流量、低浓度、持续吸氧,如病情需要提高氧浓度,应辅以呼吸兴奋剂刺激通气或使用呼吸机改善通气,吸氧后如呼吸困难缓解、呼吸频率减慢、节律正常、血压上升、心率减慢、心律正常、发绀减轻、皮肤转暖、神志转清、尿量增加等,表示氧疗有效。若呼吸过缓,意识障碍加深,需考虑二氧化碳潴留加重,必要时采取增加通气量措施。

(吴曼曼)

# 第二节　支气管肺炎

## 一、概述

肺炎是指终末气道、肺泡和肺间质的炎症,可由病原微生物、理化因素、免疫损伤、过敏及药物所致。支气管肺炎是最常见的肺炎,也是最常见的感染性疾病之一。尽管新的强效抗生素不断投入应用,但其发病率和病死率仍很高,其原因可能有社会人口老龄化、吸烟人群的低龄化、伴有基础疾病、免疫功能低下,加之病原体变迁、医院获得性肺炎发病率增加、病原学诊断困难、抗生素的不合理使用导致细菌耐药性增加和部分人群贫困化加剧等因素有关。

**(一)分类**

肺炎可按解剖、病因或患病环境加以分类。

1.解剖分类

(1)大叶性(肺泡性)肺炎:为肺实质炎症,通常并不累及支气管。病原体先在肺泡引起炎症,经肺泡间孔(Cohn)向其他肺泡扩散,导致部分或整个肺段、肺叶发生炎症改变。致病菌多为肺炎链球菌。

(2)小叶性(支气管)肺炎:指病原体经支气管入侵,引起细支气管、终末细支气管和肺泡的炎症。病原体有肺炎链球菌、葡萄球菌、病毒、肺炎支原体及军团菌等。常继发于其他疾病,如支气管炎、支气管扩张、上呼吸道病毒感染及长期卧床的危重患者。

(3)间质性肺炎:以肺间质炎症为主,病变累及支气管壁及其周围组织,有肺泡壁增生及间质水肿。可由细菌、支原体、衣原体、病毒或肺孢子菌等引起。

2.病因分类

(1)细菌性肺炎:如肺炎链球菌、金黄色葡萄球菌、甲型溶血性链球菌、肺炎克雷伯杆菌、流感嗜血杆菌、铜绿假单胞菌、棒状杆菌、梭形杆菌等引起的肺炎。

(2)非典型病原体所致肺炎:如支原体、军团菌和衣原体等。

(3)病毒性肺炎:如冠状病毒、腺病毒、呼吸道合胞病毒、流感病毒、麻疹病毒、巨细胞病毒、单纯疱疹病毒等。

(4)真菌性肺炎:如白念珠菌、曲霉、放射菌等。

(5)其他病原体所致的肺炎:如立克次体(如 Q 热立克次体)、弓形虫(如鼠弓形虫)、寄生虫(如肺包虫、肺吸虫、肺血吸虫)等。

(6)理化因素所致的肺炎:如放射性损伤引起的放射性肺炎、胃酸吸入、药物等引起的化学性肺炎等。

3.患病环境分类

由于病原学检查阳性率低,培养结果滞后,病因分类在临床上应用较为困难,目前按肺炎的获得环境分成两类,有利于指导经验治疗。

(1)社区获得性肺炎(community acquired pneumonia,CAP)是指在医院外罹患的感染性肺实质炎症,也称院外肺炎,包括具有明确潜伏期的病原体感染而在入院后平均潜伏期内发病的肺炎。常见致病菌为肺炎链球菌、流感嗜血杆菌、卡他莫拉菌和非典型病原体。

(2)医院获得性肺炎(hospital acquired pneumonia,HAP)简称医院内肺炎,是指患者入院时既不存在、也不处于潜伏期,而于入院 48 小时后在医院(包括老年护理院、康复院等)内发生的肺炎,也包括出院后 48 小时内发生的肺炎。无感染高危因素患者的常见病原体依次为肺炎链球菌、流感嗜血杆菌、金黄色葡萄球菌、铜绿假单胞菌、大肠埃希菌、肺炎克雷伯杆菌等;有感染高危因素患者的常见病原体依次为金黄色葡萄球菌、铜绿假单胞菌、肠杆菌属、肺炎克雷伯杆菌等。

**(二)病因及发病机制**

正常的呼吸道免疫防御机制(支气管内黏液-纤毛运载系统、肺泡巨噬细胞防御的完整性等)使气管隆凸以下的呼吸道保持无菌。肺炎的发生主要由病原体和宿主两个因素决定。如果病原体数量多、毒力强和/或宿主呼吸道局部和全身免疫防御系统损害，即可发生肺炎。病原体可通过空气吸入、血行播散、邻近感染部位蔓延、上呼吸道定植菌的误吸引起社区获得性肺炎。医院获得性肺炎还可通过误吸胃肠道的定植菌（胃食管反流）和通过人工气道吸入环境中的致病菌引起。

## 二、肺炎链球菌肺炎

肺炎链球菌肺炎或称肺炎球菌肺炎，是由肺炎链球菌或称肺炎球菌所引起的肺炎，约占社区获得性肺炎的半数以上。通常急骤起病，以高热、寒战、咳嗽、血痰及胸痛为特征。X线胸片呈肺段或肺叶急性炎性实变，近年来因抗菌药物的广泛使用，致使本病的起病方式、症状及 X 线改变均不典型。

肺炎链球菌为革兰染色阳性球菌，多成双排列或短链排列。有荚膜，其毒力大小与荚膜中的多糖结构及含量有关。根据荚膜多糖的抗原特性，肺炎链球菌可分为 86 个血清型。成人致病菌多属 1～9 及 12 型，以第 3 型毒力最强，儿童则多为 6、14、19 及 23 型。肺炎链球菌在干燥痰中能存活数月，但在阳光直射 1 小时，或加热至 52 ℃ 10 分钟即可杀灭，对石炭酸等消毒剂也甚敏感。机体免疫功能正常时，肺炎链球菌是寄居在口腔及鼻咽部的一种正常菌群，其带菌率常随年龄、季节及免疫状态的变化而有差异。机体免疫功能受损时，有毒力的肺炎链球菌入侵人体而致病。肺炎链球菌除引起肺炎外，少数可发生菌血症或感染性休克，老年人及婴幼儿的病情尤为严重。

本病以冬季与初春多见，常与呼吸道病毒感染相伴行。患者常为原先健康的青壮年或老年与婴幼儿，男性较多见。吸烟者、阿尔茨海默病患者、慢性支气管炎、支气管扩张、充血性心力衰竭、慢性病患者及免疫抑制宿主均易受肺炎链球菌侵袭。肺炎链球菌不产生毒素，不引起原发性组织坏死或形成空洞。其致病力是由于有高分子多糖体的荚膜对组织的侵袭作用，首先引起肺泡壁水肿，出现白细胞与红细胞渗出，含菌的渗出液经肺泡间孔（Cohn）向肺的中央部分扩展，甚至累及几个肺段或整个肺叶，因病变开始于肺的外周，故叶间分界清楚，易累及胸膜，引起渗出性胸膜炎。

病理改变有充血期、红肝变期、灰肝变期及消散期。表现为肺组织充血水肿，肺泡内浆液渗出及红、白细胞浸润，白细胞吞噬细菌，继而纤维蛋白渗出物溶解、吸收、肺泡重新充气。在肝变期病理阶段实际上并无确切分界，经早期应用抗菌药物治疗，此种典型的病理分期已很少见。病变消散后肺组织结构多无损坏，不留纤维瘢痕。极个别患者肺泡内纤维蛋白吸收不完全，甚至有成纤维细胞形成，形成机化性肺炎。老年人及婴幼儿感染可沿支气管分布（支气管肺炎）。若未及时使用抗菌药物，5％～10％的患者可并发脓胸，10％～20％的患者因细菌经淋巴管、胸导管进入血液循环，可引起脑膜炎、心包炎、心内膜炎、关节炎和中耳炎等肺外感染。

**（一）护理评估**

1.健康史

肺炎的发生与细菌的侵入和机体防御能力的下降有关。吸入口咽部的分泌物或空气中的细菌、周围组织感染的直接蔓延、菌血症等均可成为细菌入侵的途径；吸烟、酗酒、年老体弱、长期卧床、意识不清、吞咽和咳嗽反射障碍、慢性或重症患者、长期使用糖皮质激素或免疫抑制剂、接受机械通气及大手术者均可因机体防御机制降低而继发肺炎。注意询问患者起病前是否存在机体抵抗力下降、呼吸道防御功能受损的因素，了解患者既往的健康状况。

2.身体状况

发病前常有受凉、淋雨、疲劳、醉酒、病毒感染史，多有上呼吸道感染的前驱症状。

（1）主要症状：起病多急骤，高热、寒战，全身肌肉酸痛，体温通常在数小时内升至 39～40 ℃，高峰在下午或傍晚，或呈稽留热，脉率随之增速。可有患侧胸部疼痛，放射到肩部或腹部，咳嗽或深呼吸时加剧。痰少，可带血或呈铁锈色，食欲锐减，偶有恶心、呕吐、腹痛或腹泻，易被误诊为急腹症。

（2）护理体检：患者呈急性病容，面颊绯红，鼻翼翕动，皮肤灼热、干燥，口角及鼻周有单纯疱疹；病变广泛时可出现发绀。有败血症者，可出现皮肤、黏膜出血点，巩膜黄染。早期肺部体征无明显异常，仅有胸廓呼吸运动幅度减小，叩诊稍浊，听诊可有呼吸音减低及胸膜摩擦音。肺实变时叩诊浊音、触觉语颤增强并可闻及支气管呼吸音。消散期可闻及湿啰音。心率增快，有时心律不齐。重症患者有肠胀气，上腹部压痛多与炎症累及膈胸膜有关。重症感染时可伴休克、急性呼吸窘迫综合征及神经精神症状，表现为神志模糊、烦躁、呼吸困难、嗜睡、谵妄、昏迷等。累及脑膜时有颈抵抗和出现病理性反射。

本病自然病程大致 1～2 周。发病 5～10 天，体温可自行骤降或逐渐消退；使用有效的抗菌药物后可使体温在 1～3 天内恢复正常。患者的其他症状与体征也随之逐渐消失。

（3）并发症：肺炎链球菌肺炎的并发症近年来已很少见。严重败血症或毒血症患者易发生感染性休克，尤其是老年人。表现为血压降低、四肢厥冷、多汗、发绀、心动过速、心律失常等，而高热、胸痛、咳嗽等症状并不突出。其他并发症有胸膜炎、脓胸、心包炎、脑膜炎和关节炎等。

3.实验室及其他检查

（1）血常规检查：血白细胞计数（10～20）×$10^9$/L，中性粒细胞多在 80% 以上，并有核左移，细胞内可见中毒颗粒。年老体弱、酗酒、免疫功能低下者的白细胞计数可不增高，但中性粒细胞的百分比仍增高。

（2）痰直接涂片作革兰染色及荚膜染色镜检：发现典型的革兰染色阳性、带荚膜的双球菌或链球菌，即可初步作出病原诊断。

（3）痰培养：24～48 小时可以确定病原体。痰标本送检应注意器皿洁净无菌，在抗菌药物应用之前漱口后采集，取深部咳出的脓性或铁锈色痰。

（4）聚合酶链反应（PCR）检测及荧光标记抗体检测：可提高病原学诊断率。

（5）血培养：10%～20% 患者合并菌血症，故重症肺炎应做血培养。

（6）细菌培养：如合并胸腔积液，应积极抽取积液进行细菌培养。

（7）X 线检查：早期仅见肺纹理增粗，或受累的肺段、肺叶稍模糊。随着病情进展，肺泡内充满炎性渗出物，表现为大片炎症浸润阴影或实变影，在实变阴影中可见支气管充气征，肋膈角可有少量胸腔积液。在消散期，X 线显示炎性浸润逐渐吸收，可有片状区域吸收较快，呈现"假空洞"征，多数病例在起病 3～4 周后才完全消散。老年患者肺炎病灶消散较慢，容易出现吸收不完全而成为机化性肺炎。

4.心理-社会评估

肺炎起病多急骤，短期内病情严重，加之高热和全身中毒症状明显，患者及家属常深感不安。当出现严重并发症时，患者会表现出忧虑和恐惧。

**（二）主要护理诊断及医护合作性问题**

1.体温过高

与肺部感染有关。

2.气体交换受损

与肺部炎症、痰液黏稠等引起呼吸面积减少有关。

3.清理呼吸道无效

与胸痛、气管、支气管分泌物增多、黏稠及疲乏有关。

4.疼痛

胸痛与肺部炎症累及胸膜有关。

5.潜在并发症

感染性休克。

**(三)护理目标**

体温恢复正常范围;患者呼吸平稳,发绀消失;症状减轻呼吸道通畅;疼痛减轻,感染控制未发生休克。

**(四)护理措施**

1.一般护理

(1)休息与环境:保持室内空气清新,病室保持适宜的温、湿度,环境安静、清洁、舒适。限制患者活动,限制探视,避免因谈话过多影响体力。要集中安排治疗和护理活动,保证足够的休息,减少耗氧量,缓解头痛、肌肉酸痛、胸痛等症状。

(2)体位:协助或指导患者采取合适的体位。对有意识障碍患者,如病情允许可取半卧位,增加肺通气量;或侧卧位,以预防或减少分泌物吸入肺内。为促进肺扩张,每 2 小时变换体位 1 次,减少分泌物淤积在肺部而引起并发症。

(3)饮食与补充水分:给予高热量、高蛋白质、高维生素、易消化的流质或半流质饮食,以补充高热引起的营养物质消耗。宜少食多餐,避免压迫膈肌。若有明显麻痹性肠梗阻或胃扩张,应暂时禁食,遵医嘱给予胃肠减压,直至肠蠕动恢复。鼓励患者多饮水(1~2 L/d),来补充发热、出汗和呼吸急促所丢失的水分,并利于痰液排出。轻症者无须静脉补液,脱水严重者可遵医嘱补液,补液有利于加快毒素排泄和热量散发,尤其是食欲差或不能进食者。心脏病或老年人应注意补液速度,过快过多易导致急性肺水肿。

2.病情观察

监测患者神志、体温、呼吸、脉搏、血压和尿量,并做好记录。尤其应注意密切观察体温的变化。观察有无呼吸困难及发绀,及时适宜给氧。重点观察儿童、老年人、久病体弱者的病情变化,注意是否伴有感染性休克的表现。观察痰液颜色、性状和量,如肺炎球菌肺炎呈铁锈色,葡萄球菌肺炎呈粉红色乳状,厌氧菌感染者痰液多有恶臭等。

3.对症护理

(1)高热护理:寒战时注意保暖,及时添加被褥,给予热水袋时防止烫伤。高热时采用温水擦浴、冰袋、冰帽等物理降温措施,以逐渐降温为宜,防止虚脱。患者大汗时,及时协助擦汗和更换衣物,避免受凉。必要时遵医嘱使用退热药。必要时遵医嘱静脉补液,补充因发热丢失的水分和盐,加快毒素排泄的热量散发。心脏病患者或老年人应注意补液速度,避免过快导致急性肺水肿。

(2)咳嗽、咳痰的护理:协助和鼓励患者有效咳嗽、排痰,及时清除口腔和呼吸道内痰液、呕吐物。痰液黏稠不易咳出时,在病情允许情况下可扶患者坐起,给予拍背,协助咳痰,遵医嘱应用祛痰药及超声雾化吸入,稀释痰液,促进痰的排出。必要时吸痰,预防窒息。吸痰前,注意告知病情。

(3)气急发绀的护理:监测动脉血气分析值,给予吸氧,提高血氧饱和度,改善发绀,增加患者的舒适度。氧流量一般为每分钟 4～6 L,若为 COPD 患者,应给予低流量低浓度持续吸氧。注意观察患者呼吸频率、节律、深度等变化,皮肤色泽和意识状态有无改变,如果病情恶化,准备气管插管和呼吸机辅助通气。

(4)胸痛的护理:维持患者舒适的体位。患者胸痛时,常随呼吸、咳嗽加重,可采取患侧卧位,在咳嗽时可用枕头等物夹紧胸部,必要时用宽胶布固定胸廓,以降低胸廓活动度,减轻疼痛。疼痛剧烈者,遵医嘱应用镇痛、止咳药,缓解疼痛和改善肺通气,如口服可待因。此外可用物理止痛和中药止痛擦剂。物理止痛,如按摩、针灸、经皮肤电刺激止痛穴位或局部冷敷等,可降低疼痛的敏感性。中药经皮肤吸收,无创伤,且发挥药效快,对轻度疼痛效果好。中药止痛擦剂具有操作简便、安全,毒副作用小,无药物依赖现象等优点。

(5)其他:鼓励患者经常漱口,做好口腔护理。口唇疱疹者局部涂液状石蜡或抗病毒软膏,防止继发感染。烦躁不安、谵妄、失眠者酌情使用地西泮或水合氯醛,禁用抑制呼吸的镇静药。

4.感染性休克的护理

(1)观察休克的征象:密切观察生命体征、实验室检查和病情的变化。发现患者神志模糊、烦躁、发绀、四肢湿冷、脉搏细数、脉压变小、呼吸浅快、面色苍白、尿量减少(每小时少于 30 mL)等休克早期症状时,及时报告医师,采取救治措施。

(2)环境与体位:应将感染性休克的患者安置在重症监护室,注意保暖和安全。取仰卧中凹位,抬高头胸部 20°,抬高下肢约 30°,有利于呼吸和静脉回流,增加心排血量。尽量减少搬动。

(3)吸氧:应给高流量吸氧,维持动脉氧分压在 8.0 kPa(60 mmHg)以上,改善缺氧状况。

(4)补充血容量:快速建立两条静脉通路,遵医嘱给予右旋糖酐或平衡液以维持有效血容量,降低血液的黏稠度,防止弥散性血管内凝血。随时监测患者一般情况、血压、尿量、尿比重、血细胞比容等;监测中心静脉压,作为调整补液速度的指标,中心静脉压<0.49 kPa(5 cmH_2O)可放心输液,达到0.98 kPa(10 cmH_2O)应慎重。以中心静脉压不超过 0.98 kPa(10 cmH_2O)、尿量每小时在 30 mL 以上为宜。补液不宜过多过快,以免引起心力衰竭和肺水肿。若血容量已补足而24 小时尿量仍<400 mL、尿比重<1.018 时,应及时报告医师,注意是否合并急性肾衰竭。

(5)纠正酸中毒:有明显酸中毒可静脉滴注 5% 的碳酸氢钠,因其配伍禁忌较多,宜单独输入。随时监测和纠正电解质和酸碱失衡等。

(6)应用血管活性药物的护理:遵医嘱在应用血管活性药物,如多巴胺、间羟胺(阿拉明)时,滴注过程中应注意防止液体溢出血管外,引起局部组织坏死和影响疗效。可应用输液泵单独静脉输入血管活性药物,根据血压随时调整滴速,维持收缩压在 12.0～13.3 kPa(90～100 mmHg),保证重要器官的血液供应,改善微循环。

(7)对因治疗:应联合、足量应用强有力的广谱抗生素控制感染。

(8)病情转归观察:随时监测和评估者意识、血压、脉搏、呼吸、体温、皮肤、黏膜、尿量的变化,判断病情转归。如患者神志逐渐清醒、皮肤及肢体变暖、脉搏有力、呼吸平稳规则、血压回升、尿量增多,预示病情已好转。

5.用药护理

遵医嘱及时使用有效抗感染药物,注意观察药物疗效及不良反应。

(1)抗菌药物治疗:一经诊断即应给予抗菌药物治疗,不必等待细菌培养结果。首选青霉素G,用药途径及剂量视病情轻重及有无并发症而定:对于轻症成年患者,可用 240 万 U/d,分3 次肌内注射,或用普鲁卡因青霉素每 12 小时肌内注射 60 万 U。病情稍重者,宜用青霉素 G

240 万～480 万 U/d,分次静脉滴注,每 6～8 小时 1 次;重症及并发脑膜炎者,可增至 1 000 万～3 000 万 U/d,分 4 次静脉滴注。对青霉素过敏者或耐青霉素或多重耐药菌株感染者,可用呼吸氟喹诺酮类、头孢噻肟或头孢曲松等药物,多重耐药菌株感染者可用万古霉素、替考拉宁等。药物治疗48～72 小时后应对病情进行评价,治疗有效表现为体温下降、症状改善、白细胞计数逐渐降低或恢复正常等。如用药 72 小时后病情仍无改善,需及时报告医师并作相应处理。

(2)支持疗法:患者应卧床休息,注意补充足够蛋白质、热量及维生素。密切监测病情变化,注意防止休克。剧烈胸痛者,可酌情用少量镇痛药,如可待因 15 mg。不用阿司匹林或其他解热药,以免过度出汗、脱水及干扰真实热型,导致临床判断错误。鼓励饮水每天 1～2 L,轻症患者不需常规静脉输液,确有失水者可输液,保持尿比重在 1.020 以下,血清钠保持在 145 mmol/L 以下。中等或重症患者[$PaO_2 < 8.0$ kPa(60 mmHg)或有发绀]应给氧。若有明显麻痹性肠梗阻或胃扩张,应暂时禁食、禁饮和胃肠减压,直至肠蠕动恢复。烦躁不安、谵妄、失眠者用地西泮 5 mg或水合氯醛 1～1.5 g,禁用抑制呼吸的镇静药。

(3)并发症的处理:经抗菌药物治疗后,高热常在 24 小时内消退,或数天内逐渐下降。若体温降而复升或 3 天后仍不降者,应考虑肺炎链球菌的肺外感染,如脓胸、心包炎或关节炎等。持续发热的其他原因尚有耐青霉素的肺炎链球菌(PRSP)或混合细菌感染、药物热或并存其他疾病。肿瘤或异物阻塞支气管时,经治疗后肺炎虽可消散,但阻塞因素未除,肺炎可再次出现。10%～20%肺炎链球菌肺炎伴发胸腔积液者,应酌情取胸液检查及培养以确定其性质。若治疗不当,约 5%并发脓胸,应积极排脓引流。

6.心理护理

患病前健康状态良好的患者会因突然患病而焦虑不安;病情严重或患有慢性基础疾病的患者则可能出现消极、悲观和恐慌的心理反应。要耐心给患者讲解疾病的有关知识,解释各种症状和不适的原因,讲解各项诊疗、护理操作目的、操作程序和配合要点,使患者清楚大部分肺炎治疗、预后良好。询问和关心患者的需要,鼓励患者说出内心感受,与患者进行有效的沟通。帮助患者祛除不良心理反应,树立治愈疾病的信心。

7.健康指导

(1)疾病知识指导:让患者及家属了解肺炎的病因和诱因,有皮肤疖、痈、伤口感染、毛囊炎、蜂窝织炎时应及时治疗。避免受凉、淋雨、酗酒和过度疲劳,特别是年老体弱和免疫功能低下者,如糖尿病、慢性肺病、慢性肝病、血液病、营养不良、艾滋病等。天气变化时随时增减衣服,预防上呼吸道感染。可注射流感或肺炎免疫疫苗,使之产生免疫力。

(2)生活指导:劝导患者要注意休息,劳逸结合,生活有规律。保证摄取足够的营养物质,适当参加体育锻炼,增强机体抗病能力。对有意识障碍、慢性病、长期卧床者,应教会家属注意帮助患者经常改变体位、翻身、拍背,协助并鼓励患者咳出痰液,有感染征象时及时就诊。

(3)出院指导:出院后需继续用药者,应指导患者遵医嘱按时服药,向患者介绍所服药物的疗效、用法、疗程、不良反应,不能自行停药或减量。教会患者观察疾病复发症状,如出现发热、咳嗽、呼吸困难等不适表现时,应及时就诊。告知患者随诊的时间及需要准备的有关资料,如 X 线胸片等。

(五)护理评价

患者体温恢复正常;能进行有效咳嗽,痰容易咳出,显示咳嗽次数减少或消失,痰量减少;休克发生时及时发现并给予及时的处理。

### 三、其他类型肺炎

#### (一)葡萄球菌肺炎评估

葡萄球菌肺炎是由葡萄球菌引起的急性肺部化脓性炎症。葡萄球菌的致病物质主要是毒素与酶,具有溶血、坏死、杀白细胞和致血管痉挛等作用。其致病力可用血浆凝固酶来测定,阳性者致病力较强,是化脓性感染的主要原因。但其他凝固酶阴性的葡萄球菌也可引起感染。随着医院内感染的增多,由凝固酶阴性葡萄球菌引起的肺炎也不断增多。

医院获得性肺炎中,葡萄球菌感染占 11%～25%。常发生于有糖尿病、血液病、艾滋病、肝病或慢性阻塞性肺疾病等原有基础疾病者。若治疗不及时或不当,病死率甚高。

1.临床表现

起病多急骤,寒战、高热,体温高达 39～40 ℃,胸痛,咳大量脓性痰,带血丝或呈脓血状。全身肌肉和关节酸痛,精神萎靡,病情严重者可出现周围循环衰竭。院内感染者常起病隐袭,体温逐渐上升,咳少量脓痰。老年人症状可不明显。

早期可无体征,晚期可有双肺散在湿啰音。病变较大或融合时可出现肺实变体征。但体征与严重的中毒症状和呼吸道症状不平行。

2.实验室及其他检查

(1)血常规:白细胞计数及中性粒细胞显著增加,核左移,有中毒颗粒。

(2)细菌学检查:痰涂片可见大量葡萄球菌和脓细胞,血、痰培养多为阳性。

(3)X 线检查:胸部 X 线显示短期内迅速多变的特征,肺段或肺叶实变,可形成空洞,或呈小叶状浸润,可有单个或多个液气囊腔,2～4周后完全消失,偶可遗留少许条索状阴影或肺纹理增多等。

3.治疗要点

为早期清除原发病灶,强有力的抗感染治疗,加强支持疗法,预防并发症。通常首选耐青霉素酶的半合成青霉素或头孢菌素,如苯唑西林、头孢呋辛等。对甲氧西林耐药株(MRSA)可用万古霉素、替考拉宁等治疗。疗程 2～3 周,有并发症者需 4～6 周。

#### (二)肺炎支原体肺炎评估

肺炎支原体肺炎是由肺炎支原体引起的呼吸道和肺部的急性炎症。常同时有咽炎、支气管炎和肺炎。肺炎支原体是介于细菌和病毒之间,兼性厌氧、能独立生活的最小微生物。健康人吸入患者咳嗽、打喷嚏时喷出的口鼻分泌物可感染,即通过呼吸道传播。病原体通常吸附宿主呼吸道纤毛上皮细胞表面,不侵入肺实质,抑制纤毛活动和破坏上皮细胞。其致病性可能与患者对病原体及其代谢产物的变态反应有关。

支原体肺炎约占非细菌性肺炎的 1/3 以上,或各种原因引起的肺炎的 10%。以秋冬季发病较多,可散发或小流行,患者以儿童和青年人居多,婴儿间质性肺炎也应考虑本病的可能。

1.临床表现

通常起病缓慢,潜伏期 2～3 周,症状主要为乏力、咽痛、头痛、咳嗽、发热、食欲缺乏、肌肉酸痛等。多为刺激性咳嗽,咳少量黏液痰,发热可持续 2～3 周,体温恢复正常后可仍有咳嗽。偶伴有胸骨后疼痛。

可见咽部充血、颈部淋巴结肿大等体征。肺部可无明显体征,与肺部病变的严重程度不相称。

2.实验室及其他检查

(1)血常规:血白细胞计数正常或略增高,以中性粒细胞为主。

(2)免疫学检查:起病2周后,约2/3的患者冷凝集试验阳性,滴度效价大于1:32,尤以滴度逐渐升高更有价值。约半数患者对链球菌MG凝集试验阳性。还可评估肺炎支原体直接检测、支原体IgM抗体、免疫印迹法和聚合酶链反应(PCR)等检查结果。

(3)X线检查:肺部可呈多种形态的浸润影,呈节段性分布,以肺下野为多见,有的从肺门附近向外伸展。3~4周后病变可自行消失。

3.治疗要点

肺炎支原体肺炎首选大环内酯类抗生素,如红霉素。疗程一般为2~3周。

**(三)病毒性肺炎评估**

病毒性肺炎评估是由上呼吸道病毒感染,向下蔓延所致的肺部炎症。常见病毒为甲、乙型流感病毒、腺病毒、副流感病毒、呼吸道合胞病毒和冠状病毒等。患者可同时受一种以上病毒感染,气道防御功能降低,常继发细菌感染。病毒性肺炎为吸入性感染,常有气管-支气管炎。呼吸道病毒通过飞沫与直接接触而迅速传播,可暴发或散发流行。

病毒性肺炎约占需住院的社区获得性肺炎的8%,大多发生于冬春季节。密切接触的人群或有心肺疾病者、老年人等易受感染。

1.临床表现

一般临床症状较轻,与支原体肺炎症状相似。起病较急,发热、头痛、全身酸痛、乏力等较突出。有咳嗽、少痰或白色黏液痰、咽痛等症状。老年人或免疫功能受损的重症患者,可表现为呼吸困难、发绀、嗜睡、精神萎靡,甚至并发休克、心力衰竭和呼吸衰竭,严重者可发生急性呼吸窘迫综合征。

本病常无显著的胸部体征,病情严重者有呼吸浅速、心率增快、发绀、肺部干和湿啰音。

2.实验室及其他检查

(1)血常规:白细胞计数正常、略增高或偏低。

(2)病原体检查:呼吸道分泌物中细胞核内的包涵体可提示病毒感染,但并非一定来自肺部。需进一步评估下呼吸道分泌物或肺活检标本培养是否分离出病毒。

(3)X线检查:可见肺纹理增多,小片状或广泛浸润。病情严重者,显示双肺呈弥漫性结节浸润,而大叶实变及胸腔积液者不多见。

3.治疗要点

病毒性肺炎以对症治疗为主,板蓝根、黄芪、金银花、连翘等中药有一定的抗病毒作用。对某些重症病毒性肺炎应采用抗病毒药物,如选用利巴韦林(病毒唑)、阿昔洛韦(无环鸟苷)等。

**(四)真菌性肺炎评估**

肺部真菌感染是最常见的深部真菌病。真菌感染的发生是机体与真菌相互作用的结果,最终取决于真菌的致病性、机体的免疫状态及环境条件对机体与真菌之间关系的影响。广谱抗生素、糖皮质激素、细胞毒药物及免疫抑制剂的广泛使用,人类免疫缺陷病毒(HIV)感染和艾滋病增多使肺部真菌感染的机会增加。

真菌多在土壤中生长,孢子飞扬于空气中,极易被人体吸入而引起肺真菌感染(外源性);或使机体致敏。引起表现为支气管哮喘的过敏性肺泡炎。有些真菌为寄生菌,如念珠菌和放线菌,当机体免疫力降低时可引起感染。静脉营养疗法的中心静脉插管如留置时间过长。白念珠菌能在高浓度葡萄糖中生长,引起念珠菌感染中毒症。空气中到处有曲霉属孢子,在秋冬及阴雨季节。储藏的谷草发热霉变时更多。若大量吸入可能引起急性气管-支气管炎或肺炎。

1.临床表现

真菌性肺炎多继发于长期应用抗生素、糖皮质激素、免疫抑制剂、细胞毒药物或因长期留置导管、插管等诱发,其症状和体征无特征性变化。

2.实验室及其他检查

(1)真菌培养:其形态学辨认有助于早期诊断。

(2)X线检查:可表现为支气管肺炎、大叶性肺炎、弥漫性小结节及肿块状阴影和空洞。

3.治疗要点

真菌性肺炎目前尚无理想的药物,两性霉素 B 对多数肺部真菌仍为有效药物,但由于其不良反应较多,使其应用受到限制。其他药物尚有氟胞嘧啶、米康唑、酮康唑、制霉菌素等也可选用。

**(五)重症肺炎评估**

目前重症肺炎还没有普遍认同的标准,各国诊断标准不一,但都注重肺部病变的范围、器官灌注和氧合状态。我国制定的重症肺炎标准为:①意识障碍。②呼吸频率＞30 次/分。③$PaO_2 < 8.0$ kPa(60 mmHg),$PO_2/FiO_2 < 300$,需行机械通气治疗。④血压＜12.0/8.0 kPa(90/60 mmHg)。⑤X 线胸片显示双侧或多肺叶受累,或入院 48 小时内病变扩大≥50％。⑥少尿:尿量每小时＜20 mL,或每 4 小时＜80 mL,或急性肾衰竭需要透析治疗。

(吴曼曼)

# 第三节　支气管扩张症

支气管扩张症是指直径大于 2 mm 的支气管由于管壁的肌肉和弹性组织破坏引起的慢性异常扩张。临床特点为慢性咳嗽、咳大量脓性痰和/或反复咯血。患者常有童年麻疹、百日咳或支气管肺炎等病史。随着人民生活条件的改善,麻疹、百日咳疫苗的预防接种,以及抗生素的应用,本病发病率已明显降低。

## 一、病因及发病机制

### (一)支气管-肺组织感染和支气管阻塞

支气管-肺组织感染和支气管阻塞是支气管扩张的主要病因。感染和阻塞症状相互影响,促使支气管扩张的发生和发展。其中婴幼儿期支气管-肺组织感染是最常见的病因,如婴幼儿麻疹、百日咳、支气管肺炎等。

由于儿童支气管较细,易阻塞,且管壁薄弱,反复感染破坏支气管壁各层结构,尤其是平滑肌和弹性纤维的破坏削弱了对管壁的支撑作用。支气管炎使支气管黏膜充血、水肿、分泌物阻塞管腔,导致引流不畅而加重感染。支气管内膜结核、肿瘤、异物引起管腔狭窄、阻塞,也是导致支气管扩张的原因之一。由于左下叶支气管细长,且受心脏血管压迫引流不畅,容易发生感染,故支气管扩张左下叶比右下叶多见。肺结核引起的支气管扩张多发生在上叶。

### (二)支气管先天性发育缺陷和遗传因素

此类支气管扩张较少见,如巨大气管-支气管症、Kartagener综合征(支气管扩张、鼻窦炎和内脏转位)、肺囊性纤维化、先天性丙种球蛋白缺乏症等。

### (三)全身性疾病

目前已发现类风湿关节炎、Crohn病、溃疡性结肠炎、系统性红斑狼疮、支气管哮喘等疾病可同时伴有支气管扩张;有些不明原因的支气管扩张患者,其体液免疫和/或细胞免疫功能有不同程度的异常,提示支气管扩张可能与机体免疫功能失调有关。

## 二、临床表现

### (一)症状

1.慢性咳嗽、大量脓痰

痰量与体位变化有关。晨起或夜间卧床改变体位时,咳嗽加剧、痰量增多。痰量多少可估计病情严重程度。感染急性发作时,痰量明显增多,每天可达数百毫升,外观呈黄绿色脓性痰,痰液静置后出现分层的特征:上层为泡沫;中层为脓性黏液;下层为坏死组织沉淀物。合并厌氧菌感染时痰有臭味。

2.反复咯血

50%~70%的患者有程度不等的反复咯血,咯血量与病情严重程度和病变范围不完全一致。大量咯血最主要的危险是窒息,应紧急处理。部分发生于上叶的支气管扩张,引流较好,痰量不多或无痰,以反复咯血为唯一症状,称为"干性支气管扩张"。

3.反复肺部感染

其特点是同一肺段反复发生肺炎并迁延不愈。

4.慢性感染中毒症状

反复感染者可出现发热、乏力、食欲减退、消瘦、贫血等,儿童可影响发育。

### (二)体征

早期或干性支气管扩张多无明显体征,病变重或继发感染时在下胸部、背部常可闻及局限性、固定性湿啰音,有时可闻及哮鸣音;部分慢性患者伴有杵状指(趾)。

## 三、辅助检查

### (一)胸部X线检查

早期无异常或仅见患侧肺纹理增多、增粗现象。典型表现是轨道征和卷发样阴影,感染时阴影内出现液平面。

### (二)胸部CT检查

管壁增厚的柱状扩张或成串成簇的囊状改变。

### (三)纤维支气管镜检查

有助于发现患者出血的部位,鉴别腔内异物、肿瘤或其他支气管阻塞原因。

## 四、诊断要点

根据患者有慢性咳嗽、大量脓痰、反复咯血的典型临床特征,以及肺部闻及固定而局限性的湿啰音,结合儿童时期有诱发支气管扩张的呼吸道病史,一般可作出初步临床诊断。胸部影像学检查和纤维支气管镜检查可进一步明确诊断。

## 五、治疗要点

治疗原则是保持呼吸道引流通畅,控制感染,处理咯血,必要时手术治疗。

### (一)保持呼吸道通畅

1.药物治疗

祛痰药及支气管舒张药具有稀释痰液、促进排痰作用。

2.体位引流

对痰多且黏稠者作用尤其重要。

3.经纤维支气管镜吸痰

若体位引流排痰效果不理想,可经纤维支气管镜吸痰及生理盐水冲洗痰液,也可局部注入抗生素。

### (二)控制感染

控制感染是支气管扩张急性感染期的主要治疗措施。应根据症状、体征、痰液性状,必要时参考细菌培养及药物敏感试验结果选用抗菌药物。

### (三)手术治疗

对反复呼吸道急性感染或大咯血,病变局限在一叶或一侧肺组织,经药物治疗无效,全身状况良好的患者,可考虑手术切除病变肺段或肺叶。

## 六、常用护理诊断

### (一)清理呼吸道无效

咳嗽、大量脓痰、肺部湿啰音与痰液黏稠和无效咳嗽有关。

### (二)有窒息的危险

与痰多、痰液黏稠或大咯血造成气道阻塞有关。

### (三)营养失调

乏力、消瘦、贫血、发育迟缓与反复感染导致机体消耗增加及患者食欲缺乏、营养物质摄入不足有关。

### (四)恐惧

精神紧张、面色苍白、出冷汗与突然或反复大咯血有关。

## 七、护理措施

### (一)一般护理

1.休息与环境

急性感染或咯血时应卧床休息,大咯血患者需绝对卧床,取患侧卧位。病室内保持空气流通,维持适宜的温、湿度,注意保暖。

2.饮食护理

提供高热量、高蛋白、高维生素饮食,发热患者给予高热量流质或半流质饮食,避免冰冷、油腻、辛辣食物诱发咳嗽。鼓励患者多饮水,每天 1 500 mL 以上,以稀释痰液。指导患者在咳痰后及进食前后用清水或漱口液漱口,保持口腔清洁,促进食欲。

## （二）病情观察

观察痰液量、颜色、性质、气味和与体位的关系，记录 24 小时痰液排出量；定期测量生命体征，记录咯血量，观察咯血的颜色、性质及量；病情严重者需观察有无窒息前症状，发现窒息先兆，立即向医师汇报并配合处理。

## （三）对症护理

1.促进排痰

（1）指导有效咳嗽和正确的排痰方法。

（2）采取体位引流者需依据病变部位选择引流体位，使病肺居上，引流支气管开口向下，利于痰液流出。一般于饭前 1 小时进行。引流时可配合胸部叩击，提高引流效果。

（3）必要时遵医嘱选用祛痰剂或 $\beta_2$ 受体激动剂喷雾吸入，扩张支气管、促进排痰。

2.预防窒息

（1）痰液排除困难者，鼓励多饮水或雾化吸入，协助患者翻身、拍背或体位引流，以促进痰液排除，减少窒息发生的危险。

（2）密切观察患者的表情、神志、生命体征，观察并记录痰液的颜色、量与性质，及时发现和判断患者有无发生窒息的可能。如患者突然出现烦躁不安、神志不清、面色苍白或发绀、出冷汗、呼吸急促、咽喉部明显的痰鸣音，应警惕窒息的发生，并及时通知医师。

（3）对意识障碍、年老体弱、咳嗽咳痰无力、咽喉部明显的痰鸣音、神志不清者、突然大量呕吐物涌出等高危患者，立即做好抢救准备，如迅速备好吸引器、气管插管或气管切开等用物，积极配合抢救工作。

## （四）心理护理

病程较长，咳嗽、咳痰、咯血反复发作或逐渐加重时，患者易产生焦虑、沮丧情绪。护士应多与其交谈，讲明支气管扩张反复发作的原因及治疗进展，帮助患者树立战胜疾病的信心，缓解焦虑不安情绪。咯血时医护人员应陪伴、安慰患者，帮助情绪稳定，避免因情绪波动加重出血。

## （五）健康教育

1.疾病知识指导

帮助患者及家属了解疾病发生、发展与治疗、护理过程。与其共同制订长期防治计划。宣传防治百日咳、麻疹、支气管肺炎、肺结核等呼吸道感染的重要性；及时治疗上呼吸道慢性病灶；避免受凉，预防感冒；戒烟、减少刺激性气体吸入，防止病情恶化。

2.生活指导

讲明加强营养对机体康复的作用，使患者能主动摄取必需的营养素，以增强机体抗病能力。鼓励患者参加体育锻炼，建立良好的生活习惯，劳逸结合，以维护心、肺功能状态。

3.用药指导

向患者介绍常用药物的用法和注意事项，观察疗效及不良反应。指导患者及家属学习和掌握有效咳嗽、胸部叩击、雾化吸入和体位引流的方法，以利于长期坚持，控制病情的发展；了解抗生素的作用、用法和不良反应。

4.自我监测指导

定期复查。嘱患者按医嘱服药，教患者学会观察药物的不良反应。教会患者识别病情变化的征象，观察痰液量、颜色、性质、气味和与体位的关系，并记录 24 小时痰液排出量。如有咯血、窒息先兆，立即前往医院就诊。

**（吴曼曼）**

# 第四节　肺　脓　肿

肺脓肿是由多种病原菌引起肺实质坏死的肺部化脓性感染。早期为肺组织的化脓性炎症，继而坏死、液化，由肉芽组织包绕形成脓肿。高热、咳嗽和咳大量脓臭痰为其临床特征。本病可见于任何年龄，青壮年男性及年老体弱有基础疾病者多见。自抗生素广泛应用以来，发病率有明显降低。

## 一、护理评估

### (一)病因及发病机制

急性肺脓肿的主要病原体是细菌，常为上呼吸道、口腔的定植菌，包括需氧、厌氧和兼性厌氧菌。厌氧菌感染占主要地位，较重要的厌氧菌有核粒梭形杆菌、消化球菌等。常见的需氧和兼性厌氧菌为金黄色葡萄球菌、化脓链球菌(A组溶血性链球菌)、肺炎克雷伯杆菌和铜绿假单胞菌等。免疫力低下者，如接受化学治疗、白血病或艾滋病患者其病原菌也可为真菌。根据不同病因和感染途径，肺脓肿可分为以下三种类型。

1.吸入性肺脓肿

吸入性肺脓肿是临床上最多见的类型，病原体经口、鼻、咽吸入致病，误吸为最主要的发病原因。正常情况下，吸入物可由呼吸道迅速清除，但当由于受凉、劳累等诱因导致全身或局部免疫力下降时；在有意识障碍，如全身麻醉或气管插管、醉酒、脑血管意外时，吸入的病原菌即可致病。此外，也可由上呼吸道的慢性化脓性病灶，如扁桃体炎、鼻窦炎、牙槽脓肿等脓性分泌物经气管被吸入肺内致病。吸入性肺脓肿发病部位与解剖结构有关，常为单发性，由于右主支气管较陡直，且管径较粗大，因而右侧多发。病原体多为厌氧菌。

2.继发性肺脓肿

继发性肺脓肿可继发于：①某些肺部疾病如细菌性肺炎、支气管扩张、空洞型肺结核、支气管肺癌、支气管囊肿等感染。②支气管异物堵塞也是肺脓肿尤其是小儿肺脓肿发生的重要因素。③邻近器官的化脓性病变蔓延至肺，如食管穿孔感染、膈下脓肿、肾周围脓肿及脊柱脓肿等波及肺组织引起肺脓肿。阿米巴肝脓肿可穿破膈肌至右肺下叶，形成阿米巴肺脓肿。

3.血源性肺脓肿

因皮肤外伤感染、痈、疖、骨髓炎、静脉吸毒、感染性心内膜炎等肺外感染病灶的细菌或脓毒性栓子经血行播散至肺部引起小血管栓塞，产生化脓性炎症、组织坏死导致肺脓肿。金黄色葡萄球菌、表皮葡萄球菌及链球菌为常见致病菌。

### (二)病理

肺脓肿早期为含致病菌的污染物阻塞细支气管，继而形成小血管炎性栓塞，进而致病菌繁殖引起肺组织化脓性炎症、坏死，形成肺脓肿，继而肺坏死组织液化破溃经支气管部分排出，形成有气液平面的脓腔。另因病变累及部位不同，可并发支气管扩张、局限性纤维蛋白性胸膜炎、脓胸、脓气胸、支气管胸膜瘘等。急性肺脓肿经积极治疗或充分引流，脓腔缩小甚至消失，或仅剩少量纤维瘢痕。如治疗不彻底或支气管引流不畅，炎症持续存在，超过3个月称为慢性肺脓肿。

### (三)健康史

多数吸入性肺脓肿患者有齿、口咽部的感染灶,故要了解患者是否有口腔、上呼吸道慢性感染病灶(如龋齿、化脓性扁桃体炎、鼻窦炎、牙周溢脓等);或手术、劳累、受凉等;是否应用了大量抗生素。

### (四)身体状况

1.症状

急性肺脓肿患者,起病急,寒战、高热,体温为 39～40 ℃,伴有咳嗽、咳少量黏液痰或黏液脓性痰,典型痰液呈黄绿色、脓性,有时带血。炎症累及胸膜可引起胸痛。伴精神不振、全身乏力、食欲减退等全身毒性症状。如感染未能及时控制,于发病后 10～14 天可突然咳出大量脓臭痰及坏死组织,痰量为300～500 mL/d,痰静置后分三层。厌氧菌感染时痰带腥臭味。一般在咳出大量脓痰后,体温明显下降,全身毒性症状随之减轻。约 1/3 患者有不同程度的咯血,偶有中、大量咯血而突然窒息死亡者。部分患者发病缓慢,仅有一般的呼吸道感染症状。血源性肺脓肿多先有原发病灶引起的畏寒、高热等全身脓毒血症的表现。经数天或数周后出现咳嗽、咳痰,痰量不多,极少咯血。慢性肺脓肿患者除咳嗽、咳脓痰、不规则发热、咯血外,还有贫血、消瘦等慢性消耗症状。

2.体征

肺部体征与肺脓肿的大小、部位有关。早期病变较小或位于肺深部,多无阳性体征;病变发展较大时可出现肺实变体征,有时可闻及异常支气管呼吸音;病变累及胸膜时,可闻及胸膜摩擦音或胸腔积液体征。慢性肺脓肿常有杵状指(趾)、消瘦、贫血等。血源性肺脓肿多无阳性体征。

### (五)实验室及其他检查

1.实验室检查

急性肺脓肿患者血常规白细胞计数明显增高,中性粒细胞在 90％以上,多有核左移和中毒颗粒。慢性肺脓肿血白细胞计数可稍升高或正常,红细胞和血红蛋白减少。血源性肺脓肿患者的血培养可发现致病菌。并发脓胸时,可做胸腔脓液培养及药物敏感试验。

2.痰细菌学检查

气道深部痰标本细菌培养可有厌氧菌和/或需氧菌存在。血培养有助于确定病原体和选择有效的抗菌药物。

3.影像学检查

X 线胸片早期可见肺部炎性阴影,肺脓肿形成后,脓液排出,脓腔出现圆形透亮区和气液平面,四周有浓密炎症浸润。炎症吸收后遗留有纤维条索状阴影。慢性肺脓肿呈厚壁空洞,周围有纤维组织增生及邻近胸膜增厚。CT 能更准确定位及发现体积较小的脓肿。

4.纤维支气管镜检查

纤维支气管镜检查有助于明确病因、病原学诊断及治疗。

### (六)心理、社会评估

部分肺脓肿患者起病多急骤,畏寒、高热伴全身中毒症状明显,厌氧菌感染时痰有腥臭味等,使患者及家属常深感不安。患者会表现出忧虑、悲观、抑郁和恐惧。

## 二、主要护理诊断及医护合作性问题

### (一)体温过高

与肺组织炎症性坏死有关。

**（二）清理呼吸道无效**

与脓痰聚积有关。

**（三）营养失调，低于机体需要量**

与肺部感染导致机体消耗增加有关。

**（四）气体交换受损**

与气道内痰液积聚、肺部感染有关。

**（五）潜在并发症**

咯血、窒息、脓气胸、支气管胸膜瘘。

## 三、护理目标

体温降至正常，营养改善，呼吸系统症状减轻或消失，未发生并发症。

## 四、护理措施

**（一）一般护理**

保持室内空气流通、适宜温湿度、阳光充足。晨起、饭后、体位引流后及睡前协助患者漱口，做好口腔护理。鼓励患者多饮水，进食高热量、高蛋白、高维生素等营养丰富的食物。

**（二）病情观察**

观察痰的颜色、性状、气味和静置后是否分层。准确记录 24 小时排痰量。当大量痰液排出时，要注意观察患者咳痰是否顺畅，咳嗽是否有力，避免脓痰引起窒息；当痰液减少时，要观察患者中毒症状是否好转，若中毒症状严重，提示痰液引流不畅，做好脓液引流的护理，以保持呼吸道通畅。若发现血痰，应及时报告医师，咯血量较多时，应严密观察体温、脉搏、呼吸、血压及神志的变化，准备好抢救药品和用品，嘱患者患侧卧位，头偏向一侧，警惕大咯血或窒息的突然发生。

**（三）用药及体位引流护理**

肺脓肿治疗原则是抗生素治疗和痰液引流。

1.抗生素治疗

吸入性肺脓肿一般选用青霉素，对青霉素过敏或不敏感者可用林可霉素、克林霉素或甲硝唑等药物。开始给药采用静脉滴注，体温通常在治疗后 3～10 天降至正常，然后改为肌内注射或口服。如抗生素有效，宜持续 8～12 周，直至胸片上空洞和炎症完全消失，或仅有少量稳定的残留纤维化。若疗效不佳，要注意根据细菌培养和药物敏感试验选用有效抗菌药物。遵医嘱使用抗生素、祛痰药、支气管扩张剂等药物，注意观察疗效及不良反应。

2.痰液引流

痰液引流可缩短病程，提高疗效。无大咯血、中毒症状轻者可进行体位引流排痰，每天2～3 次，每次 10～15 分钟。痰黏稠者可用祛痰药、支气管舒张药或生理盐水雾化吸入以利脓液引流。有条件应尽早应用纤维支气管镜冲洗及吸引治疗，脓腔内还可注入抗生素，加强局部治疗。

3.手术治疗

内科积极治疗 3 个月以上效果不好，或有并发症可考虑手术治疗。

**（四）心理护理**

向患者及家属及时介绍病情，解释各种症状和不适的原因，说明各项诊疗、护理操作目的、操作程序和配合要点。由于疾病带来口腔脓臭气味使患者害怕与人接近，在帮助患者口腔护理的同时消除患者的紧张心理。主动关心并询问患者的需要,使患者增加治疗的依从性和信心,指导患者正确对待本病,使其勇于说出内心感受,并积极进行疏导。教育患者家属配合医护人员做好患者的心理指导,使患者树立治愈疾病的信心,以促进疾病早日康复。

### (五)健康指导

**1.疾病知识指导**

指导患者及家属了解肺脓肿发生、发展、治疗和有效预防方面的知识。积极治疗肺炎、皮肤疖、痈或肺外化脓性等原发病灶。教会患者练习深呼吸,鼓励患者咳嗽并采取有效的咳嗽方式进行排痰,保持呼吸道的通畅,促进病变的愈合。对重症患者做好监护,教育家属及时发现病情变化,并及时向医师报告。

**2.生活指导**

指导患者生活要有规律,注意休息,劳逸结合,应增加营养物质的摄入。提倡健康的生活方式,重视口腔护理,在晨起、饭后、体位引流后、晚睡前要漱口、刷牙,防止污染分泌物误吸入下呼吸道。鼓励平日多饮水,戒烟、酒。保持环境整洁、舒适,维持适宜的室温与湿度,注意保暖,避免受凉。

**3.用药指导**

抗生素治疗非常重要,但需要时间较长,为防止病情反复,应遵从治疗计划。指导患者及家属根据医嘱服药,向患者讲解抗生素等药物的用药疗程、方法、不良反应,发现异常及时向医师报告。

**4.加强易感人群护理**

对意识障碍、慢性病、长期卧床者,应注意指导家属协助患者经常变换体位、翻身、拍背促进痰液排出,疑有异物吸入时要及时清除。有感染征象时应及时就诊。

## 五、护理评价

患者体温平稳,呼吸系统症状消失,营养改善,无并发症发生或发生后及时得到处理。

**(吴曼曼)**

# 第九章

# 妇 科 护 理

## 第一节 痛 经

痛经是指在行经前、后或月经期出现下腹疼痛、坠胀伴腰酸及其他不适,严重影响生活和工作质量者。痛经分为原发性痛经与继发性痛经两类。前者指生殖器官无器质性病变的痛经,称功能性痛经;后者指盆腔器质性病变引起的痛经,如子宫内膜异位症等。本节仅叙述原发性痛经。

### 一、护理评估

#### (一)健康史

原发性痛经常见于青少年,多发生在有排卵的月经周期,精神紧张、恐惧、寒冷刺激及经期剧烈运动可加重疼痛。评估时需了解患者的年龄和月经史、疼痛特点及与月经的关系、伴随症状和缓解疼痛的方法等。

#### (二)身体状况

1.痛经

痛经是主要症状,多自月经来潮后开始,最早出现在月经来潮前 12 小时,月经第 1 天疼痛最剧烈,持续2~3 天后逐渐缓解。疼痛呈痉挛性,多位于下腹正中,常放射至腰骶部、外阴与肛门,少数人的疼痛可放射至大脚内侧。可伴面色苍白、出冷汗、恶心、呕吐、腹泻、头晕、乏力等。痛经多于月经初潮后 1~2 年发病。

2.妇科检查

生殖器官无器质性病变。

#### (三)心理-社会状况

患者缺乏痛经的相关知识,担心痛经可能影响健康及婚后的生育能力,表现为情绪低落、烦躁、焦虑;伴随着月经的疼痛,常常使患者抱怨自己是女性。

#### (四)辅助检查

B 超检查生殖器官有无器质性病变。

**（五）处理要点**

以解痉、镇痛等对症治疗为主，并注意对患者的心理治疗。

## 二、护理问题

**（一）急性疼痛**

与经期宫缩有关

**（二）焦虑**

与反复疼痛及缺乏相关知识有关。

## 三、护理措施

**（一）一般护理**

（1）下腹部局部可用热水袋热敷。

（2）鼓励患者多饮热茶、热汤。

（3）注意休息，避免紧张。

**（二）病情观察**

（1）观察疼痛的发生时间、性质、程度。

（2）观察疼痛时的伴随症状，如恶心、呕吐、腹泻。

（3）了解引起疼痛的精神因素。

**（三）用药护理**

遵医嘱给予解痉、镇痛药，常用药物有前列腺素合成酶抑制剂如吲哚美辛（消炎痛）、布洛芬等，亦可选用避孕药或中药治疗。

**（四）心理护理**

讲解有关痛经的知识及缓解疼痛的方法，使患者了解经期下腹坠胀、腰酸、头痛等轻度不适是生理反应。原发性痛经不影响生育，生育后痛经可缓解或消失，从而消除患者紧张、焦虑的情绪。

**（五）健康指导**

进行经期保健的教育，包括注意经期清洁卫生，保持精神愉快，加强经期保护，避免剧烈运动及过度劳累，防寒保暖等。疼痛难忍时一般选择非麻醉性镇痛药治疗。

（王莹莹）

# 第二节　闭　　经

闭经是妇科常见症状，分为原发性闭经和继发性闭经两类。原发性闭经指年龄超过 16 岁，第二性征已发育，或年龄超过 14 岁，第二性征尚未发育，且无月经来潮者；继发性闭经指正常月经建立后，因病理性原因月经停止 6 个月，或按自身原来月经周期计算停经 3 个周期以上者。青春期以前、妊娠期、哺乳期以及绝经后的无月经均属生理现象。

## 一、护理评估

### (一)健康史

原发性闭经较少见,常由于遗传性因素或先天性发育缺陷所致,评估时应注意患者生殖器官和第二性征发育情况及家族史。继发性闭经发病率高,病因复杂,评估时应详细询问患者月经史,已婚者应注意有无产后大出血、不孕及流产史。根据控制正常月经周期的 4 个环节,按病变部位将闭经分为下丘脑性闭经、垂体性闭经、卵巢性闭经及子宫性闭经。

1.下丘脑性闭经

最常见,以功能性原因为主。

(1)精神因素:精神创伤、紧张忧虑、环境改变、过度劳累、盼子心切或畏惧妊娠等可使内分泌调节功能紊乱而发生闭经。闭经多为一时性,可自行恢复。

(2)剧烈运动、体重下降和神经性厌食:均可诱发闭经。因初潮发生和月经维持有赖于一定比例(17%～20%)的机体脂肪,中枢神经对体重下降极为敏感。

(3)药物:一般在停药后 3～6 个月恢复月经。

2.垂体性闭经

垂体器质性病变或功能失调可影响卵巢功能而引起闭经。

(1)垂体梗死:常见于产后出血使垂体缺血坏死,出现闭经、性欲减退、毛发脱落、第二性征衰退等希恩综合征。

(2)垂体肿瘤:可引起闭经溢乳综合征。

3.卵巢性闭经

因性激素水平低落,子宫内膜不发生周期性变化而导致闭经。

(1)卵巢功能早衰:40 岁前绝经者称卵巢功能早衰,常伴有围绝经期综合征的表现。

(2)卵巢功能性肿瘤、卵巢切除或组织破坏。

(3)多囊卵巢综合征:表现为闭经、不孕、多毛、肥胖、双侧卵巢增大。

4.子宫性闭经

月经调节功能及第二性征发育正常,但子宫内膜受到破坏或对卵巢激素不能产生正常的反应而引起闭经。

(1)先天性子宫发育不良或子宫切除术后者。

(2)子宫内膜损伤:子宫腔放射治疗后、结核性子宫内膜炎、子宫腔粘连综合征,后者因人工流产刮宫过度,使子宫内膜损伤粘连而无月经产生。

5.其他内分泌功能异常

甲状腺功能减退或亢进、肾上腺皮质功能亢进、糖尿病等可引起闭经。

### (二)身体状况

了解患者的闭经类型、时间及伴随症状。注意观察患者精神状态、智力发育、营养与健康状况;检查全身发育状况,测量身高、体重、四肢与躯干比例;第二性征如音调、毛发分布、乳房发育状况,挤压乳腺有无乳汁分泌;妇科检查生殖器官有无发育异常和肿瘤等。

### (三)心理-社会状况

患者担心闭经对自己的健康、性生活及生育能力有影响,病程过长及治疗效果不佳会加重患者及其家属的心理压力,产生情绪低落、焦虑,反过来又加重闭经。

### (四)辅助检查

1.子宫功能检查

(1)诊断性刮宫:适用于已婚女性,必要时可在宫腔镜直视下检查。

(2)子宫输卵管碘油造影:了解子宫腔及输卵管情况。

(3)药物撤退试验:①孕激素试验可评估内源性雌激素水平;②雌、孕激素序贯疗法。

2.卵巢功能检查

通过 B 超检查、基础体温测定、宫颈黏液结晶检查、阴道脱落细胞检查、血清激素测定、诊断性刮宫,了解排卵情况及体内性激素水平。

3.垂体功能检查

如垂体兴奋试验等。

4.其他检查

B 超检查、染色体检查及内分泌检查等。

### (五)处理要点

(1)全身治疗积极治疗全身性疾病,增强体质,加强营养,保持正常体重。

(2)心理治疗精神因素所致闭经,应行心理疏导。

(3)病因治疗子宫腔粘连、先天畸形、卵巢及垂体肿瘤等采取相应手术治疗。

(4)性激素替代疗法:根据病变部位及病因,给予相应激素治疗,常用雌激素替代疗法,雌、孕激素序贯疗法和雌、孕激素合并疗法。

(5)诱发排卵常用氯米芬、HCG。

## 二、护理问题

### (一)焦虑

与担心闭经对健康、性生活及生育的影响有关。

### (二)功能障碍性悲哀

与长期闭经及治疗效果不佳,担心丧失女性形象有关。

## 三、护理措施

### (一)一般护理

1.鼓励患者增加营养

营养不良引起的闭经者,应供给足够的营养。

2.保证睡眠

工作紧张引起的闭经者,鼓励患者加强锻炼,增强体质,注意劳逸结合。如为肥胖引起的闭经,指导患者进低热量饮食,但需要富有维生素和矿物质,嘱咐患者适当增加运动量。

### (二)病情观察

(1)观察患者情绪变化,有无引起闭经的精神因素,如工作、家庭、生活等情况。

(2)对有人工流产、剖宫产史的闭经患者,应监测阴道流血情况及月经变化。

(3)注意患者体重增加或减少的数据和时间,与闭经前、后的关系。

(4)观察患者甲状腺有无肿大、有无糖尿病症状。

**（三）用药护理**

指导患者合理使用性激素，说明性激素的作用、不良反应、用药方法及注意事项。

**（四）心理护理**

讲解月经的生理知识，使患者了解闭经与女性特征、生育及健康的关系，减轻心理压力，避免闭经加重。对原发性闭经者，特别是生殖器官畸形者进行心理疏导，保持心情舒畅，正确对待疾病，提高对自我形象的认识。

**（五）健康指导**

（1）告知患者要耐心坚持规范治疗，在医师的指导下接受全身系统检查。

（2）短期治疗效果可能不明显，要有心理准备，不要放弃治疗，树立战胜疾病的信心。

（王莹莹）

# 第三节　功能失调性子宫出血

功能失调性子宫出血（dysfunctional uterine bleeding，DUB）简称功血，为妇科常见病。它是由于调节生殖系统的神经内分泌机制失常引起的异常子宫出血，而全身及内、外生殖器官无器质性病变存在。常表现为月经周期长短不一、经期延长、经量过多或不规则阴道出血。功血可分为排卵性功血和无排卵性功血两类，约85％病例属无排卵性功血。功血可发生于月经初潮至绝经期间的任何年龄，约50％患者发生于绝经前期，育龄期约占30％，青春期约占20％。

## 一、护理评估

### （一）健康史

1.无排卵性功血

（1）青春期：与下丘脑-垂体-卵巢轴调节功能未健全有关，过度劳累、精神紧张、恐惧、忧伤、环境及气候改变等应激刺激，及肥胖、营养不良等因素易导致下丘脑-垂体-卵巢轴调节功能紊乱，卵巢不能排卵。

（2）绝经过渡期：因卵巢功能衰退，卵巢对促性腺激素敏感性降低，卵泡在发育过程中因退行性变而不能排卵。

（3）生育期：可因内、外环境改变，如劳累、应激、流产、手术或疾病等引起短暂无排卵。亦可因肥胖、多囊卵巢综合征、高催乳素血症等因素长期存在，引起持续无排卵。

2.排卵性功血

黄体功能不足原因在于神经内分泌调节功能紊乱，导致卵泡期促卵泡激素（FSH）缺乏，卵泡发育缓慢，雌激素分泌减少，正反馈作用不足，黄体生成素（LH）峰值不高，使黄体发育不全、功能不足。子宫内膜不规则脱落者，由于下丘脑-垂体-卵巢轴调节功能紊乱或黄体机制异常引起萎缩过程延长。

评估时注意了解患者的发病年龄、月经史、婚育史及发病诱因，有无性激素治疗不当及全身性出血性疾病史。

## (二)身体状况

### 1.月经紊乱

(1)无排卵性功血:最常见的症状是子宫不规则性出血,特点是月经周期紊乱,经期长短不一,经量多少不定。可先有数周或数月停经,然后阴道流血,量较多,持续2~3周或更长时间,不易自止,无腹痛或其他不适。

(2)排卵性功血:黄体功能不足者月经周期缩短,月经频发(月经周期短于21天),不易受孕或怀孕早期易流产;子宫内膜不规则脱落者月经周期正常,但经期延长,长达9~10天,多发生于产后或流产后。

### 2.贫血

因出血多或时间长,患者出现头晕、乏力、面色苍白等贫血征象。

### 3.体格检查

体格检查包括全身检查和妇科检查,排除全身性疾病及生殖器官器质性病变。

## (三)心理-社会状况

青春期患者常因害羞而影响及时诊治,生育期患者担心影响生育而焦虑,围绝经期患者因治疗效果不佳或怀疑为恶性肿瘤而焦虑、紧张、恐惧。

## (四)辅助检查

### 1.诊断性刮宫

诊断性刮宫可了解子宫内膜反应、子宫内膜病变,达到止血的目的。不规则流血者可随时刮宫,用以止血。确定有无排卵或黄体功能,于月经前一天或者月经来潮6小时内做诊断性刮宫,无排卵性功血的子宫内膜呈增生期改变,黄体功能不足显示子宫内膜分泌不良。子宫内膜不规则脱落,于月经周期第5~6天进行诊断性刮宫,增生期与分泌期子宫内膜共存。

### 2.B超检查

了解子宫内膜厚度及生殖器官有无器质性改变。

### 3.血常规及凝血功能检查

了解有无贫血、感染及凝血功能障碍。

### 4.宫腔镜检查

直接观察子宫内膜,选择病变区进行活组织检查。

### 5.卵巢功能检查

判断卵巢有无排卵或黄体功能。

## (五)处理要点

### 1.无排卵性功血

青春期和生育期患者以止血、调整周期、促排卵为原则。围绝经期患者以止血、防止子宫内膜癌变为原则。

### 2.排卵性功血

黄体功能不足的治疗原则是促进卵泡发育,刺激黄体功能及黄体功能替代,分别应用氯米芬、人绒毛膜促性腺激素(HCG)和孕酮;子宫内膜不规则脱落的治疗原则是促使黄体及时萎缩,子宫内膜及时完整脱落,常用药物有孕激素和HCG。

# 二、护理问题

## (一)潜在并发症

贫血。

### (二)知识缺乏

缺乏性激素治疗的知识。

### (三)有感染的危险

与经期延长、机体抵抗力下降有关。

### (四)焦虑

与性激素使用及药物不良反应有关。

## 三、护理措施

### (一)一般护理

患者体质往往较差,应加强营养,改善全身情况,可补充铁剂、维生素 C 和蛋白质。成人体内大约每 100 mL 血中含 50 mg 铁,行经期女性,每天从食物中吸收铁 0.7~2.0 mg,经量多者应额外补充铁。向患者推荐含铁较多的食物如猪肝、胡萝卜、葡萄干等。按照患者的饮食习惯,为患者制订适合于个人的饮食计划,保证患者获得足够的营养。

### (二)病情观察

观察并记录患者的生命体征、出量及入量,嘱患者保留出血期间使用的会阴垫及内裤,以便更准确地估计出血量,出血较多者,督促其卧床休息,避免过度疲劳和剧烈活动,贫血严重者,遵医嘱做好配血、输血、止血措施,执行治疗方案,维持患者正常血容量。

### (三)对症护理

1.无排卵性功血

(1)止血:对大量出血患者,要求在性激素治疗 8 小时内见效,24~48 小时内出血基本停止,若 96 小时以上仍不止血者,应考虑有器质性病变存在。

1)性激素止血:①应用大剂量雌激素可迅速提高血内雌激素浓度,促使子宫内膜生长,短期内修复创面而止血,主要用于青春期功血。目前多选用妊马雌酮 2.5 mg 或己烯雌酚 1~2 mg。②孕激素适用于体内已有一定水平雌激素的患者。常用药物如甲羟孕酮或炔诺酮,用药原则同雌激素。③雄激素可拮抗雌激素、增加子宫平滑肌及子宫血管张力而减少出血,主要用于围绝经期功血患者的辅助治疗,可随时停用。④联合用药,止血效果优于单一药物,可用三合激素或口服短效避孕药,血止后逐渐减量。

2)刮宫术:止血及排除子宫内膜癌变,适用于年龄超过 35 岁、药物治疗无效或存在子宫内膜癌高危因素的患者。

3)其他止血药:卡巴克洛和酚磺乙胺可减少微血管的通透性,氨基己酸、氨甲苯酸、氨甲环酸等可抑制纤维蛋白溶酶,有减少出血量的辅助作用,但不能赖以止血。

(2)调整月经周期:一般连续用药 3 个周期。在此过程中务必积极纠正贫血,加强营养,以改善体质。

1)雌、孕激素序贯疗法:人工周期,通过模拟自然月经周期中卵巢的内分泌变化,将雌、孕激素序贯应用,使子宫内膜发生相应变化,引起周期性脱落。适用于青春期功血或生育期功血者,可诱发卵巢自然排卵。雌激素自月经来潮第 5 天开始用药,妊马雌酮 1.25 mg 或己烯雌酚 1 mg,每晚 1 次,连服 20 天,于服雌激素最后 10 天加用甲羟孕酮每天 10 mg,两药同时用完,停药后 3~7 天出血。于出血第 5 天重复用药,一般连续使用 3 个周期。用药 2~3 个周期后,患者常能自发排卵。

2)雌、孕激素联合疗法:可周期性口服短效避孕药,适用于生育期功血、内源性雌激素水平较高者或绝经过渡期功血者。

3)后半周期疗法:于月经周期的后半周期开始(撤药性出血的第 16 天)服用甲羟孕酮,每天10 mg,连服 10 天为 1 个周期,共 3 个周期为 1 个疗程。适用于青春期或绝经过渡期功血者。

(3)促排卵:适用于育龄期功血者。常用药物如氯米芬、人绒毛膜促性腺激素(HCG)等。于月经第5天开始每天口服氯米芬50 mg,连续 5 天,以促进卵泡发育。B 超监测卵泡发育接近成熟时,可大剂量肌内注射 HCG 5 000 U 以诱发排卵。青春期不提倡使用。

(4)手术治疗:以刮宫术最常用,既能明确诊断,又能迅速止血。绝经过渡期出血患者激素治疗前宜常规刮宫,最好在子宫镜下行分段诊断性刮宫,以排除子宫内细微器质性病变。对青春期功血刮宫应持慎重态度。必要时行子宫次全切除或子宫切除术。

2.排卵性功血

(1)黄体功能不足:药物治疗如下。①黄体功能替代疗法:自排卵后开始每天肌内注射孕酮10 mg,共 10～14 天,用以补充黄体分泌孕酮的不足。②黄体功能刺激疗法:通常应用 HCG 以促进及支持黄体功能。于基础体温上升后开始,隔天肌内注射 HCG 1 000～2 000 U,共 5 次,可使血浆孕酮明显上升,随之正常月经周期恢复。③促进卵泡发育:于月经第 5 天开始,每晚口服氯米芬 50 mg,共 5 天。

(2)子宫内膜不规则脱落:药物治疗如下。①孕激素:自排卵后第 1～2 天或下次月经前10～14 天开始,每天口服甲羟孕酮 10 mg,连续 10 天,有生育要求可肌内注射孕酮。②HCG:用法同黄体功能不足。

3.性激素治疗的注意事项

(1)严格遵医嘱正确用药,不得随意停服或漏服,以免使用不当引起子宫出血。

(2)药物减量必须按规定在血止后开始,每 3 天减量 1 次,每次减量不超过原剂量的 1/3,直至维持量,持续用至血止后 20 天停药。

(3)雌激素口服可能引起恶心、呕吐等胃肠道反应,可饭后或睡前服用;对存在血液高凝倾向或血栓性疾病史者禁忌使用。

(4)雄激素用量过大可能出现男性化不良反应。

**(四)预防感染**

(1)测体温、脉搏。

(2)指导患者保持会阴部清洁,出血期间禁止盆浴及性生活。

(3)注意有无腹痛等生殖器官感染征象。

(4)按医嘱使用抗生素。

**(五)心理护理**

注意情绪调节,避免过度紧张与精神刺激。特别是青春期少女,父母们不仅要关注女孩的学习状况与膳食状况,还要重视女孩的情绪变化,与其多沟通,了解其内心世界的变化,帮助其释放不良情绪,以使其保持相对稳定的精神-心理状态,避免情绪上的大起大落。

**(六)健康指导**

(1)宜清淡饮食,多食富含维生素 C 的新鲜瓜果、蔬菜。注意休息,保持心情舒畅。

(2)强调严格掌握雌激素的适应证,并合理使用,对更年期及绝经后女性更应慎用,应用时间不宜过长,量不宜大,并应严密观察反应。

(3)月经期避免剧烈运动,禁止盆浴及性生活,保持会阴部清洁。

(虞淑平)

# 第四节　围绝经期综合征

绝经是每一个女性生命过程中必然发生的生理过程。绝经提示卵巢功能衰退,生殖功能终止,绝经过渡期是指围绕绝经前、后的一段时期,包括从绝经前出现与绝经有关的内分泌、生理学和临床特征起,至最后一次月经后一年。

围绝经期综合征(menopausal syndrome,MPS)以往称为更年期综合征,是指女性在绝经前、后由于卵巢功能衰退、雌激素水平波动或下降所致的以自主神经功能紊乱为主,伴有神经心理症状的一组综合征。多发生于45~55岁,约2/3的女性出现不同程度的低雌激素血症引发的一系列症状。绝经分为自然绝经和人工绝经。自然绝经是指卵巢内卵泡生理性耗竭所致的绝经;人工绝经是指双侧卵巢经手术切除或受放射线损坏导致的绝经,后者更易发生围绝经期综合征。

## 一、护理评估

### (一)健康史

了解患者的发病年龄、职业、文化水平及性格特征,询问月经情况及生育史,有无卵巢切除或盆腔肿瘤放疗,有无心血管疾病及其他疾病病史。

### (二)身体状况

1.月经紊乱

半数以上女性出现2~8年无排卵性月经,表现为月经频发、不规则子宫出血、月经稀发(月经周期超过35天)以至绝经,少数女性可突然绝经。

2.雌激素下降相关征象

(1)血管舒缩症状:主要表现为潮热、出汗,是血管舒缩功能不稳定的表现,是围绝经期综合征最突出的特征性症状。潮热起自前胸,涌向头颈部,然后波及全身。在潮红的区域患者感到灼热,皮肤发红,紧接着大量出汗。持续数秒至数分钟不等。此种血管功能不稳定可历时1年,有时长达5年或更长。

(2)精神神经症状:常有焦虑、抑郁、激动、喜怒无常、脾气暴躁、记忆力下降、注意力不集中、失眠多梦等。

(3)泌尿生殖系统症状:出现阴道干燥、性交困难及老年性阴道炎,排尿困难、尿频、尿急、尿失禁及反复发作的泌尿系统感染。

(4)心血管疾病:绝经后女性冠状动脉粥样硬化性心脏病(简称冠心病)、高血压和脑出血的发病率及病死率逐渐增加。

(5)骨质疏松症:绝经后女性约有25%患骨质疏松症、腰酸背痛、腿抽搐、肌肉关节疼痛等。

**3.体格检查**

全身检查注意血压、精神状态、皮肤、毛发、乳房改变及心脏功能,妇科检查注意生殖器官有无萎缩、炎症及张力性尿失禁。

**(三)心理-社会状况**

因家庭和社会环境的变化或绝经前曾有精神状态不稳定等,更易引起患者心情不畅、忧虑、多疑、孤独等。

**(四)辅助检查**

根据患者的具体情况不同,可选择血常规、尿常规、心电图及血脂检查、B超、宫颈刮片及诊断性刮宫等。

**(五)处理要点**

**1.一般治疗**

加强心理治疗及体育锻炼,补充钙剂,必要时选用镇静剂、谷维素。

**2.激素替代疗法**

补充雌激素是关键,可改善症状、提高生活质量。

## 二、护理问题

**(一)自我形象紊乱**

与对疾病不正确认识及精神神经症状有关。

**(二)知识缺乏**

缺乏性激素治疗相关知识。

## 三、护理措施

**(一)一般护理**

改善饮食,摄入高蛋白质、高维生素、高钙饮食,必要时可补充钙剂,能延缓骨质疏松症的发生,达到抗衰老效果。

**(二)病情观察**

(1)观察月经改变情况,注意经量、周期、经期有无异常。

(2)观察面部潮红时间和程度。

(3)观察血压波动、心悸、胸闷及情绪变化。

(4)观察骨质疏松症的影响,如关节酸痛、行动不便等。

(5)观察情绪变化,如情绪不稳定、易怒、易激动、多言多语、记忆力降低。

**(三)用药护理**

指导应用性激素。

**1.适应证**

主要用于治疗雌激素缺乏所致的潮热多汗、精神症状、老年性阴道炎、泌尿系统感染,预防存在高危因素的心血管疾病、骨质疏松症等。

**2.药物选择及用法**

在医师指导下使用,尽量选用天然性激素,剂量个体化,以最小有效量为佳。

3.禁忌证

原因不明的子宫出血、肝胆疾病、血栓性静脉炎及乳腺癌等。

4.注意事项

(1)雌激素剂量过大可引起乳房胀痛、白带多、头痛、水肿、色素沉着、体重增加等,可酌情减量或改用雌三醇。

(2)用药期间可能发生异常子宫出血,多为突破性出血,但应排除子宫内膜癌。

(3)较长时间的口服用药可能影响肝功能,应定期复查肝功能。

(4)单一雌激素长期应用,可使子宫内膜癌危险性增加,雌、孕激素联合用药能够降低风险。坚持体育锻炼,多参加社会活动;定期健康体检,积极防治围绝经期女性常见病。

**(四)心理护理**

使患者及其家属了解围绝经期是必然的生理过程,介绍减轻压力的方法,改变患者的认知、情绪和行为,使其正确评价自己。

**(五)健康指导**

(1)向围绝经期女性及其家属介绍绝经是一个生理过程,绝经发生的原因及绝经前、后身体将发生的变化,帮助患者消除因绝经变化产生的恐惧心理,并对将发生的变化做好心理准备。

(2)介绍绝经前、后减轻症状的方法,适当的摄取钙质和维生素 D;坚持锻炼如散步、骑自行车等。合理安排工作,注意劳逸结合。

(3)定期普查,更年期女性最好半年至一年进行 1 次体格检查,包括妇科检查和防癌检查,有选择地做内分泌检查。

(4)绝经前行双侧卵巢切除术者,宜适时补充雌激素。

(王莹莹)

# 第五节　经前期综合征

经前期综合征是指女性在月经来潮前出现的一系列异常现象,如头痛、乳房胀痛、失眠、情绪不稳定、抑郁、焦虑、全身水肿等。严重时影响正常的生活和社会活动。

## 一、护理评估

### (一)病史

经前期综合征常发生于 30～40 岁的女性,年轻女性很少出现。症状在排卵后即开始,月经来潮前几天达高峰,经血出现后消失。

### (二)身心状况

主要表现为紧张、烦躁易怒、抑郁、焦虑、失眠、注意力不集中、疲乏无力、头痛等。有些女性出现手足及面部水肿、乳房胀痛,少数女性因肠黏膜水肿而出现腹泻现象。

### (三)检查

盆腔检查及实验室检查均属正常。

## 二、护理诊断

### (一)焦虑

其与一系列精神症状及不被人理解有关。

### (二)体液过多

其与水、钠潴留有关。

## 三、护理目标

让患者正确认识经前期综合征,以减轻症状。

## 四、护理措施

(1)进行关于经前期综合征的有关知识的教育和指导,避免经前过度紧张,注意休息和充足的睡眠。

(2)帮助患者适当控制食盐和水的摄入。

(3)给患者服用适当的镇静剂如安定,也可服用谷维素来控制神经和精神症状,还可服用适当的利尿剂减轻水肿,以改善头痛等不适。

(4)遵医嘱用孕激素或雄激素拮抗雌激素与醛固酮的作用。

## 五、评价

(1)患者能够了解经前期综合征的相关知识。

(2)患者症状减轻,自我控制能力增强。

(王莹莹)

# 第六节　外阴炎与阴道炎

## 一、外阴炎

外阴炎是妇科常见病,是外阴部的皮肤与黏膜的炎症,可发生于任何年龄,以生育期及绝经后女性多见。

### (一)护理评估

1.健康史

(1)病因评估:外阴炎主要指外阴部的皮肤与黏膜的炎症,以大、小阴唇为多见。由于外阴与尿道、肛门、阴道邻近且暴露,同时,阴道分泌物、月经血、产后的恶露、尿液、粪便的刺激、糖尿病患者的糖尿的长期浸渍,均可引起外阴不同程度的炎症,此外,穿化纤内裤、紧身内裤、使用卫生巾使局部透气性差等,均可诱发外阴部的炎症。

(2)病史评估:评估有无外阴炎的因素存在,有无糖尿病、阴道炎病史。

2.身心状况

(1)症状:外阴瘙痒、疼痛、红、肿、灼热,性交及排尿时加重。

(2)体征:局部充血、肿胀、糜烂,常有抓痕,严重者形成溃疡或湿疹。慢性炎症者,外阴局部皮肤或黏膜增厚、粗糙、皲裂等。

(3)心理-社会状况:了解病程,了解患者对症状的反应,有无烦躁、不安等心理。

**(二)护理诊断及合作性问题**

(1)皮肤或黏膜完整性受损:与皮肤黏膜炎症有关。

(2)舒适改变:与外阴瘙痒、疼痛、分泌物增多有关。

(3)焦虑:与性交障碍、行动不便有关。

**(三)护理目标**

(1)患者皮肤与黏膜完整。

(2)患者病情缓解或好转,舒适感增加。

(3)患者情绪稳定,积极配合治疗与护理。

**(四)护理措施**

1.一般护理

炎症期间宜进食清淡且富含营养的食物,禁食辛辣、刺激性食物。

2.心理护理

患者常出现烦躁不安、焦虑紧张,应帮助患者树立信心,减轻心理负担,坚持治疗,讲究患者常出现烦躁不安、焦虑紧张,应帮助患者树立信心,减轻心理负担,坚持治疗,讲究卫生。

3.病情监护

积极寻找病因,消除刺激原。

4.治疗护理

(1)治疗原则:去除病因,积极治疗原发病,如阴道炎、尿瘘、粪瘘、糖尿病等。

(2)治疗配合:保持外阴清洁干燥,局部使用约40 ℃的1∶5 000高锰酸钾溶液坐浴,每天2次,每次15～30分钟,5～10次为1个疗程。如有破溃,可涂抗生素软膏或紫草油,急性期可用物理治疗。

**(五)健康指导**

(1)卫生宣教,指导女性穿棉质内裤,减少分泌物刺激,对公共场所,如游泳池、公共浴室等谨慎出入,注意经期、孕期、产期及流产后的生殖道清洁,防止感染。

(2)定期妇科检查,积极参与普查与普治。

(3)指导用药方法及注意事项。

(4)加强性道德教育,纠正不良性行为。

**(六)护理评价**

(1)患者诉说外阴瘙痒症状减轻,舒适感增加。

(2)患者焦虑缓解或消失,掌握了卫生保健常识,能养成良好卫生习惯。

# 二、前庭大腺炎

细菌侵入前庭大腺腺管内致腺管充血、水肿称为前庭大腺炎。

**（一）护理评估**

**1.健康史**

（1）病因评估：前庭大腺腺管开口位于小阴唇与处女膜之间，在性交、流产、分娩或其他情况污染外阴部时，病原体易侵入引起炎症，因此，以育龄女性多见，主要病原体为葡萄球菌、链球菌、大肠埃希菌、淋病奈瑟菌及沙眼衣原体等。急性炎症发作时，细菌先侵犯腺管，腺管口因炎症肿胀阻塞，渗出物不能排出，积存而形成脓肿，称为前庭大腺脓肿（又称巴氏腺脓肿），多发于一侧。如急性炎症消退，腺管口粘连阻塞，分泌物不能外流，脓液转清，则形成前庭大腺囊肿，多为单侧，大小不等，可持续数年不增大。患者往往无自觉症状。

（2）病史评估：了解患者有无反复的外阴感染史及卫生习惯。

**2.身心状况**

（1）症状：初起时局部肿胀、疼痛、烧灼感，行走不便，可伴有大小便困难等。有时可出现发热等全身症状（表9-1）。

表 9-1　前庭大腺炎临床类型及身体状况

| 临床类型 | 身体状况 |
| --- | --- |
| 急性期 | （1）大阴唇下 1/3 处疼痛、肿胀，严重时行走受限。检查局部可见皮肤红、肿、热、压痛<br>（2）脓肿形成时，可触及波动感，脓肿直径可达 5～6 cm，可自行破溃。如破口大，引流通畅，脓液流出后炎症消退；如破口小，引流欠佳，炎症持续不退或反复发作<br>（3）可出现全身不适、发热等全身症状 |
| 慢性期 | 慢性期囊肿形成，患者感到外阴部有坠胀感或性交不适。检查时局部可触及囊性肿物，大小不一，有时可反复急性发作 |

（2）体征：外阴部皮肤红肿、压痛明显。当脓肿形成时，疼痛加剧，并可触及波动感，脓肿直径可达5～6 cm。

（3）心理-社会状况：了解病程，了解患者对症状的反应，有无烦躁、不安等心理，患者常有因害羞或怕痛而未及时诊治的心理障碍。

**（二）辅助检查**

取前庭大腺开口处分泌物作细菌培养，确定病原体。

**（三）护理诊断及合作性问题**

（1）皮肤完整性受损：与脓肿自行破溃或手术切开引流有关。

（2）疼痛：与局部炎症刺激有关。

**（四）护理目标**

（1）患者皮肤保持完整。

（2）疼痛缓解或好转。

**（五）护理措施**

**1.一般护理**

急性期患者应卧床休息，饮食易消化，富含营养。

**2.心理护理**

患者常常烦躁不安、焦虑紧张，应尊重患者，为患者保密，以解除其忧虑，使其积极治疗，帮助其建立治愈疾病的信心和生活的勇气。

3.病情监护

观察患者的生命体征,重点观察体温变化,观察伤口愈合情况。

4.治病护理

(1)治疗原则:急性期局部热敷或坐浴,抗生素消炎治疗;脓肿形成或囊肿较大时,切开引流或行囊肿造口术,保持腺体功能,防止复发。

(2)治疗配合:急性炎症发作时,取前庭大腺开口处分泌物作细菌培养,确定病原体。根据细菌培养结果和药物敏感试验选用抗生素口服或肌内注射。脓肿形成或囊肿较大时,切开引流或行囊肿造口术,并放置引流条。术后保持局部清洁,引流条每天更换1次,外阴用1:5 000氯己定棉球擦拭,每天擦洗外阴2次,也可用清热解毒中药热敷或坐浴,每天2次。

(六)健康指导

(1)向患者及家属讲解此病的病因及预防措施,指导患者注意外阴清洁卫生。

(2)告知患者及家属月经期、产褥期禁止性交;月经期应使用消毒卫生巾预防感染;术后注意事项及正确用药。告知患者相关卫生保健常识,养成良好卫生习惯。

(七)护理评价

(1)患者诉说外阴不适症状减轻,舒适感增加。

(2)患者接受医护人员指导,焦虑缓解或消失。

阴道炎是阴道黏膜及黏膜下结缔组织的炎症,是妇科常见病。正常健康女性由于解剖结构、组织特点,阴道对病原体的侵入有自然防御功能。当各种因素导致自然防御功能降低,阴道内生态平衡遭到破坏时,病原体侵入导致阴道炎症。幼女及绝经后女性由于雌激素缺乏,阴道上皮薄,阴道抵抗力低,比青春期及育龄期女性更易受感染。

## 三、滴虫性阴道炎

滴虫性阴道炎是由阴道毛滴虫引起的最常见的阴道炎。阴道毛滴虫主要寄生于女性阴道,也可存在于尿道、尿道旁腺及膀胱。男性可存在于包皮皱襞、尿道及前列腺内。滴虫适宜生长在温度为25~40 ℃,pH为5.2~6.6的潮湿环境。月经前后,阴道内酸性减弱,接近中性,隐藏在腺体及阴道皱襞中的滴虫得以繁殖,而发生滴虫性阴道炎。此病的传播途径有经性交的直接传播及经游泳池、浴盆、厕所、衣物、器械等途径的间接传播。

(一)护理评估

1.健康史

(1)病因评估:阴道毛滴虫呈梨形,体积为多核白细胞的2~3倍。滴虫顶端有4根鞭毛,体部有波动膜,后端尖并有轴柱凸出。活的滴虫透明无色,如水滴,鞭毛随波动膜的波动而活动(图9-1)。阴道毛滴虫极易传播,pH在4.5以下时便受到抑制甚至致死。pH上升至7.5时,其繁殖可完全被抑制。在妊娠期和月经来潮前后,阴道pH升高,可使阴道毛滴虫的感染率和发病率升高。

(2)病史评估:评估发作与月经周期的关系,既往阴道炎病史,个人卫生情况;分析感染经过;了解治疗经过。

2.身心状况

(1)症状:主要症状为白带呈稀薄泡沫状,量多及伴有外阴、阴道口瘙痒。如有其他细菌混合感染,白带可呈黄绿色、血性、脓性且有臭味。局部可有灼热、疼痛、性交痛。合并泌尿系统感染,可有尿频、尿痛、血尿。阴道毛滴虫能吞噬精子,阻碍乳酸生成,影响精子在阴道内存活,可致不孕。

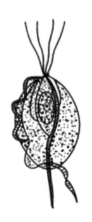

**图 9-1 滴虫模式图**

(2)体征:妇科检查时可见阴道黏膜充血,严重时有散在的出血点。有时可见阴道后穹隆处有液性或脓性泡沫状分泌物。

(3)心理-社会状况:患者常因炎症反复发作而烦恼,出现无助感。

**(二)辅助检查**

(1)悬滴法:在玻片上加 1 滴温生理盐水,自阴道后穹隆处取少许分泌物混于生理盐水中,用低倍镜检查,如有滴虫,可见其活动。阳性率为 $80\%\sim90\%$。取分泌物检查前 $24\sim48$ 小时,避免性交、阴道灌洗及阴道上药。

(2)培养法:适于症状典型而悬滴法未见滴虫者,可用培养基培养,其准确率可达 $98\%$。

**(三)护理诊断及合作性问题**

(1)知识缺乏:缺乏对疾病传染途径的认识及缺乏阴道炎治疗的知识。

(2)舒适改变:与外阴瘙痒、分泌物增多有关。

(3)组织完整性受损:与分泌物增多、外阴瘙痒、搔抓有关。

**(四)护理目标**

(1)患者能说出疾病传染的途径、阴道炎的治疗与日常防护知识。

(2)患者分泌物减少.舒适度提高。保持组织完整性,无破损。

**(五)护理措施**

1.一般护理

注意个人卫生,保持外阴部清洁、干燥,避免搔抓外阴导致皮肤破损。

2.心理护理

解除患者因疾病带来的烦恼,减轻其对确诊后的心理压力,增强治疗疾病的信心。告知患者夫妇滴虫性阴道炎的传播途径、临床表现、治疗方法和注意事项,减轻他们的焦虑心理,同时鼓励他们积极配合治疗。

3.病情观察

观察患者的外阴瘙痒症状、阴道分泌物的量及颜色等。

4.治疗护理

(1)治疗原则:杀灭阴道毛滴虫,保持阴道的自净作用,防止复发,夫妻双方要同时治疗,切断直接传染途径。

(2)治疗配合。①局部治疗:增强阴道酸性环境,用1‰乳酸溶液、0.5‰醋酸溶液或1:5 000高锰酸钾溶液冲洗阴道后,每晚睡前用甲硝唑200 mg,置于阴道后穹隆,每天1次,10天为1个疗程。②全身治疗:甲硝唑(灭滴灵)每次200～400 mg,每天3次口服,10天为1个疗程。③指导患者正确用药,按疗程坚持用药,注意冲洗液的浓度、温度。④观察用药后反应:甲硝唑口服后偶见胃肠道反应,如食欲缺乏、恶心、呕吐及白细胞减少、皮疹等,一旦发现,应报告医师并停药。妊娠期、哺乳期女性应慎用,因为药能通过胎盘进入胎儿体内,并可由乳汁排泄。

**(六)健康指导**

(1)做好卫生宣教,积极开展普查普治,消灭传染源,严格禁止滴虫阴道炎或带虫者进入游泳池。医疗单位做好消毒隔离,防止交叉感染。治疗期间勤换内裤,内裤、坐浴及洗涤用物应煮沸消毒5～10分钟以消灭病原体,禁止性生活,避免交叉或重复感染的机会。哺乳期女性在用药期间或用药后24小时内不宜哺乳。经期暂停坐浴、阴道冲洗及阴道用药。

(2)夫妻应双双检查,男方若查出毛滴虫,夫妻应同治,有助于提高疗效,治疗期间应禁止性生活。

(3)治愈标准:治疗后应在每次月经干净后复查1次,连续3次均为阴性,方为治愈。

**(七)护理评价**

(1)患者自诉外阴不适症状减轻,舒适感增加,悬滴法试验连续3个周期复查为阴性。

(2)患者正确复述预防及治疗此疾病的相关知识。

## 四、外阴阴道假丝酵母菌病

外阴阴道假丝酵母菌病(vulvovaginal candidiasis,VVC)也称外阴阴道念珠菌病,是一种常见的外阴、阴道炎,80%～90%的病原体为白假丝酵母菌,其发病率仅次于滴虫阴道炎。白假丝酵母菌是真菌,不耐热,加热至60 ℃,持续1小时,即可死亡;但对干燥、日光、紫外线及化学制剂的抵抗力较强。

**(一)护理评估**

1.健康史

(1)病因评估:念珠菌为条件致病菌,可存在口腔、肠道和阴道而不引起症状。当阴道内糖原增多、酸度增加、局部细胞免疫力下降时,念珠菌可繁殖并引起炎症,故外阴阴道假丝酵母菌病多见于孕妇、糖尿病患者及接受大量雌激素治疗者。此外,长期应用抗生素、服用皮质类固醇激或免疫缺陷综合征等,可以改变阴道内微生物之间的相互制约关系,易发此症;紧身化纤内裤、肥胖可使会阴局部的温度及湿度增加,也易使念珠菌得以繁殖而引起感染。

(2)传播途径评估:①内源性感染为主要感染,假丝酵母菌除寄生阴道外,还可寄生于人的口腔、肠道,这些部位的假丝酵母菌可互相传染。②通过性交直接传染。③通过接触感染的衣物等间接传染。

(3)病史评估:了解有无糖尿病及长期使用抗生素、雌激素、类固醇皮质激素病史,了解个人卫生习惯及有无不洁性生活史。

2.身心状况

(1)症状:外阴、阴道奇痒,坐卧不安,痛苦异常,可伴有尿痛、尿频、性交痛。阴道分泌物为干酪样或豆渣样。

(2)体征:妇科检查见小阴唇内侧、阴道黏膜红肿并附着白色块状薄膜,容易剥离,下面为糜烂及溃疡。

（3）心理-社会状况：患者常因外阴瘙痒痛苦不堪，由于影响休息与睡眠，产生忧虑与烦躁，评估患者心理障碍及影响疾病治疗的原因。

3.辅助检查

（1）悬滴法：在玻片上加1滴温生理盐水，自阴道后穹隆处取少许分泌物混于生理盐水中，用低倍镜检查，若找到白假丝酵母菌的芽孢和假菌丝即可确诊。

（2）培养法：适用于症状典型而悬滴法未见白假丝酵母菌者，可用培养基培养。

**（二）护理诊断及合作性问题**

1.焦虑

与易复发，影响休息与睡眠有关。

2.组织完整性受损

与分泌物增多、外阴瘙痒、搔抓有关。

**（三）护理目标**

（1）患者情绪稳定，积极配合治疗与护理。

（2）患者病情改善，舒适度提高。

（3）保持组织完整性，组织无破损。

**（四）护理措施**

1.一般护理

注意个人卫生，保持外阴部清洁、干燥，避免搔抓外阴以免皮肤破损。

2.心理护理

向患者讲解外阴阴道假丝酵母菌病的病因、治疗方法和注意事项等，消除患者的顾虑和焦虑心理，使其积极配合治疗。

3.病情观察

观察患者的外阴瘙痒症状、阴道分泌物的量及颜色等。

4.治疗护理

（1）治疗原则：消除诱因，改变阴道酸碱度，根据患者情况选择局部或全身应用抗真菌药杀灭致病菌。

（2）用药护理。①局部治疗：用2％～4％碳酸氢钠溶液冲洗阴道或坐浴，再选用制霉菌素栓剂、克霉唑栓剂、咪康唑栓剂等置于阴道内，一般7～10天为1个疗程。②全身用药：若局部用药效果较差或病情顽固者，可选用伊曲康唑、氟康唑、酮康唑等口服。③用药注意：孕妇要积极治疗，否则阴道分娩时新生儿易感染发生鹅口疮。妊娠期坚持局部治疗，禁用口服唑类药物。勤换内裤，内裤、坐浴及洗涤用物应煮沸消毒5～10分钟以消灭病原体，避免交叉和重复感染的机会。④用药护理：嘱阴道灌洗或坐浴应注意药液浓度和治疗时间，灌洗药物要充分溶化，温度一般为40℃，切忌过烫，以免烫伤皮肤。

**（五）健康指导**

（1）做好卫生宣教，养成良好的卫生习惯，每天洗外阴、换内裤。切忌搔抓。

（2）约15％男性与女性患者接触后患有龟头炎，对有症状男性也应进行检查与治疗。

（3）鼓励患者坚持用药，不随意中断疗程。

（4）嘱积极治疗糖尿病等疾病，正确使用抗生素、雌激素，以免诱发外阴阴道假丝酵母菌病。

**(六)护理评价**

(1)患者分泌物减少,性状转为正常,舒适感增加。

(2)患者正确复述预防及治疗此疾病的相关知识,做到积极配合并坚持治疗。

## 五、萎缩性阴道炎

萎缩性阴道炎属非特异性阴道炎,常见于绝经后及卵巢切除后或盆腔放射治疗者。绝经后的萎缩性阴道炎又称老年性阴道炎。

**(一)护理评估**

1.健康史

(1)病因评估:①女性绝经后;②手术切除卵巢;③产后闭经;④药物假绝经治疗;⑤盆腔放射治疗后等。由于雌激素水平降低,阴道上皮萎缩变薄,上皮细胞内糖原减少,阴道内 pH 增高,阴道自净作用减弱,局部抵抗力降低,致病菌入侵后易繁殖引起炎症。

(2)病史评估:了解有无糖尿病及长期使用抗生素、雌激素、类固醇皮质激素病史;了解个人卫生习惯及有无不洁性生活史;了解有无进行盆腔放疗等。

2.身心状况

(1)症状:白带增多,多为黄水状,严重感染时可呈脓性,有臭味。黏膜有浅表溃疡时,分泌物可为血性,有的患者可有点滴出血,可伴有外阴瘙痒、灼热、尿频、尿痛、尿失禁等症状。

(2)体征:妇科检查可见阴道皱襞消失,上皮菲薄,黏膜出血,表面可有小出血点或片状出血点;严重时可形成浅表溃疡,阴道弹性消失、狭窄,慢性炎症、溃疡还可引起阴道粘连,导致阴道闭锁。

(3)心理-社会状况:老年人常因思想比较保守,不愿就医而出现无助感。其他患者常因知识缺乏而病急乱投医,因此,应注意评估影响患者不愿就医的因素及家庭支持系统。

3.辅助检查

取分泌物检查,悬滴法排除滴虫性阴道炎和外阴阴道假丝酵母菌病;有血性分泌物时,常需做宫颈刮片或分段诊刮排除宫颈癌和子宫内膜癌。

**(二)护理诊断及合作性问题**

(1)舒适改变:与外阴瘙痒、疼痛、分泌物增多有关。

(2)知识缺乏:与缺乏绝经后女性预防保健知识有关。

(3)有感染的危险:与局部分泌物增多、破溃有关。

**(三)护理目标**

(1)患者分泌物减少,性状转为正常,舒适感增加。

(2)患者正确复述预防及治疗此疾病的相关知识,做到积极配合并坚持治疗。

(3)患者无感染发生或感染被及时发现和控制,体温、血常规正常。

(4)患者无感染发生或感染被及时发现和控制,体温、血常规正常。

**(四)护理措施**

1.一般护理

嘱患者保持外阴清洁,勤换内裤。穿棉织内裤,减少刺激等。

2.心理护理

使患者了解老年性阴道炎的病因和治疗方法,减轻其焦虑;对卵巢切除、放疗者给予心理安慰与相关医学知识解释,增强其治疗疾病的信心;解释雌激素替代疗法可缓解症状,帮助其建立治愈疾病的信心。

3.病情观察

观察白带性状、量、气味,有无外阴瘙痒、灼热及膀胱刺激症状等。

4.治疗护理

(1)治疗原则:增强阴道黏膜的抵抗力,抑制细菌生长繁殖。

(2)治疗配合。①增加阴道酸度:用0.5%醋酸或1%乳酸溶液冲洗阴道,每天1次。阴道冲洗后,将甲硝唑200 mg或氧氟沙星200 mg,放入阴道深部,每天1次,7～10天为1个疗程。②增加阴道抵抗力:针对病因给予雌激素制剂,可局部用药,也可全身用药。将己烯雌酚0.125～0.25 mg,每晚放入阴道深部,7天为1个疗程。③全身用药:可口服尼尔雌醇,首次4 mg,以后每2～4周1次,每晚2 mg,维持2～3个月。

**(五)健康指导**

(1)对围绝经期、老年女性进行健康教育,使其掌握预防老年性阴道炎的措施及技巧。

(2)指导患者及其家属阴道灌洗、上药的方法和注意事项。用药前洗净双手及会阴,减少感染的机会。自己用药有困难者,指导其家属协助用药或由医务人员帮助使用。

(3)告知使用雌激素治疗可出现的症状,嘱乳癌或子宫内膜癌患者慎用雌激素制剂。

**(六)护理评价**

(1)患者分泌物减少,性状转为正常,舒适感增加。

(2)患者正确复述预防及治疗此疾病的相关知识,做到积极配合并坚持治疗。

(杨正旭)

# 第七节　盆腔炎性疾病

盆腔炎性疾病(PID)是指女性上生殖道的一组炎性疾病,主要包括子宫内膜炎、输卵管炎、输卵管卵巢脓肿、盆腔腹膜炎。最常见的是输卵管炎及输卵管卵巢脓肿。

女性生殖系统具有比较完善的自然防御功能,当自然防御功能遭到破坏,或机体免疫力降低、内分泌发生变化或外源性病原体入侵而导致子宫内膜、输卵管、卵巢、盆腔腹膜、盆腔结缔组织发生炎症。感染严重时,可累及周围器官和组织,当病原体毒性强、数量多、患者抵抗力低时,常发生败血症及脓毒血症,若未得到及时治疗可能发生盆腔炎性疾病后遗症。

## 一、护理评估

**(一)健康史**

(1)了解既往疾病史、用药史、月经史及药物过敏史。

(2)了解流产、分娩的时间、经过及处理。

(3)了解本次患病的起病时间、症状、疼痛性质、部位、有无全身症状。

**(二)生理状况**

1.症状

(1)轻者无症状或症状轻微不易被发现,常表现为持续性下腹痛,活动或性交后加重;发热、阴道分泌物增多等。

（2）重者可表现为寒战、高热、头痛、食欲减退；月经期发病者可表现为经量增多、经期延长；腹膜炎者出现消化道症状，如恶心、呕吐、腹胀等；若脓肿形成，可有下腹包块及局部刺激症状。

2.体征

（1）急性面容、体温升高、心率加快。

（2）下腹部压痛、反跳痛及肌紧张。

（3）检查见阴道充血；大量脓性臭味分泌物从宫颈口外流；穹隆有明显触痛；宫颈充血、水肿、举痛明显；子宫体增大有压痛且活动受限；一侧或双侧附件增厚，有包块，压痛。

3.辅助检查

（1）实验室检查：宫颈黏液脓性分泌物，或阴道分泌物0.9％氯化钠溶液湿片中见到大量白细胞；红细胞沉降率升高；血C反应蛋白升高；宫颈分泌物培养或革兰染色涂片淋病奈瑟菌阳性或沙眼衣原体阳性。

（2）阴道超声检查：显示输卵管增粗，输卵管积液，伴或不伴有盆腔积液、输卵管卵巢肿块。

（3）腹腔镜检查：输卵管表面明显充血；输卵管壁水肿；输卵管伞端或浆膜面有脓性渗透物。

（4）子宫内膜活组织检查证实子宫内膜炎。

**（三）高危因素**

1.年龄

盆腔炎性疾病高发年龄为15～25岁。

2.性活动及性卫生

初次性交年龄小、有多个性伴侣、性交过频以及性伴侣有性传播疾病；有使用不洁的月经垫、经期性交等。

3.下生殖道感染

性传播疾病，如淋病奈瑟菌阳性宫颈炎、衣原体性宫颈炎以及细菌性阴道病。

4.子宫腔内手术操作后感染

刮宫术、输卵管通液术、子宫输卵管造影术、宫腔镜检查、人工流产、放置宫内节育器等手术时，消毒不严格或术前适应证选择不当，导致感染。

5.邻近器官炎症直接蔓延

如阑尾炎、腹膜炎等蔓延至盆腔。

6.复发

盆腔炎性疾病再次发作。

**（四）心理-社会因素**

1.对健康问题的感受

是否存在因无明显症状或症状轻，而不重视致延误治疗。

2.对疾病的反应

是否由于慢性疾病过程长，患者思想压力大而产生焦虑、烦躁情绪；若病情严重，则担心预后，患者往往有恐惧、无助感。

3.家庭、社会及经济状况

是否存在因炎症反复发作，严重影响女性生殖健康甚至导致不孕，且增加家庭与社会经济负担。

## 二、护理诊断

### (一)疼痛

其与感染症状有关。

### (二)体温过高

其与盆腔急性炎症有关。

### (三)睡眠型态紊乱

其与疼痛或心理障碍有关。

### (四)焦虑

其与病程长治疗效果不明显或不孕有关。

### (五)知识缺乏

其与缺乏经期卫生知识有关。

## 三、护理措施

### (一)症状护理

1.密切观察

分泌物增多,观察阴道分泌物颜色、性状、气味及量,选择合适的药液进行阴道冲洗。在不清楚阴道炎的种类时,不可滥用冲洗液,指导患者勤换会阴垫及内裤,保持外阴清洁干燥。

2.支持疗法

卧床休息,取半卧位,有利于脓液积聚于直肠子宫陷凹,使炎症局限;给高热量、高蛋白、高维生素饮食或半流质饮食,及时补充丢失的液体;对出现高热的患者,采取物理降温,出汗时及时更衣,保持身体清洁舒服;若患者腹胀严重,应行胃肠减压。

3.症状观察

密切监测生命体征,测体温、脉搏、呼吸、血压,每 4 小时 1 次;物理降温后 30 分钟测体温,以观察降温效果。若患者突然出现腹痛加剧,寒战、高热、恶心、呕吐、腹胀,应立即报告医师,同时做好剖腹探查的准备。

### (二)用药护理

1.门诊治疗

指导患者遵医嘱用药,了解用药方案并告知注意事项。常用方案:头孢西丁钠 2 g,单次肌内注射,同时口服丙磺舒 1 g,然后改为多西环素 100 mg,每天 2 次,连服 14 天,可同时加服甲硝唑 400 mg,每天 2～3 次,连服 14 天;或选用其他第三代头孢菌素与多西环素、甲硝唑合用。

2.住院治疗

严格遵医嘱用药,了解用药方案并密切观察用药反应。

(1)头孢霉素类或头孢菌素类药物:头孢西丁钠 2 g,静脉滴注,每 6 小时 1 次。头孢替坦二钠 2 g,静脉滴注,每 12 小时 1 次。加多西环素 100 mg,每 12 小时 1 次,静脉输注或口服。对不能耐受多西环素者,可用阿奇霉素替代,每次 500 mg,每天 1 次,连用 3 天。对输卵管卵巢脓肿患者,可加用克林霉素或甲硝唑。

(2)克林霉素与氨基糖苷类药物联合方案:克林霉素 900 mg,每 8 小时 1 次,静脉滴注;庆大霉素先给予负荷量(2 mg/kg),然后予维持量(1.5 mg/kg),每 8 小时 1 次,静脉滴注;临床症状、体征改善后继续静脉应用 24～48 小时,克林霉素改口服,每次 450 mg,1 天4 次,连用 14 天;或多西环素 100 mg,每 12 小时1 次,连续用药 14 天。

3.观察药物疗效

若用药后 48～72 小时,体温持续不降,患者症状加重,应及时报告医师处理。

4.中药治疗

主要为活血化瘀、清热解毒药物。可遵医嘱指导服中药或用中药外敷腹部,若需进行中药保留灌肠,按保留灌肠操作规程完成。

**(三)手术护理**

1.药物治疗无效

经药物治疗 48～72 小时,体温持续不降,患者中毒症状加重或包块增大者。

2.脓肿持续存在

经药物治疗病情好转,继续控制炎症数天(2～3 周),包块仍未消失但已局限化。

3.脓肿破裂

突然腹痛加剧,寒战、高热、恶心、呕吐、腹胀,检查腹部拒按或有中毒性休克表现。

**(四)心理护理**

(1)关心患者,倾听患者诉说,鼓励患者表达内心感受,通过与患者进行交流,建立良好的护患关系,尽可能满足患者的合理需求。

(2)加强疾病知识宣传,解除患者思想顾虑,增加其对治疗的信心。

(3)与家属沟通,指导家属关心患者,与患者及家属共同探讨适合个人的治疗方案,取得家人的理解和帮助,减轻患者心理压力。

## 四、健康指导

**(一)讲解疾病知识**

向患者讲解盆腔炎性疾病的疾病知识,告知及时就诊和规范治疗的重要性。

**(二)个人卫生指导**

保持会阴清洁做好经期、孕期及产褥期的卫生宣传。

**(三)性生活指导及性伴侣治疗**

注意性生活卫生,月经期禁止性交。

**(四)饮食生活指导**

给高热量、高蛋白、高维生素饮食,增加营养,积极锻炼身体,注意劳逸结合,不断提高机体抵抗力。

**(五)随访指导**

对于抗生素治疗的患者,应在 72 小时内随诊,明确有无体温下降、反跳痛减轻等临床症状改善。若无改善,需做进一步检查。对沙眼衣原体以及淋病奈瑟菌感染者,可在治疗后 4～6 周复查病原体。

## 五、注意事项

**(一)倾听患者主诉**

应仔细倾听患者主诉,全面了解患者疾病史,认真阅读治疗方案,制订相应的护理计划,配合完成相应治疗和处理。

**(二)预防宣传**

(1)注意性生活卫生,减少性传播疾病。

(2)及时治疗下生殖道感染。

(3)进行公共卫生教育,提高公民对生殖道感染的认识,明白预防感染的重要性。

(4)严格掌握妇科手术指征,做好术前准备,严格无菌操作,预防感染。

(5)及时治疗盆腔炎性疾病,防止后遗症发生。

（虞淑平）

# 第八节　子宫颈炎

子宫颈炎是指子宫颈发生的急性/慢性炎症。子宫颈炎是妇科常见疾病之一,包括宫颈阴道部炎症及宫颈管黏膜炎症。临床上分为急性子宫颈炎和慢性子宫颈炎。临床多见的子宫颈炎是急性子宫颈管黏膜炎,若急性子宫颈炎未经及时诊治或病原体持续存在,可导致慢性子宫颈炎症。

由于宫颈管黏膜上皮为单层柱状上皮,抗感染能力较差,当遇到多种病原体侵袭、物理化学因素刺激、机械性子宫颈损伤、子宫颈异物等,引起子宫颈局部充血、水肿,上皮变性、坏死,黏膜、黏膜下组织、腺体周围大量中性粒细胞浸润,或子宫颈间质内有大量淋巴细胞、浆细胞等慢性炎细胞浸润,可伴有子宫颈腺上皮及间质增生和鳞状上皮化生。因子宫颈阴道部鳞状上皮与阴道鳞状上皮相延续,亦可由阴道炎症引起宫颈阴道部炎症。

病原体种类:①性传播疾病的病原体主要是淋病奈瑟菌及沙眼衣原体。②内源性病原体与细菌性阴道病病原体、生殖道支原体感染有关。

## 一、护理评估

**(一)健康史**

1.一般资料

年龄、月经史、婚育史,是否处在妊娠期。

2.既往疾病史

详细了解有无阴道炎、性传播疾病及子宫颈炎症的病史,包括发病时间、病程经过、治疗方法及效果。

3.既往手术史

详细询问分娩手术史,了解阴道分娩时有无宫颈裂伤;是否做过妇科阴道手术操作及有无宫颈损伤、感染史。

4.个人生活史

了解个人卫生习惯,分析可能的感染途径。

**(二)生理状况**

1.症状

(1)急性子宫颈炎:阴道分泌物增多,呈黏液脓性,阴道分泌物的刺激可引起外阴瘙痒及灼热感;可出现月经间期出血、性交后出血等症状;常伴有尿道症状,如尿急、尿频、尿痛。

(2)慢性子宫颈炎:患者多无症状,少数患者可有阴道分泌物增多,呈淡黄色或脓性,偶有接触性出血、月经间期出血,偶有分泌物刺激引起外阴瘙痒或不适。

2.体征

(1)急性子宫颈炎:检查见脓性或黏液性分泌物从子宫颈管流出;用棉拭子擦拭子宫颈管时,容易诱发子宫颈管内出血。

(2)慢性子宫颈炎:检查可见宫颈呈糜烂样改变,或有黄色分泌物覆盖子宫颈口或从宫颈管流出,也可见子宫颈息肉或子宫颈肥大。

3.辅助检查

(1)实验室检查:分泌物涂片做革兰染色,中性粒细胞＞30/高倍视野;阴道分泌物湿片检查白细胞＞10/高倍视野;做淋病奈瑟菌及沙眼衣原体检测,以明确病原体。

(2)宫腔镜检查:镜下可见血管充血,宫颈黏膜及黏膜下组织、腺体周围大量中性粒细胞浸润,腺腔内可见脓性分泌物。

(3)宫颈细胞学检查:宫颈刮片、宫颈管吸片,与宫颈上皮瘤样病变或早期宫颈癌相鉴别。

(4)阴道镜及活组织检查:必要时进行,以明确诊断。

### (三)高危因素

(1)性传播疾病,年龄低于 25 岁,多位性伴侣或新性伴侣且为无保护性交。

(2)细菌性阴道病。

(3)分娩、流产或手术致子宫颈损伤。

(4)卫生不良或雌激素缺乏,局部抗感染能力差。

### (四)心理-社会因素

1.对健康问题的感受

是否存在因无明显症状,而不重视或延误治疗。

2.对疾病的反应

是否因病变在宫颈,又涉及生殖器官与性,而不愿及时就诊;或因阴道分泌物增多引起不适;或治疗效果不明显而烦躁不安;或遇有白带带血或接触性出血时,担心疾病的严重程度,疑有癌变而恐惧、焦虑。

3.家庭、社会及经济状况

家人对患者是否关心;家庭经济状况及是否有医疗保险。

## 二、护理诊断

### (一)皮肤完整性受损

其与宫颈上皮糜烂及炎性刺激有关。

### (二)舒适的改变

其与白带增多有关。

### (三)焦虑

其与害怕宫颈癌有关。

### 三、护理措施

**(一)症状护理**

1.阴道分泌物增多

观察阴道分泌物颜色、性状、气味及量,选择合适的药液进行阴道冲洗。在不清楚种类时,不可滥用冲洗液,指导患者勤换会阴垫及内裤,保持外阴清洁干燥。

2.外阴瘙痒与灼痛

嘱患者尽量避免搔抓,防止外阴部皮肤破损,减少活动,避免摩擦外阴。

**(二)用药护理**

药物治疗主要用于急性子宫颈炎。

1.遵医嘱用药

(1)经验性抗生素治疗:在未获得病原体检测结果前,采用针对衣原体的经验性抗生素治疗,阿奇霉素 1 g,单次顿服,或多西环素 100 mg,每天 2 次,连服 7 天。

(2)针对病原体的抗生素治疗:临床上除选用抗淋病奈瑟菌的药物外,同时应用抗衣原体感染的药物。对于单纯急性淋病奈瑟菌性子宫颈炎,常用药物有头孢菌素,如头孢曲松钠 250 mg,单次肌内注射,或头孢克肟 400 mg,单次口服等;对沙眼衣原体所致子宫颈炎,治疗药物有四环素类,如多西环素 100 mg,每天 2 次,连服 7 天。

2.用药观察

注意观察药物的不良反应,若出现不良反应,立即停药并通知医师。

3.用药注意事项

注意药物的半衰期及有效作用时间;注意药物的配伍禁忌;抗生素应现配现用。

4.用药指导

若病原体为沙眼衣原体及淋病奈瑟菌,应对性伴侣进行相应的检查和治疗。

**(三)物理治疗及手术治疗的护理**

1.宫颈糜烂样改变

若为无症状的生理性柱状上皮异位,无需处理;对伴有分泌物增多、乳头状增生或接触性出血,可给予局部物理治疗,包括激光、冷冻、微波等,也可以给予中药作为物理治疗前后的辅助治疗。

2.慢性子宫颈黏膜炎

针对病因给予治疗,若病原体不清可试用物理治疗,方法同上。

3.子宫颈息肉

配合医师行息肉摘除术。

4.子宫颈肥大

一般无需治疗。

**(四)心理护理**

(1)加强疾病知识宣传,引导患者正确认识疾病,及时就诊,接受规范治疗。

(2)向患者解释疾病与健康的问题,鼓励患者表达自己的想法。对病程长、迁延不愈的患者,给予关心和耐心解说,告知疾病的过程及防治措施;对病理检查发现宫颈上皮有异常增生的病例,告知通过密切监测,坚持治疗,可阻断癌变途径,以缓解焦虑心理,增加治疗的信心。

(3)与家属沟通,让其多关心患者,支持患者,坚持治疗,促进康复。

## 四、健康指导

### (一)讲解疾病知识

向患者讲解子宫颈炎的疾病知识,告知及时就诊和规范治疗的重要性。

### (二)个人卫生指导

嘱患者保持外阴清洁,每天清洗外阴 2 次,养成良好的卫生习惯,尤其是经期、孕产期及产褥期卫生,避免感染发生。

### (三)随访指导

告知患者,物理治疗后有分泌物增多,甚至有多量水样排液,在术后 1～2 周脱痂时可有少量出血,是创面愈合的过程,不必应诊;如出血量多于月经量则需到医院就诊处理;在物理治疗后2 个月内禁止性生活、盆浴和阴道冲洗;治疗后经过 2 个月经周期,于月经干净后 3～7 天来院复查,评价治疗效果,效果欠佳者可进行第二次治疗。

### (四)体检指导

坚持每 1～2 年做 1 次体检,及早发现异常,及早治疗。

## 五、注意事项

(1)治疗前,应常规做宫颈刮片行细胞学检查。

(2)在急性生殖器炎症期不做物理治疗。

(3)治疗时间应选在月经干净后 3～7 天进行。

(4)物理治疗后可出现阴道分泌物增多,甚至有大量水样排液,在术后 1～2 周脱痂时可有少许出血。

(5)应告知患者,创面完全愈合时间为 4～8 周,期间禁盆浴、性交和阴道冲洗。

(6)物理治疗有引起术后出血、宫颈管狭窄、感染的可能,应定期复查,观察创面愈合情况直到痊愈,同时检查有无宫颈管狭窄。

(虞淑平)

# 第九节　子宫内膜异位症

子宫内膜异位症是指具有生长功能的子宫内膜生长在子宫腔内壁以外引起的症状和体征。异位的子宫内膜绝大多数局限在盆腔内的生殖器官和邻近器官的腹膜面,故临床上称为盆腔子宫内膜异位症。当子宫内膜生长在子宫肌层内称子宫腺肌病,部分患者两者可合并存在。

子宫内膜异位症的发病率近年来明显增高,是目前常见的妇科病之一。多见于 30～40 岁的女性。本病为良性病变,但有远距离转移和种植能力。初潮前无发病者,绝经后异位的子宫内膜组织可逐渐萎缩吸收,妊娠或使用性激素抑制卵巢功能可暂时阻止本病的发展,因此,子宫内膜的发病与卵巢的周期性变化有关。也发生周期性出血,引起周围组织纤维化、粘连,病变局部形成紫蓝色硬结或包块。卵巢的子宫内膜异位症最为常见,卵巢内的异位内膜因反复出血而形成多个囊肿,但以单个多见,故又称为卵巢子宫内膜异位囊肿。囊肿内含暗褐色黏稠的陈旧血,状似巧克力液体,故又称为卵巢巧克力囊肿。

## 一、护理评估

### (一)病史

1.月经史

初潮年龄,月经周期、经期、经量是否正常,有无痛经或其他伴随症状。痛经的性质,是否为进行性加重。

2.婚育史

结婚年龄,婚次,夫妻性生活情况,有无经期性交,生育情况,足月产、早产、流产次数,现有子女数等。

3.既往病史

有无先天性生殖道畸形、子宫手术或经期盆腔检查等情况。

### (二)身心状态

1.身体状态

(1)痛经:痛经是子宫内膜异位症的典型症状,其特点为继发性和进行性加重。疼痛多位于下腹部和腰骶部,可放射至阴道、会阴、肛门或大腿,常于月经来潮前1~2天开始,经期第一天最为剧烈,以后逐渐减轻,至月经干净时消失。

(2)月经失调:部分患者有经量增多和经期延长,少数出现经前期点滴出血。月经失调可能与卵巢无排卵、黄体功能不足等有关。

(3)性交痛:由于异位的内膜出现在子宫直肠陷凹或病变导致子宫后倾固定,性交时子宫颈受到碰撞及子宫收缩和向上提升,可引起疼痛。

(4)不孕:占40%左右,其不孕的原因可能与盆腔内器官和组织广泛粘连和输卵管的蠕动减弱,影响卵子的排出、摄取和受精卵的运行有关。

2.心理状态

由于疼痛、不孕造成患者顾虑重重,心理压力大,需要手术的患者会有紧张、恐惧等心理问题。

### (三)诊断性检查

1.妇科检查

典型者子宫后倾固定,盆腔检查可扪及盆腔内有触痛性结节或子宫旁有不活动的囊性包块。

2.辅助检查

(1)B型超声检查:可确定卵巢子宫内膜异位囊肿的位置、大小和形状。

(2)腹腔镜检查:可发现盆腔内器官或子宫直肠陷凹、子宫骶骨韧带等处有紫蓝色结节。

## 二、护理诊断

### (一)焦虑

其与不孕和需要手术有关。

### (二)知识缺乏

其与缺乏自我照顾及与手术相关的知识有关。

（三）舒适改变

其与痛经及手术后伤口有关。

## 三、护理目标

（1）患者能正确认识疾病的性质及发生原因，解除紧张、恐惧的心理，坚定治疗信心。

（2）患者自觉疼痛症状缓解。

## 四、护理措施

（1）心理护理：许多年轻患者因顽固的痛经、不孕等情况而焦虑。护理人员应多关心和理解患者，说明该病只要坚持用药或采取必要的手术便可改善症状，鼓励患者树立信心，积极配合治疗，对尚未生育的患者应给予指导和帮助，促使其尽早受孕。

（2）做好卫生宣传教育工作，防止经血逆流，如有先天性生殖道畸形或后天性炎性阴道狭窄、宫颈粘连等应及时手术。凡进入宫腔内的经腹手术，应保护腹壁切口和子宫切口，防止子宫内膜种植到腹壁切口或子宫切口。经期应避免盆腔检查和性交。

（3）使用激素治疗患者，应介绍服药的注意事项及用后可能出现的反应（恶心、食欲缺乏、闭经、乏力或体重增加等），使其解除思想顾虑，提高治疗效果。

（4）用药期间注意有无卵巢子宫内膜异位囊肿破裂的征象，如出现急性腹痛应及时通知医师，并做好剖腹探查的各项准备。

（5）对需要手术者应按腹部手术做好术前准备和术后护理。

（6）出院健康教育，加强患者对病程及治疗的认识，指导伤口处理和康复教育，术后6周避免盆浴和性生活，6周后来院复查。

## 五、评价

（1）患者无焦虑的表现并对治疗充满信心。

（2）患者能按时服药并了解药物的反应。

（3）自觉症状缓解和消失。

（王莹莹）

# 第十节 子宫肌瘤

子宫肌瘤是女性生殖器官中最常见的一种良性肿瘤。主要由子宫平滑肌组织增生而成，其间还有少量的纤维结缔组织。多见于30～50岁女性。由于肌瘤生长速度慢，对机体影响不大。所以，子宫肌瘤的临床报道发病率远比真实的要低。

## 一、病因

确切病因仍不清楚。好发于生育年龄女性，而且绝经后肌瘤停止生长，甚至萎缩、消失，发生子宫肌瘤的女性常伴发子宫内膜的增生。所以，绝大多数的人认为子宫肌瘤的发生与女性激素有关,特别是雌激素。雌激素可以使子宫内膜增生,使子宫肌纤维增生肥大,肌层变厚,子宫增大,而且肌瘤组织经过检验,其中雌激素受体和雌二醇的含量比正常子宫肌组织高。所以,目前认为子宫肌瘤与长期和大量的雌激素刺激有关。

## 二、病理

### (一)巨检

肌瘤为实质性球形结节,表面光滑,与周围肌组织有明显界限。外无包膜,但是肌瘤周围的肌层受压可形成假包膜。肌瘤切开后,切面呈漩涡状结构,颜色和质地与肌瘤成分有关,若含平滑肌较多,则肌瘤质地较软,颜色略红;若纤维结缔组织多,则质地较硬、颜色发白。

### (二)镜检

肌瘤由皱纹状排列的平滑肌纤维相互交叉组成,切面呈漩涡状,其间掺有不等量的纤维结缔组织。细胞大小均匀,呈卵圆形或杆状,核染色质较深。

## 三、分类

### (一)按肌瘤生长部位分类

子宫体肌瘤(90%)与子宫颈肌瘤(10%)。

### (二)按肌瘤生长方向与子宫肌壁的关系分类

1.肌壁间肌瘤

最多见,占总数的60%~70%。肌瘤全部位于肌层内,四周均被肌层包围。

2.浆膜下肌瘤

占总数的20%。肌瘤向子宫浆膜面生长,突起于子宫表面,外面仅有一层浆膜包裹。这种肌瘤还可以继续向浆膜面生长,仅留一细蒂与子宫相连,成为带蒂的浆膜下肌瘤,活动度大。蒂内有供应肌瘤生长的血管,若因供血不足,肌瘤易变性、坏死;若发生蒂扭转,可出现急腹痛。若因扭转而造成断裂,肌瘤脱落至腹腔或盆腔,可形成游离性肌瘤。有些浆膜下肌瘤生长在宫体侧壁,突入阔韧带,形成阔韧带肌瘤。

3.黏膜下肌瘤

占总数的10%~15%。肌瘤向宫腔内生长,并突出于宫腔,仅由黏膜层覆盖,称黏膜下肌瘤。黏膜下肌瘤使宫腔变形、增大,易形成蒂。在宫腔内就好像长了个异物一样,可刺激子宫收缩,在宫缩的作用下,黏膜下肌瘤可被挤压出宫颈口外,或堵于宫颈口处,或脱垂于阴道。

各种类型的肌瘤可发生在同一子宫,称为多发性子宫肌瘤(图9-2)。

## 四、临床表现

### (一)症状

多数患者无明显症状,只是偶尔在进行盆腔检查时发现。肌瘤临床表现的出现与肌瘤的部位、生长速度及是否发生变性有关。而与其数量及大小关系不大。

1.月经改变

最常见的症状。主要表现为月经周期缩短,经期延长,经量过多,不规则阴道出血。其中以黏膜下肌瘤最常见。其次是肌壁间肌瘤。浆膜下肌瘤及小的肌壁间肌瘤对月经影响不明显。若肌瘤发生坏死、溃疡、感染,则可出现持续或不规则阴道流血或脓血性白带。

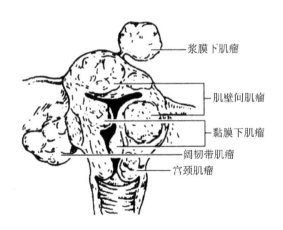

浆膜下肌瘤
肌壁间肌瘤
黏膜下肌瘤
阔韧带肌瘤
宫颈肌瘤

**图 9-2 各型子宫肌瘤示意图**

2.腹部包块

常为患者就诊的主诉。当肌瘤增大超过妊娠 3 个月子宫大小时,可在下腹部扪及肿块,质硬,无压痛,清晨膀胱充盈将子宫推向上方时更加清楚。

3.白带增多

子宫肌瘤使宫腔面积增大,内膜腺体分泌增多,加之盆腔充血,所以患者白带增多。若为黏膜下肌瘤脱垂于阴道,则表面易感染、坏死,产生大量脓血性排液及腐肉样组织排出,伴臭味。

4.腰酸、腹痛、下腹坠胀

常为腰酸或下腹坠胀,经期加重。通常无腹痛,只是在发生一些意外情况时才会出现:如浆膜下肌瘤蒂扭转时,可出现急性腹痛;妊娠期肌瘤发生红色变性时,可出现腹痛剧烈伴发热、恶心,黏膜下肌瘤被挤出宫腔时,可因宫缩引起痉挛性疼痛。

5.压迫症状

大的子宫肌瘤使子宫体积增大,可对周围的组织器官产生一定的压迫症状。如前壁肌瘤压迫膀胱可出现尿频、尿急;宫颈肌瘤可引起排尿困难、尿潴留,后壁肌瘤可压迫直肠引起便秘、里急后重;较大的阔韧带肌瘤压迫输尿管可致肾盂积水。

6.不孕或流产

肌瘤压迫输卵管使其扭曲管腔不通,或使宫腔变形,影响受精或受精卵着床,导致不孕、流产。

7.继发性贫血

长期月经过多、不规则出血,部分患者可出现继发性贫血,严重时全身乏力、面色苍白、气短、心悸。

**(二)体征**

肌瘤较大时,可在腹部触及质硬。表面不规则,结节状物质。妇科检查时,肌壁间肌瘤子宫增大,表面不规则,有单个或多个结节状突起。浆膜下肌瘤外面仅包裹一层浆膜,所以质地坚硬,呈球形块状物,与子宫有细蒂相连,可活动;黏膜下肌瘤突出于宫腔,像孕卵一样,所以整个子宫均匀增大,有时宫口扩张,肌瘤位于宫口内或脱出于阴道,呈红色、实质、表面光滑,若感染则表面有渗出液覆盖或溃疡形成,排液有臭味。

## 五、治疗原则

根据患者的年龄、症状、有无生育要求及肌瘤的大小等情况综合考虑。

### (一)随访观察

若肌瘤小(子宫<孕 2 个月):且无症状,通常不需治疗,尤其近绝经年龄患者,雌激素水平低落,肌瘤可自然萎缩或消失,每 3~6 个月随访 1 次;随访期间若发现肌瘤增大或症状明显时,再考虑进一步治疗。

### (二)药物治疗(保守治疗)

肌瘤在 2 个月妊娠子宫大小以内,症状不明显或较轻,近绝经年龄及全身情况不能手术者,均可给予药物对症治疗。

1.雄性激素

常用药物有丙酸睾酮。可对抗雌激素,使子宫内膜萎缩,直接作用于平滑肌,使其收缩而减少出血,并使近绝经期的患者提早绝经。

2.促性腺激素释放激素类似物

常用药物有亮丙瑞林或戈舍瑞林。可抑制垂体及卵巢的功能,降低雌激素水平,使肌瘤缩小或消失。适用于肌瘤较小、经量增多或周期缩短、围绝经期患者。不宜长期使用,以免因雌激素缺乏导致骨质疏松。

3.其他药物

常用药物有米非司酮。作为术前用药或提前绝经使用。但不宜长期使,以防其拮抗糖皮质激素的不良反应。

### (三)手术治疗

为子宫肌瘤的主要治疗方法。若肌瘤≥2.5 个月妊娠子宫大小或症状明显出现贫血者,应手术治疗。

1.肌瘤切除术

适用于年轻要求保留生育功能的患者,可经腹或腹腔镜切除肌瘤,突出宫内或脱出于阴道内的带蒂的黏膜下肌瘤也可经阴道或经宫腔镜下摘除。

2.子宫切除术

肌瘤较大,多发,症状明显,年龄较大,无生育要求或已有恶变者可行子宫全切。50 岁以下,卵巢外观正常者,可保留卵巢。

## 六、护理评估

### (一)健康史

了解患者一般情况,评估月经史、婚育史,是否有不孕、流产史;询问有无长期使用雌激素类药物。如果接受过治疗,还应了解治疗的方法及所用药物的名称、剂量、用法及用药后的反应等。

### (二)身体状况

1.症状

了解有无月经异常、腹部肿块、白带增多或贫血、腹痛等临床表现,了解出现症状的时间及具体表现。

2.体征

了解妇科检查结果,子宫是否均匀或不规则增大、变硬,阴道有无子宫肌瘤脱出等情况。了解 B 超检查所示结果中肌瘤的大小、个数及部位等。

**(三)心理-社会状况**

患者及家属对子宫肌瘤缺乏认识,担心肿瘤为恶性,对治疗方案的选择犹豫不决,对需要手术治疗而焦虑不安,担心手术切除子宫可能会影响其女性特征,影响夫妻生活。

## 七、护理诊断

(1)营养失调:低于机体需要量与月经改变、长期出血导致贫血有关。

(2)知识缺乏:缺乏子宫肌瘤疾病发生、发展、治疗及护理知识。

(3)焦虑:与月经异常,影响正常生活有关。

(4)自我形象紊乱:与手术切除子宫有关。

## 八、护理目标

(1)患者获得子宫肌瘤及其健康保健知识。

(2)患者贫血得到纠正,营养状况改善。

(3)患者出院时,不适症状缓解。

## 九、护理措施

**(一)心理护理**

评估患者对疾病的认知程度,尊重患者,耐心解答患者提出的问题,告知患者和家属子宫肌瘤是妇科最常见的良性肿瘤,手术或药物治疗都不会影响今后日常生活和工作,让患者消除顾虑,纠正错误认识,配合治疗。

**(二)缓解症状**

对出血多需住院的患者,护士应严密观察并记录其生命体征变化情况,协助医师完成血常规及凝血功能检查、备血、核对血型、交叉配血等。注意收集会阴垫,评估出血量。按医嘱给予止血药和子宫收缩剂,必要时输血、补液、抗感染或刮宫止血。巨大子宫肌瘤者常出现局部压迫症状,如排尿不畅者应予以导尿;便秘者可用缓泻剂缓解不适症状。带蒂的浆膜下肌瘤发生扭转或肌瘤红色变性时应评估腹痛的程度、部位、性质,有无恶心、呕吐、体温升高征象。需剖腹探查时,护士应迅速做好急诊手术前准备和术中术后护理。保持患者的外阴清洁干燥,如黏膜下肌瘤脱出宫颈口者,应保持其局部清洁,预防感染,为经阴道摘取肌瘤者做好术前准备。

**(三)手术护理**

经腹或腹腔镜下行肌瘤切除或子宫切除术的患者按腹部手术患者的一般护理,并要特别注意观察术后阴道流血情况。经阴道黏膜下肌瘤摘除术常在蒂部留置止血钳 24～48 小时,取出止血钳后需继续观察阴道流血情况,按阴道手术患者进行护理。

**(四)健康教育**

1.保守治疗的患者

需定期随访,护士要告知患者随访的目的、意义和随访时间。应 3～6 个月定期复查,期间监测肌瘤生长状况,了解患者症状的变化,如有异常及时和医师联系,修正治疗方案。对应用激素治疗的患者,护士要向患者讲解用药的相关知识,使患者了解药物的治疗作用、使用剂量、服用时间、方法、不良反应及应对措施,避免擅自停药和服药过量引起撤退性出血和男性化。

2.手术后的患者

出院后1个月门诊复查,了解患者术后康复情况,并给予术后性生活、自我保健、日常工作恢复等健康指导。任何时候出现不适或异常症状,需及时随诊。

## 十、结果评价

(1)患者能叙述子宫肌瘤保守治疗的注意事项或术后自我护理措施。

(2)患者面色红润,无疲倦感。

(3)患者出院时,能列举康复期随访时间及注意问题。

（王莹莹）

# 第十章

# 产 科 护 理

## 第一节 自 然 流 产

妊娠不足 28 周、胎儿体重不足 1 000 g 而终止者,称为流产。妊娠 12 周前终止者,称为早期流产;妊娠 12 周至不足 28 周终止者,称为晚期流产。流产分为自然流产和人工流产。自然流产占妊娠总数的 10%～15%,其中早期流产占 80% 以上。

### 一、病因

自然流产的病因包括胚胎因素、母体因素、免疫功能异常和环境因素。

**(一)胚胎因素**

染色体异常是早期流产最常见的原因,半数以上与胚胎染色体异常有关。染色体异常包括数目异常和结构异常。除遗传因素外,感染、药物等因素也可引起胚胎染色体异常。若发生流产,多为空孕囊或已退化的胚胎。少数至妊娠足月可能娩出畸形儿,或有代谢及功能缺陷。

**(二)母体因素**

1.全身性疾病

全身性疾病(如严重感染、高热等疾病)会刺激孕妇的子宫强烈收缩导致流产;引发胎儿缺氧(如严重贫血或心力衰竭)、胎儿死亡(如细菌毒素和某些病毒如巨细胞病毒、单纯疱疹病毒经胎盘进入胎儿血液循环)或胎盘梗死(如孕妇患慢性肾炎或高血压)均可导致流产。

2.生殖器官异常

子宫畸形(如子宫发育不良、双子宫、子宫纵隔等)和子宫肿瘤(如黏膜下肌瘤等),均可影响胚胎着床发育而导致流产。宫颈重度裂伤、宫颈内口松弛引发胎膜早破而发生晚期自然流产。

3.内分泌异常

黄体功能不足、甲状腺功能减退、严重糖尿病血糖未能控制等,均可导致流产。

4.强烈应激与不良习惯

妊娠期无论严重的躯体(如手术、直接撞击腹部、性交过频)或心理(过度紧张、焦虑、恐惧、忧伤等精神创伤)的不良刺激均可导致流产。孕妇过量吸烟、酗酒,过量饮咖啡、二醋吗啡(海洛因)

等,均有导致流产的报道。

5.免疫功能异常

胚胎及胎儿属于同种异体移植物。母体对胚胎及胎儿的免疫耐受是胎儿在母体内得以生存的基础。若孕妇于妊娠期间对胎儿免疫耐受降低可致流产。

6.环境因素

过多接触放射线和砷、铅、甲醛、苯、氯丁二烯、氧化乙烯等化学物质,都有可能引起流产。

## 二、病理

孕8周前的早期流产,胚胎多先死亡。随后发生底蜕膜出血并与胚胎绒毛分离、出血,已分离的胚胎组织作为异物有可引起子宫收缩,妊娠物多能完全排出。因这时胎盘绒毛发育不成熟,与子宫蜕膜联系尚不牢固,胚胎绒毛易与底蜕膜分离,出血不多。早期流产时胚胎发育异常,一类是全胚发育异常,即生长结构障碍,包括无胚胎、结节状胚、圆柱状胚和发育阻滞胚;另一类是特殊发育缺陷,以神经管畸形、肢体发育缺陷等最常见。孕8~12周时胎盘绒毛发育茂盛,与底蜕膜联系较牢固,流产的妊娠物往往不易完整排出,部分妊娠物滞留在宫腔内,影响子宫收缩,导致出血量较多。孕12周以后的晚期流产,胎盘已完全形成,流产时会先出现腹痛,然后排出胎儿、胎盘。胎儿在宫腔内死亡过久,被血块包围,形成血样胎块而引起出血不止;也可因血红蛋白长久被吸收而形成肉样胎块,或胎儿钙化后形成石胎。其他尚可见压缩胎儿、纸样胎儿、浸软胎儿、脐带异常等病理表现。

## 三、临床表现

主要为停经后阴道流血和腹痛。

### (一)孕12周前的早期流产

开始时绒毛与蜕膜剥离,血窦开放,出现阴道流血,剥离的胚胎和血液刺激子宫收缩,排出胚胎或胎儿,产生阵发性下腹部疼痛。胚胎或胎儿及其附属物完全排出后,子宫收缩,血窦闭合,出血停止。

### (二)孕12周后的晚期流产

晚期流产的临床过程与早产和足月产相似,胎儿娩出后胎盘娩出,出血不多。

由此可见,早期流产的临床全过程表现为先出现阴道流血,而后出现腹痛。晚期流产的临床全过程表现为先出现腹痛(阵发性子宫收缩),而后出现阴道流血。

## 四、临床类型

按自然流产发展的不同阶段,分为以下临床类型。

### (一)先兆流产

先兆流产是指妊娠28周前先出现少量阴道流血,常为暗红色或血性白带,无妊娠物排出,随后出现阵发性下腹痛或腰背痛。妇科检查可见宫颈口未开,胎膜未破,子宫大小与停经周数相符。经休息及治疗后症状消失,可继续妊娠;若阴道流血量增多或下腹痛加剧,可发展为难免流产。

### (二)难免流产

难免流产是指流产不可避免。在先兆流产基础上,阴道流血量增多,阵发性下腹痛加剧,或出现阴道流液(胎膜破裂)。产科检查可见宫颈口已扩张,有时可见胚胎组织或胎囊堵塞于宫颈口内,子宫大小与停经周数基本相符或略小。

### (三)不全流产

不全流产是指难免流产继续发展,部分妊娠物排出宫腔,且部分残留于宫腔内或嵌顿于宫颈口处,或胎儿排出后胎盘滞留宫腔或嵌顿于宫颈口,影响子宫收缩,导致大量出血,甚至发生休克。产科检查见宫颈口已扩张,宫颈口有妊娠物堵塞及持续性血液流出,子宫小于停经周数。

### (四)完全流产

完全流产是指妊娠物已全部排出,阴道流血逐渐停止,腹痛逐渐消失。产科检查可见宫颈口已关闭,子宫接近正常大小。

自然流产的临床过程简示如下:

$$
先兆流产
\begin{cases}
继续妊娠 \\
难免流产
\begin{cases}
不全流产 \\
完全流产
\end{cases}
\end{cases}
$$

### (五)其他特殊情况

流产有以下三种特殊情况。

1.稽留流产

稽留流产又称过期流产。指胚胎或胎儿已死亡滞留宫腔内未能及时自然排出者。典型表现为早孕反应消失,有先兆流产症状或无任何症状,子宫不再增大反而缩小。若已到中期妊娠,孕妇腹部不见增大,胎动消失。产科检查可见宫颈口未开,子宫较停经周数小,质地不软,未闻及胎心。

2.复发性流产

复发性流产是指连续自然流产3次及3次以上者。每次流产多发生于同一妊娠月份,其临床经过与一般流产相同。早期流产常见原因为胚胎染色体异常、免疫功能异常、黄体功能不足、甲状腺功能减退症等。晚期流产常见原因为子宫畸形或发育不良、宫颈内口松弛、子宫肌瘤等。宫颈内口松弛常发生于妊娠中期,胎儿长大,羊水增多,宫腔内压力增加,羊膜囊经宫颈内口突出,宫颈管逐渐缩短、扩张。患者常无自觉症状,一旦胎膜破裂,胎儿立即娩出。

3.流产合并感染

在流产过程中,若阴道流血时间长,有组织残留于宫腔内或非法堕胎,有可能引起宫腔感染,常为厌氧菌及需氧菌混合感染,严重感染可扩展至盆腔、腹腔甚至全身,并发盆腔炎、腹膜炎、败血症及感染性休克。

## 五、处理

确诊流产后,应根据自然流产的不同类型进行相应处理。

### (一)先兆流产

卧床休息,禁性生活,必要时给予对胎儿危害小的镇静剂。黄体功能不足者可肌内注射黄体酮注射液10～20 mg,每天或隔天一次,也可口服维生素 E 保胎治疗;甲状腺功能减退者可口服小剂量甲状腺片。经治疗2周,若阴道流血停止,B超检查提示胚胎存活,可继续妊娠。若临床症状加重。B超检查发现胚胎发育不良(β-HCG 持续不升或下降),表明流产不可避免,应终止妊娠。此外,应重视心理治疗,使其情绪安定,增强信心。

### (二)难免流产

一旦确诊,应尽早使胚胎及胎盘组织完全排出。早期流产应及时行刮宫术,对妊娠物应仔细检查,并送病理检查。晚期流产时,子宫较大,出血较多,可用缩宫素 10～20 U 加于 5％葡萄糖注射液 500 mL 中静脉滴注,促进子宫收缩。当胎儿及胎盘排出后检查是否完全,必要时刮宫以清除宫腔内残留的妊娠物,并给予抗生素预防感染。

### (三)不全流产

一经确诊,应尽快行刮宫术或钳刮术,清除宫腔内残留组织。阴道大量出血伴休克者,应同时输血输液,并给予抗生素预防感染。

### (四)完全流产

流产症状消失,B 超检查证实宫腔内无残留物,若无感染征象,不需特殊处理。

### (五)稽留流产

处理较困难,胎盘组织机化,与子宫壁紧密粘连,致使刮宫困难。稽留时间过长可能发生凝血功能障碍,导致弥散性血管内凝血,造成严重出血。处理前应检查血常规、出凝血时间、血小板计数、血纤维蛋白原、凝血酶原时间、凝血块收缩试验及血浆鱼精蛋白副凝试验(3P 试验)等,并做好输血准备。子宫＜12 孕周者,可行刮宫术,术中肌内注射缩宫素,手术时应特别小心,避免子宫穿孔,一次不能刮净,于 5～7 天后再次刮宫。子宫＞12 孕周者,应静脉滴注缩宫素,促使胎儿、胎盘排出。若出现凝血功能障碍,应尽早使用肝素、纤维蛋白原及输新鲜血、新鲜冷冻血浆等,待凝血功能好转后,再行刮宫。

### (六)复发性流产

染色体异常夫妇应于孕前进行遗传咨询,确定是否可以妊娠;女方通过产科检查、子宫输卵管造影及宫腔镜检查明确子宫有无畸形与病变,有无宫颈内口松弛等。宫颈内口松弛者应在妊娠前行宫颈内口修补术,或于孕 14～18 周行宫颈内口环扎术,术后定期随诊,提前住院,待分娩发动前拆除缝线。若环扎术后有流产征象,治疗失败,应及时拆除缝线,以免造成宫颈撕裂。当原因不明的习惯性流产女性出现妊娠征兆时,应及时补充维生素 E、肌内注射黄体酮注射液10～20 mg,每天 1 次,或肌内注射绒毛膜促性腺激素(HCG)3 000 U,隔天 1 次,用药至孕 12 周时即可停药。应安抚患者情绪并嘱卧床休息、禁性生活。有学者对不明原因的复发流产患者行主动免疫治疗,将丈夫的淋巴细胞在女方前臂内侧或臀部做多点皮内注射,妊娠前注射 2～4 次,妊娠早期加强免疫 1～3 次,妊娠成功率达 86％。

### (七)流产合并感染

治疗原则为在控制感染的同时尽快清除宫内残留物。若阴道流血不多,先选用广谱抗生素2～3 天,待感染控制后再行刮宫。若阴道流血量多,静脉滴注抗生素及输血的同时,先用卵网钳将宫腔内残留大块组织夹出,使出血减少,切不可用刮匙全面搔刮宫腔,以免造成感染扩散。术后应继续用广谱抗生素,待感染控制后再行彻底刮宫。若已合并感染性休克者,应积极进行抗休克治疗,病情稳定后再行彻底刮宫。若感染严重或有盆腔脓肿形成,应行手术引流,必要时切除子宫。

## 六、护理

### (一)护理评估

1.病史

停经、阴道流血和腹痛是流产孕妇的主要症状。应详细询问患者停经史、早孕反应情绪;阴道流血的持续时间与阴道流血量；有无腹痛,腹痛的部位、性质及程度。此外,还应了解阴道有无水样排液,排液的色、量和有无臭味,以及有无妊娠产物排出等。对于既往病史,应全面了解孕妇在妊娠期间有无全身性疾病、生殖器官疾病、内分泌功能失调及有无接触有害物质等,以识别发生流产的诱因。

2.临床表现

流产孕妇可因出血过多而出现休克,或因出血时间过长、宫腔内有残留组织而发生感染。因此,护士应全面评估孕妇的各项生命体征。判断流产类型,尤其须注意与贫血及感染相关的征象。

各型流产的具体临床表现见表 10-1。

表 10-1　各型流产的临床表现

| 类型 | 病史 | | | 妇科检查 | |
|------|------|------|------|----------|------|
| | 出血量 | 下腹痛 | 组织排出 | 宫颈口 | 子宫大小 |
| 先兆流产 | 少 | 无或轻 | 无 | 闭 | 与妊娠周数相符 |
| 难免流产 | 中~多 | 加剧 | 无 | 扩张 | 相符或略小 |
| 不全流产 | 少~多 | 减轻 | 部分排出 | 扩张或有物堵塞或闭 | 小于妊娠周数 |
| 完全流产 | 少~无 | 无 | 全部排出 | 闭 | 正常或略大 |

流产孕妇的心理状况以焦虑和恐惧为特征。孕妇面对阴道流血往往会不知所措,甚至有过度严重化情绪,同时对胎儿健康的担忧也会直接影响孕妇的情绪反应,孕妇可能会表现伤心、郁闷、烦躁不安等。

3.诊断检查

(1)产科检查:在消毒条件下进行妇科检查,进一步了解宫颈口是否扩张、羊膜是否破裂、行无妊娠产物堵塞于宫颈口内;子宫大小与停经周数是否相符、有无压痛等,并应检查双侧附件有无肿块、增厚及压痛等。

(2)实验室检查:多采用放射免疫方法对绒毛膜促性腺激素(HCG)、胎盘生乳素(HPL)、雌激素和孕激素等进行定量测定,如测定的结果低于正常值,提示有流产可能。

(3)B超检查:超声显像可显示有无胎囊、胎动、胎心等,从而可诊断并鉴别流产及其类型,指导正确处理。

**(二)护理诊断**

1.有感染的危险

与阴道出血时间过长、宫腔内有残留组织等因素有关。

2.焦虑

与担心胎儿健康等因素有关。

**(三)护理目标**

(1)出院时护理对象无感染征象。

(2)先兆流产孕妇能积极配合保胎措施,继续妊娠。

**(四)护理措施**

对于不同类型的流产孕妇,处理原则不同,其护理措施也有差异。护理时在全面评估孕妇身心状况的基础上,综合病史及诊断检查,明确基本处理原则,认真执行医嘱,积极配合医师,为流产孕妇进行诊断,并为之提供相应的护理措施。

**1.先兆流产孕妇的护理**

先兆流产孕妇需卧床休息,禁止性生活,禁用肥皂水灌肠,以减少各种刺激。护士除了为其提供生活护理外,通常遵医嘱给孕妇适量镇静剂、孕激素等。随时评估孕妇的病情变化,如是否腹痛加重、阴道流血量增多等。此外,由于孕妇的情绪状态也会影响其保胎效果,因此护士还应注意观察孕妇的情绪反应,加强心理护理,从而稳定孕妇情绪,增强保胎信心。护士需向孕妇及家属讲明以上保胎措施的必要性,以取得孕妇及家属的理解和配合。

**2.妊娠不能再继续者的护理**

护士应积极采取措施,及时采取终止妊娠的措施,协助医师完成手术过程,使妊娠产物完全排出,同时开放静脉,做好输液、输血准备,并严密检测孕妇的体温、血压及脉搏。观察其面色、腹痛、阴道流血及与休克有关的征象。有凝血功能障碍者应予以纠正,然后再行引产或手术。

**3.预防感染**

护士应检测患者的体温、血常规及阴道流血,以及分泌物的性质、颜色、气味等,并严格执行无菌操作规程,加强会阴部的护理。指导孕妇使用消毒会阴垫,保持会阴部清洁,维持良好的卫生习惯。当护士发现感染征象后应及时报告医师,并按医嘱进行抗感染处理。此外,护士还应嘱患者流产后1个月返院复查,确定无禁忌证后,方可开始性生活。

**4.协助患者顺利渡过悲伤期**

患者由于失去婴儿,往往会出现伤心、悲哀等情绪反应,护士应给予同情和理解,帮助患者及家属接受现实,顺利渡过悲伤期。此外,护士还应与孕妇及其家属共同讨论此次流产的原因,并向他们讲解有关流产的相关知识,帮助他们为再次妊娠做好准备。有习惯性流产史的孕妇在下一次妊娠确诊后卧床休息,加强营养,禁止性生活;补充B族维生素、维生素E、维生素C等;治疗期必须超过以往发生流产的妊娠月份。病因明确者,应积极接受对因治疗。黄体功能不足者,按医嘱正确使用黄体酮治疗,以预防流产。子宫畸形者须在妊娠前先进行矫正手术。宫颈内口松弛者应在未妊娠前做宫颈内口松弛修补术。如已妊娠,则可在妊娠14~16周时行子宫内口缝扎术。

**(五)护理评价**

(1)护理对象体温正常,血红蛋白及白细胞数正常,无出血、感染征象。

(2)先兆流产孕妇配合保胎治疗,继续妊娠。

(杨正旭)

# 第二节 早 产

早产是指妊娠满28周至不足37周(196~258天)间分娩者。此时娩出的新生儿称为早产儿,体重为1 000~2 499 g,各器官发育尚不够健全,出生孕周越小,体重越轻,预后越差。国内早产占分娩总数的5%~15%。约15%早产儿于新生儿期死亡。近年来由于早产儿治疗学及监护手段的进步,其生存率明显提高,伤残率下降,国外学者建议将早产定义时间上限提前到妊娠20周。

## 一、病因

诱发早产的常见原因有:①胎膜早破、绒毛膜羊膜炎最常见,30%～40%早产与此有关;②下生殖道及泌尿系统感染,如B族溶血性链球菌、沙眼衣原体、支原体感染、急性肾盂肾炎等;③妊娠并发症与合并症,如妊娠期高血压疾病、妊娠期肝内胆汁淤积症,妊娠合并心脏病、慢性肾炎、病毒性肝炎、急性肾盂肾炎、急性阑尾炎、严重贫血、重度营养不良等;④子宫过度膨胀及胎盘因素,如羊水过多、多胎妊娠、前置胎盘、胎盘早剥、胎盘功能减退等;⑤子宫畸形,如纵隔子宫、双角子宫等;⑥宫颈内口松弛;⑦每天吸烟>10支,酗酒。

## 二、临床表现

早产的主要临床表现是子宫收缩,最初为不规则宫缩,常伴有少许阴道流血或血性分泌物,以后可发展为规则宫缩,其过程与足月临产相似,胎膜早破较足月临产多见。宫颈管先逐渐消退,然后扩张。妊娠满28周至不足37周出现至少10分钟一次的规则宫缩,伴宫颈管缩短,可诊断先兆早产。妊娠满28周至不足37周出现规则宫缩(20分钟≥4次,或60分钟≥8次,持续>30秒),伴宫颈缩短≥80%,宫颈扩张1cm以上,诊断为早产临产。部分患者可伴有少量阴道流血或阴道流液。以往有晚期流产、早产史及产伤史的孕妇容易发生早产。诊断早产一般并不困难,但应与妊娠晚期出现的生理性子宫收缩相区别。生理性子宫收缩一般不规则、无痛感,且不伴有宫颈管消退和宫口扩张等改变。

## 三、处理原则

若胎膜未破,胎儿存活,无胎儿窘迫,无严重妊娠并发症及合并症时,应设法抑制宫缩,尽可能延长孕周;若胎膜已破,早产不可避免时,应设法提高早产儿存活率。

## 四、护理

### (一)护理评估

1.病史

详细评估可致早产的高危因素,如孕妇以往有流产、早产史或本次妊娠期有阴道流血史,则发生早产的可能性大,应详细询问并记录患者既往出现的症状及接受治疗的情况。

2.身心诊断

妊娠晚期者子宫收缩规律(20分钟≥4次),伴以宫颈管消退≥75%,以及进行性宫颈扩张2cm以上时,可诊断为早产者临产。

早产已不可避免时,孕妇常会不自觉地把一些相关的事情与早产联系起来而产生自责感;由于孕妇对结果的不可预知,恐惧、焦虑、猜测也是早产孕妇常见的情绪反应。

3.辅助检查

通过全身检查及产科检查,结合阴道分泌物的生化指标检测,核实孕周,评估胎儿成熟度、胎方位等;观察产程进展,确定早产的进程。

### (二)可能的护理诊断

1.有新生儿受伤的危险

与早产儿发育不成熟有关。

**2.焦虑**

与担心早产儿预后有关。

**(三)预期目标**

(1)新生儿不存在因护理不当而产生的并发症。

(2)患者能平静地面对事实,接受治疗及护理。

**(四)护理措施**

**1.预防早产**

孕妇良好的身心状况可减少早产的发生,突发的精神创伤也可诱发早产,因此,应做好孕期保健工作,指导孕妇加强营养,保持平静心情。避免诱发宫缩的活动,如抬举重物、性生活等。高危孕妇必须多卧床休息,以左侧卧位为宜,以增加子宫血液循环,改善胎儿供氧,慎做肛查和引导检查等,积极治疗并发症。宫颈内口松弛者应于孕 14~18 周或更早些时间做预防性宫颈环扎术,防止早产的产生。

**2.药物治疗的护理**

先兆早产的主要治疗为抑制宫缩,与此同时,还要积极控制感染治疗并发症和合并症。护理人员应能明确具体药物的作用和用法,并能识别药物的不良反应,以避免毒性作用的发生,同时,应对患者做相应的健康教育。常用抑制宫缩的药物有以下几类。

(1)β肾上腺素受体激动素:其作用为激动子宫平滑肌β受体,从而抑制宫缩。此类药物的不良反应为心跳加快、血压下降、血糖增高、血钾降低、恶心、出汗、头痛等。常用药物有利托君(ritodrine)、沙丁胺醇(salbutamol)等。

(2)硫酸镁:镁离子直接作用于肌细胞,使平滑肌松弛,抑制子宫收缩。一般采用 25%硫酸镁 20 mL 加于 5%葡萄糖液 100~250 mL 中,在 30~60 分钟内缓慢静脉滴注,然后用 25%硫酸镁 20~10 mL 加于 5%葡萄糖液 100~250 mL 中,以每小时 1~2 g 的速度缓慢静脉滴注,直至宫缩停止。

(3)钙通道阻滞剂:阻滞钙离子进入细胞而抑制宫缩。常采用硝苯地平 5~10 mg,舌下含服,每天 3 次。用药时必须密切注意孕妇及血压的变化,若合并使用硫酸镁时更应慎重。

(4)前列腺素合成酶抑制剂:前列腺素有刺激子宫收缩和软化宫颈的作用,其抑制剂则有减少前列腺素合成的作用,从而抑制宫缩。常用药物有吲哚美辛及阿司匹林等,但此类药物可抑制胎儿前列腺素的合成和释放,使胎儿体内前列腺素减少,而前列腺素有维持胎儿动脉导管开放的作用,缺乏时导管可能过早关闭而致胎儿血液循环障碍。因此,临床已较少应用,必要时仅能短期(不超过 1 周)服用。

**3.预防新生儿并发症的发生**

在保胎过程中,应每天行胎心监护,教会患者自数胎动,有异常时及时采用应对措施。在分娩前按医嘱给孕妇糖皮质激素(如地塞米松、倍他米松等),可促胎肺成熟,是避免发生新生儿呼吸窘迫综合征的有效步骤。

**4.为分娩做准备**

如早产已不可避免,应尽早决定合理分娩的方式,如臀位、横位。估计胎儿成熟度低而产程又需较长时间者,可选用剖宫产术结束分娩;经阴道分娩者,应考虑使用产钳和会阴切开术以缩短产程,从而减少分娩过程中对胎头的压迫。同时,充分做好早产儿保暖和复苏的准备,临产后慎用镇静剂,避免发生新生儿呼吸抑制的情况;产程中应给孕妇吸氧;新生儿出生后,立即结扎脐带,防止过多母血进入胎儿循环,造成循环系统负荷过载。

5.为孕妇提供心理支持

安排时间与孕妇进行开放式的讨论,让患者了解早产的发生并非她的过错,有时甚至是无缘由的;也要避免为减轻孕妇的愧疚感而给予过于乐观的保证。由于早产是出乎意料的,孕妇多没有精神和物质准备,对产程的孤独无助感尤为敏感,因此,丈夫、家人和护士在身旁提供支持比足月分娩更显重要,并能帮助孕妇重建自尊,以良好的心态承担早产儿母亲的角色。

**(五)护理评价**

(1)患者能积极配合医护措施。

(2)母婴顺利经历全过程。

(杨正旭)

# 第三节 异位妊娠

异位妊娠是指受精卵在子宫体腔以外着床发育,习惯称为宫外孕。异位妊娠包括输卵管妊娠、卵巢妊娠、腹腔妊娠、宫颈妊娠及阔韧带妊娠等。输卵管妊娠较为常见,其中壶腹部妊娠最多见,其次为峡部、伞部、间质部妊娠。

## 一、病因

**(一)输卵管炎症**

输卵管炎症是异位妊娠的主要病因,可分为输卵管黏膜炎和输卵管周围炎。

**(二)输卵管手术史**

输卵管绝育史及手术史者,输卵管妊娠的发病率为 10%～20%。

**(三)输卵管发育不良或功能异常**

输卵管过长、肌层发育差、黏膜纤毛缺乏等,均可成为输卵管妊娠的原因。

**(四)辅助生殖技术**

由于辅助生殖技术的应用,使输卵管妊娠发生率增加,既往少见的异位妊娠,如卵巢妊娠、宫颈妊娠、腹腔妊娠的发生率增加。

**(五)避孕失败**

宫内节育器避孕失败,发生异位妊娠的机会较大。

**(六)其他**

子宫肌瘤或卵巢肿瘤压迫输卵管,影响输卵管通畅,使受精卵运行受阻。输卵管子宫内膜异位可增加受精卵着床于输卵管的可能性。

## 二、病理

**(一)输卵管妊娠流产**

多见于输卵管壶腹部妊娠,可分为输卵管完全流产和输卵管不完全流产。

## （二）输卵管妊娠破裂

多见于妊娠 6 周左右输卵管峡部妊娠，患者易出现休克，出血量远大于输卵管妊娠流产。

## （三）陈旧性宫外孕

长期反复内出血形成的盆腔血肿不消散，血肿机化变硬并与周围组织粘连。

## （四）继发性腹腔妊娠

存活胚胎的绒毛组织附着于原位或排至腹腔后重新种植而获得营养，可继续生长发育。

## 三、临床表现

### （一）症状

1.停经

多数患者停经 6～8 周后出现不规则阴道流血，但有些患者因月经过期几天，误将不规则的阴道流血视为月经。

2.腹痛

腹痛是输卵管妊娠患者就诊的主要症状。输卵管妊娠未发生流产或破裂前，常表现为一侧下腹隐痛或酸胀感。输卵管妊娠流产或破裂时，患者突感一侧下腹撕裂样疼痛，常伴有恶心、呕吐；血液随后由局部、下腹流向全腹，疼痛也遍及全腹，放射至肩部；当血液积聚于直肠子宫陷凹处，可出现肛门坠胀感。

3.阴道流血

胚胎死亡后，常有不规则阴道流血，色暗红或深褐，量少呈点滴状，一般不超过月经量。少数患者阴道流血量较多，类似月经。阴道流血可伴有蜕膜管型或蜕膜碎片排出，是由子宫蜕膜剥离所致。阴道流血常在病灶去除后方能停止。

4.晕厥与休克

急性大量内出血及剧烈腹痛可引起患者晕厥或休克。内出血越多越急，症状出现的就越迅速越严重，但与阴道流血量不成比例。

5.腹部包块

当输卵管妊娠流产或破裂后形成的血肿时间过久，可因血液凝固，逐渐机化变硬与周围器官（子宫，输卵管，卵巢，肠管等）发生粘连而形成包块。

### （二）体征

1.一般情况

腹腔内出血较多时，患者呈贫血貌，出现面色苍白、脉快而细弱、血压下降等休克表现。

2.腹部检查

下腹有明显压痛及反跳痛，尤以患侧为重，但腹肌紧张轻微。出血较多时，叩诊有移动性浊音。有些患者下腹可触及包块，若反复出血并积聚，包块可不断增大变硬。

3.盆腔检查

阴道内常有来自宫腔内的少许血液。输卵管妊娠未发生流产或破裂者，除子宫略大较软外，仔细检查可触及胀大的输卵管，轻度压痛。输卵管妊娠流产或破裂者，阴道后穹隆饱满，有触痛。将宫颈轻轻上抬或左右摆动时引起剧烈疼痛，称为宫颈举痛或摇摆痛，此为输卵管妊娠的主要体征之一。内出血多时检查子宫有漂浮感，子宫一侧或其后方可触及肿块，其大小、形状、质地常有变化，边界多不清楚，触痛明显。

## 四、辅助检查

### (一)阴道后穹隆穿刺

阴道后穹隆穿刺是一种简单可靠的诊断方法,适用于疑有腹腔内出血的患者。

### (二)妊娠试验

放射免疫法测血中 HCG,尤其是 β-HCG 阳性有助诊断。异位妊娠时患者体内 β-HCG 水平较宫内妊娠低。

### (三)超声检查

B 超显像有助于诊断异位妊娠。阴道 B 超检查较腹部 B 超检查准确性高。

### (四)腹腔镜检查

视为异位妊娠诊断的金标准,而且可以在确诊的情况下起到治疗作用。有大量腹腔内出血或伴有休克者禁忌。

### (五)子宫内膜病理检查

诊刮仅适用于阴道流血量较多的患者,目的在于排除宫内妊娠流产。

## 五、治疗

### (一)手术治疗

应在积极纠正休克的同时进行手术,腹腔镜技术成为近年来治疗异位妊娠的主要方法。

### (二)药物治疗

用化学治疗药物甲氨蝶呤等治疗输卵管妊娠,但在治疗中若有严重内出血征象,或疑输卵管间质部妊娠或胚胎继续生长时仍应及时手术治疗。

## 六、护理措施

### (一)非手术治疗患者的护理

1.休息

患者入院后应绝对卧床休息,减少活动。嘱患者避免突变换体位及增加腹压的动作,不能灌肠,以免引起反复出血。

2.饮食指导

指导患者进食高营养、高维生素的半流质的食物,保持大便通畅,防止便秘,腹胀等不适。

3.病情观察

密切观察患者血压、脉搏、呼吸、体温、面色的变化,重视患者的主诉,注意阴道流血量与腹腔内出血量比例,当阴道流血量不多时,不要误以为腹腔内出血量也很少。应告知患者病情发展指征,如出血增多,腹痛加剧,肛门坠胀感明显等,以便病情发展时,能及时发现,并给予相应处理。

4.建立静脉通路

应随时做好输液、输血及腹部手术的准备。

5.健康指导

指导患者正确留取血 β-HCG,以监测治疗效果。患者阴道有排出物时,应立即通知医师,留取好标本送病理检查,并讲明目的及意义。

6.预防感染

观察患者体温过高时,给予物理降温,告知患者多饮水;患者卧床期间,做好会阴护理;嘱患者勤换内衣、内裤、纸垫,保持外阴清洁。

7.心理护理

向患者讲述异位妊娠的相关知识,减少和消除患者的紧张、恐惧心理。

**(二)手术治疗患者的护理**

1.体位

在通知医师即刻到来的同时,应使患者平卧,以减少活动,增加脑血流及氧的供应。

2.病情观察

监测血压、血氧、脉搏、呼吸、体温及观察患者腹痛症状有无加剧,阴道流血量有无变化及尿量、颜色,并做好记录。

3.抢救配合

立即建立静脉通路,交叉配血,给予患者输血、输液,配合医师积极纠正休克,补充血容量。按急诊手术要求迅速做好术前准备,协助医师通知手术室。

4.心理护理

向患者及家属讲述手术的必要性,保持周围环境安静、有序,减少患者的紧张、恐惧心理,协助患者接受手术。

5.健康指导

输卵管妊娠的预后在于防止输卵管的损伤和感染,因此护士应做好女性的健康保健工作,防止发生盆腔感染。教育患者保持良好的卫生习惯,勤洗浴,勤换衣,性伴侣稳定。发生盆腔炎后须立即彻底治疗,以免延误病情。护士需告诉患者,下次妊娠时要及时就医,并且不要轻易终止妊娠。

(杨正旭)

# 第四节　妊　娠　剧　吐

少数孕妇早孕反应严重,频繁恶心呕吐,不能进食,以致发生体液失衡及新陈代谢障碍,甚至危及孕妇生命,称为妊娠剧吐。其发病率为 0.35%～0.47%。

## 一、临床表现

恶心呕吐,头晕,厌食,甚则食入即吐,或恶闻食气,不食也吐。体格检查见精神萎靡消瘦,严重者可见血压下降,体温升高,黄疸,嗜睡和昏迷。

## 二、治疗

对妊娠剧吐者,应给予安慰,注意其精神状态,了解其思想情绪,解除顾虑;通常应住院治疗;应先禁食 2～3 天,每天静脉滴注葡萄糖液及葡萄糖盐水共 3 000 mL,输液中加入氯化钾、维生素 C 及维生素 $B_6$,同时肌内注射维生素 $B_1$。合并有代谢性酸中毒者,应根据血二氧化碳结合力值或血气分析结果,静脉滴注碳酸氢钠溶液,每天尿量至少应达到 1 000 mL。一般经上述治疗 2~3 天后,病情多迅速好转,呕吐停止后,可以试进饮食。若进食量不足,应适当补液,经上述治疗,若病情不见好转,体温升高达 38 ℃,心率每分钟超过 120 次或出现黄疸时,应考虑终止妊娠。

## 三、护理

### (一)护理措施

#### 1.心理护理

了解患者的心理状态,充分调动患者的主动性,帮患者分析病情,使患者了解妊娠剧吐是一种常见的生理现象,经过治疗和护理是可以预防和治愈的,消除不必要的思想顾虑,克服妊娠剧吐带来的不适,树立妊娠的信心,提高心理舒适度。

#### 2.输液护理

考虑患者的感受,输液前做好解释工作,操作时做到沉着、稳健、熟练、一针见血,尽可能减少穿刺中的疼痛,经常巡视输液情况,观察输液是否通畅,针头是否脱出,输液管有无扭曲、受压,注射部位有无液体外溢、疼痛等。

#### 3.饮食护理

妊娠剧吐往往与孕妇自主神经系统稳定性、精神状态、生活环境有密切关系,患者在精神紧张下,呕吐更加频繁,引起水及电解质紊乱,由于呕吐后怕进食,长期饥饿热量摄入不足,故在治疗的同时应注意患者的心理因素,予以解释安慰,妊娠剧吐患者见到食物往往有种恐惧心理,食欲缺乏,因此,呕吐时禁食,使胃肠得到休息。但呕吐停止后应适当进食,饮食以清淡、易消化为主,食物应含有丰富蛋白质和碳水化合物,少量多餐,对患者进行营养与胎儿发育指导,把进餐当成轻松愉快的享受而不是负担,使胎儿有足够的营养,顺利度过早孕反应期。

#### 4.家庭护理

(1)少吃多餐,选择能被孕妇接受的食物,以流质为主,避免油腻、异味。吐后应继续再吃,若食后仍吐,多次进食补充,仍可保持身体营养的需要,同时避免过冷过热的食物。必要时饮口服补液盐。

(2)卧床休息,环境安静,通风,减少在视线范围内引起不愉快的情景和异味。呕吐时做深呼吸和吞咽动作即大口喘气,呕吐后要及时漱口,注意口腔卫生。另外要保持外阴的清洁,床铺的整洁。

(3)关心、体贴孕妇,解除不必要的顾虑;孕妇要保持心情愉快,避免急躁和情绪激动。

(4)若呕吐导致体温上升,脉搏增快,眼眶凹陷,皮肤无弹性,精神异常,要立即送医院。

#### 5.健康教育

(1)保持心情舒畅。呕吐严重者,须卧床休息。

(2)居室尽量布置得清洁、安静、舒适;避免异味的刺激;呕吐后应立即清除呕吐物,以避免恶性刺激,并用温开水漱口,保持口腔清洁。呕吐较剧者,可在用餐前口中含生姜 1 片,以达到暂时止呕的目的。

(3)注意饮食卫生:饮食宜营养价值稍高且易消化为主,可采取少吃多餐的方法。为防止脱水,应保持每天的液体摄入量,平时宜多吃一些西瓜、生梨、甘蔗等水果。

(4)保持大便的通畅。

**(二)护理效果评估**

(1)患者呕吐减轻,水、电解质和平衡。

(2)患者情绪稳定。

(贤　婷)

# 第五节　前置胎盘

妊娠 28 周后,胎盘附着于子宫下段,甚至胎盘下缘达到或覆盖宫颈内口,其位置低于胎先露部,称为前置胎盘。前置胎盘是妊娠晚期严重并发症,也是妊娠晚期阴道流血最常见的原因。其发病率国外报道 0.5%,国内报道 0.24%～1.57%。

## 一、病因

目前尚不清楚,高龄初产妇(年龄＞35 岁)、经产妇及多产妇、吸烟或吸毒女性为高危人群。其病因可能与下述因素有关。

### (一)子宫内膜病变或损伤

多次刮宫、分娩、子宫手术史等是前置胎盘的高危因素。上述情况可损伤子宫内膜,引起子宫内膜炎或萎缩性病变,再次受孕时子宫蜕膜血管形成不良、胎盘血供不足,刺激胎盘面积增大延伸到子宫下段。前次剖宫产手术瘢痕可妨碍胎盘在妊娠晚期向上迁移,增加前置胎盘的可能性。据统计发生前置胎盘的孕妇,85%～95%为经产妇。

### (二)胎盘异常

双胎妊娠时胎盘面积过大,前置胎盘发生率较单胎妊娠高 1 倍;胎盘位置正常而副胎盘位于子宫下段接近宫颈内口及膜状胎盘大而薄,扩展到子宫下段,均可发生前置胎盘。

### (三)受精卵滋养层发育迟缓

受精卵到达子宫腔后,滋养层尚未发育到可以着床的阶段,继续向下游走到达子宫下段,并在该处着床而发育成前置胎盘。

## 二、分类

根据胎盘下缘与宫颈内口的关系,将前置胎盘分为三类(图 10-1)。

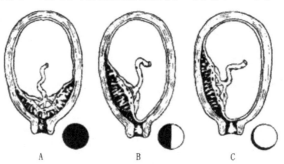

**图 10-1　前置胎盘的类型**

A.完全性前置胎盘;B.部分性前置胎盘;C.边缘性前置胎盘

(1)完全性前置胎盘又称为中央性前置胎盘,胎盘组织完全覆盖宫颈内口。

(2)部分性前置胎盘宫颈内口部分为胎盘组织所覆盖。

(3)边缘性前置胎盘胎盘附着于子宫下段,胎盘边缘到达宫颈内口,未覆盖宫颈内口。

胎盘位于子宫下段,与胎盘边缘极为接近,但未达到宫颈内口,称为低置胎盘。胎盘下缘与宫颈内口的关系可因宫颈管消失和宫口扩张而改变。前置胎盘类型可因诊断时期不同而改变,如临产前为完全性前置胎盘,临产后因宫口扩张而成为部分性前置胎盘。目前临床上均依据处理前的最后一次检查结果来决定其分类。

## 三、临床表现

### (一)症状

前置胎盘的典型症状是妊娠晚期或临产时,发生无诱因、无痛性反复阴道流血。妊娠晚期子宫下段逐渐伸展,牵拉宫颈内口,宫颈管缩短;临产后规律宫缩使宫颈管消失成为软产道的一部分。宫颈外口扩张,附着于子宫下段及宫颈内口的胎盘前置部分不能相应伸展而与其附着处分离,血窦破裂出血。前置胎盘出血前无明显诱因,初次出血量一般不多,剥离处血液凝固后,出血自然停止;也有初次即发生致命性大出血而导致休克的。由于子宫下段不断伸展,使前置胎盘出血常反复发生,出血量也越来越多。阴道流血发生的迟早、反复发生次数、出血量多少与前置胎盘类型有关。完全性前置胎盘初次出血时间早,多在妊娠28周左右,称为"警戒性出血"。边缘性前置胎盘出血多发生于妊娠晚期或临产后,出血量较少。部分性前置胎盘的初次出血时间、出血量及反复出血次数,介于两者之间。

### (二)体征

患者一般情况与出血量有关,大量出血呈现面色苍白、脉搏增快微弱、血压下降等休克表现。腹部检查:子宫软,无压痛,大小与妊娠周数相符。由于子宫下段有胎盘占据,影响胎先露部入盆,故胎先露高浮,易并发胎位异常。反复出血或一次出血量过多,使胎儿宫内缺氧,严重者胎死宫内。当前置胎盘附着于子宫前壁时,可在耻骨联合上方听到胎盘杂音。临产时检查见宫缩为阵发性,间歇期子宫完全松弛。

## 四、处理原则

处理原则是抑制宫缩、止血、纠正贫血和预防感染。根据阴道流血量、有无休克、妊娠周数、胎位、胎儿是否存活、是否临产及前置胎盘类型等做出决定。

### (一)期待疗法

应在保证孕妇安全的前提下尽可能延长孕周,以提高围生儿存活率,适用于妊娠<34周、胎儿体重<2 000 g、胎儿存活、阴道流血量不多、一般情况良好的孕妇。

尽管国外有资料证明,前置胎盘孕妇的妊娠住院与门诊治疗并无明显差异,但我国仍应强调住院治疗。住院期间密切观察病情变化,为孕妇提供全面优质护理是期待疗法的关键措施。

### (二)终止妊娠

1.终止妊娠指征

孕妇反复发生多量出血甚至休克者,无论胎儿成熟与否,为了孕妇安全应终止妊娠;期待疗法中发生大出血或出血量虽少,但胎龄达孕36周,胎儿成熟度检查提示胎儿肺成熟者;胎龄未达孕36周,出现胎儿窘迫征象,或胎儿电子监护发现胎心异常者;胎儿已死亡或出现难以存活的畸形,如无脑儿。

**2.剖宫产**

剖宫产可在短时间内娩出胎儿,迅速结束分娩,对母婴相对安全,是处理前置胎盘的主要手段。剖宫产指征应包括:完全性前置胎盘,持续大量阴道流血;部分性和边缘性前置胎盘出血量较多,先露高浮,短时间内不能结束分娩;胎心异常。术前应积极纠正贫血、预防感染等,备血,做好处理产后出血和抢救新生的准备。

**3.阴道分娩**

边缘性前置胎盘、枕先露、阴道流血不多、无头盆不称和胎位异常,估计在短时间内能结束分娩者,可予试产。

## 五、护理

### (一)护理评估

**1.病史**

除个人健康史外,在孕产史中尤其注意识别有无剖宫产术、人工流产术及子宫内膜炎等前置胎盘的易发因素。此外,妊娠中特别是孕 28 周后,是否出现无痛性、无诱因、反复阴道流血症状,并详细记录具体经过及医疗处理情况。

**2.身心状况**

患者的一般情况与出血量的多少密切相关。大量出血时可见面色苍白、脉搏细速、血压下降等休克症状。孕妇及其家属可因突然阴道流血而感到恐惧或焦虑,既担心孕妇的健康,又担心胎儿的安危,可能显得恐慌、紧张、手足无措。

**3.诊断检查**

(1)产科检查:子宫大小与停经月份一致,胎儿方位清楚,先露高浮,胎心可以正常,也可因孕妇失血过多致胎心异常或消失。前置胎盘位于子宫下段前壁时,可于耻骨联合上方听见胎盘血管杂音。临产后检查,宫缩为阵发性,间歇期子宫肌肉可以完全放松。

(2)超声检查:B超断层相可清楚看到子宫壁、胎头、宫颈和胎盘的位置,胎盘定位准确率达95%,可反复检查,是目前最安全、有效的首选检查方法。

(3)阴道检查:目前一般不主张应用,只有在近临产期出血不多时,终止妊娠前为除外其他出血原因或明确诊断决定分娩方式前考虑采用。要求阴道检查操作必须在输血、输液和做好手术准备的情况下方可进行。怀疑前置胎盘的个案,切忌肛查。

(4)术后检查胎盘及胎膜:胎盘的前置部分可见陈旧血块附着呈黑紫色或暗红色,如这些改变位于胎盘的边缘,而且胎膜破口处距胎盘边缘<7 cm,则为部分性前置胎盘。如行剖宫产术,术中可直接了解胎盘附着的部分并确立诊断。

### (二)护理诊断

**1.潜在并发症**

出血性休克。

**2.有感染的危险**

与前置胎盘剥离面靠近子宫颈口、细菌易经阴道上行感染有关。

### (三)护理目标

(1)接受期待疗法的孕妇血红蛋白不再继续下降,胎龄可达或更接近足月。

(2)产妇产后未发生产后出血或产后感染。

**（四）护理措施**

根据病情须立即接受终止妊娠的孕妇,应立即安排孕妇去枕侧卧位,开放静脉,配血,做好输血准备。在抢救休克的同时,按腹部手术患者的护理进行术前准备,并做好母婴生命体征的监测及抢救准备工作。接受期待疗法的孕妇的护理措施如下。

**1.保证休息**

减少刺激孕妇需住院观察,绝对卧床休息,尤以左侧卧位为佳,并定时间断吸氧,每天3次,每次1小时,以提高胎儿血氧供应。此外,还需避免各种刺激,以减少出血可能。医护人员进行腹部检查时动作要轻柔,禁做阴道检查和肛查。

**2.纠正贫血**

除采取口服硫酸亚铁、输血等措施外,还应加强饮食营养指导,建议孕妇多食高蛋白及含铁丰富的食物,如动物肝脏、绿叶蔬菜和豆类等,一方面有助于纠正贫血,另一方面还可以增强机体抵抗力,同时也促进胎儿发育。

**3.监测生命体征**

及时发现病情变化,严密观察并记录孕妇生命体征,阴道流血的量、色,流血事件及一般状况,检测胎儿宫内状态。按医嘱及时完成实验室检查项目,并交叉配血备用,发现异常及时报告医师并配合处理。

**4.预防产后出血和感染**

（1）产妇回病房休息时严密观察产妇的生命体征及阴道流血情况,发现异常及时报告医师处理,以防止或减少产后出血。

（2）及时更换会阴垫,以保持会阴部清洁、干燥。

（3）胎儿分娩后,及早使用宫缩剂,以预防产后大出血;对新生儿严格按照高危儿处理。

**5.健康教育**

护士应加强对孕妇的管理和宣教,指导围孕期女性避免吸烟、酗酒等不良行为,避免多次刮宫、引产或宫内感染,防止多产,减少子宫内膜损伤或子宫内膜炎。对妊娠期出血,无论量多少均应就医,做到及时诊断、正确处理。

**（五）护理评价**

（1）接受期待疗法的孕妇胎龄接近（或达到）足月时终止妊娠。

（2）产妇产后未出现产后出血和感染。

（杨正旭）

# 第六节 胎膜早破

胎膜早破是指在临产前胎膜破裂,胎膜早破可引起早产、脐带脱垂及母婴感染。

## 一、病因

**（一）下生殖道感染**

可由细菌、病毒或弓形虫体上行感染引起胎膜炎,使胎膜局部张力下降而破裂。

**(二)胎膜受力不均**

胎先露部高浮、头盆不称,胎位异常可使胎囊受压不均导致破裂。

**(三)羊膜腔内压力升高**

常见多胎妊娠、羊水过多等。

**(四)创伤、宫颈内口松弛**

前羊膜囊锲入,受力不均及胎膜发育不良常可导致胎膜早破。

**(五)营养缺乏**

缺乏维生素 C、锌及铜,可使胎膜张力下降而破裂。

**(六)机械性刺激**

创伤或妊娠后期性交也可导致胎膜早破。

**(七)细胞因子**

白细胞介素-1、白细胞介素-6、白细胞介素-8 升高、可激活溶酶体酶破坏羊膜组织导致胎膜早破。

## 二、临床表现

孕妇突感有较多液体自阴道流出,伴有少量持续性流液或间歇性流液。腹压增大如咳嗽、打喷嚏、负重时,羊水即流出。

## 三、辅助检查

### (一)羊水内容

检查阴道液酸碱度,pH>6.5 时视为阳性,胎膜早破的可能性极大。注意血液、宫颈黏液、尿液、精液、滑石粉、细菌污染均可使测试呈现假阳性。

### (二)B 超检查

B 超显示羊水量减少,可怀疑为胎膜早破。

### (三)阴道液涂片

阴道液干燥片检查有羊齿植物叶状结晶出现为羊水,准确率达到 95%。

## 四、治疗

### (一)期待疗法

适用于妊娠 28~35 周、胎膜早破不伴感染、羊水平段≥3 cm。患者应绝对卧床休息,保持外阴清洁,避免不必要的肛诊及阴道检查,密切观察,妊娠 35 周前给予地塞米松促进胎肺成熟,预防感染和脐带脱垂等并发症发生。

### (二)终止妊娠

妊娠 35 周后,胎肺和宫颈成熟,可经阴道分娩。若有羊膜炎,不考虑胎龄大小,应终止妊娠,如胎头高浮、胎位异常、宫颈不成熟、胎肺成熟、明显羊膜腔感染并伴有胎儿窘迫,抗感染的同时行剖宫产术终止妊娠,应做好新生儿复苏准备。

## 五、护理措施

### (一)预防脐带脱垂

1.体位

胎膜早破先露部未衔接的住院孕妇应绝对卧床休息,适当抬高臀部,平卧位,尤以左侧卧位为主,以缓解和预防子宫收缩,增加子宫和胎盘血液灌注量,保证胎儿氧气和营养的供给,同时防止脐带脱垂发生。

2.脐带位置判断

检查阴道确定有无隐性脐带脱垂,如有脐带脱垂或脐带先露,应在数分钟做好结束分娩的准备,及时与医师沟通,并准确记录。

3.风险告知

评估风险,向家属及孕妇告知病情,取得其配合和理解。

**(二)防护胎儿受伤**

1.胎心监测

应用超声多普勒监测胎心变化,正常胎心率为 120～160 次/分,如胎心异常应及时通知医师。

2.胎动计数

督促孕妇自数胎动,每天在各时间段各计数 1 小时胎动,如果每小时胎动 3～5 次或自觉胎动频繁,应告知医师,并配合医师进行下一步监测和检查,判断胎儿宫内安危,及时准确做好护理记录。

3.吸氧

若羊水中有胎粪样物流出,提示胎儿有缺氧表现,应给予鼻导管吸氧,增加母体组织中的氧含量,从而改善胎儿宫内缺氧状态。

4.终止妊娠

对于不足 35 周的胎膜早破者,应遵医嘱给予地塞米松 10 mg 静脉滴注,促进胎肺成熟。若孕龄不足 37 周已临产或孕龄已达 37 周、破膜 12～18 小时后尚未临产者,均应按医嘱采取措施,尽快结束分娩。

**(三)预防感染**

1.羊水观察

密切观察羊水量、性状、颜色、气味,检查子宫有无压痛。

2.感染征象评估

评估患者体温、脉搏、血常规、血 C 反应蛋白的变化,动态检测患者白细胞计数,及时发现感染征象,及时向医师汇报,并做好相应记录。按医嘱一般于胎膜破裂后 12 小时应用抗生素预防感染。

3.会阴护理

嘱孕妇保持外阴清洁,每天用消毒液棉球擦洗会阴两次。放置吸水好的消毒会阴垫于外阴,勤换会阴垫,保持清洁干燥,防止上行性感染。

**(四)预防血栓**

1.床上活动

鼓励孕妇适当床上翻身,按摩双下肢,定时做下肢的主动或被动运动,保持皮肤完整,促进血液循环,防止肌肉萎缩。

2.下肢血栓观察与护理

观察下肢皮温、皮色及足背动脉搏动情况,防止下肢静脉血栓的发生。可应用抗血栓压力带,促进下肢回流。

**(五)提供健康知识**

1.疾病预防

向患者讲解胎膜早破注意事项及其影响,嘱孕妇妊娠后期禁止性交,讲明预防感染措施。

2.饮食指导

饮食应以清淡、富含营养和维生素、钙及粗纤维饮食为主,鼓励多饮水,每天在2 000 mL以上,以保持血容量和预防便秘发生。

3.心理护理

向患者及其家属讲明胎膜早破后孕妇与婴儿治疗、预后、转归的相关知识。指导患者自我调节情绪,放松心情,保持愉快。避免精神紧张与焦虑。建立相互信任的护患关系,为患者的需要提供帮助,解释其疑问。

(杨正旭)

# 第七节　胎盘早剥

妊娠20周以后或分娩期正常位置的胎盘在胎儿娩出前部分或全部从子宫壁剥离,称为胎盘早剥。胎盘早剥是妊娠晚期严重并发症,具有起病急、发展快特点,若处理不及时可危及母婴生命。胎盘早剥的发病率:国外1‰~2‰,国内0.46‰~2.1‰。

## 一、病因

胎盘早剥确切的原因及发病机制尚不清楚,可能与下述因素有关。

**(一)孕妇血管病变**

孕妇患严重妊娠期高血压疾病、慢性高血压、慢性肾脏疾病或全身血管病变时,胎盘早剥的发生率增高。妊娠合并上述疾病时,底蜕膜螺旋小动脉痉挛或硬化,引起远端毛细血管变性坏死甚至破裂出血,血液流至底蜕膜层与胎盘之间形成胎盘后血肿,致使胎盘与子宫壁分离。

**(二)机械性因素**

外伤尤其是腹部直接受到撞击或挤压;脐带过短(<30 cm)或脐带围绕颈、绕体相对过短时,分娩过程中胎儿下降牵拉脐带造成胎盘剥离;羊膜穿刺时刺破前壁胎盘附着处,血管破裂出血引起胎盘剥离。

**(三)宫腔内压力骤减**

双胎妊娠分娩时,第一胎儿娩出过速;羊水过多时,人工破膜后羊水流出过快,均可使宫腔内压力骤减,子宫骤然收缩,胎盘与子宫壁发生错位剥离。

**(四)子宫静脉压突然升高**

妊娠晚期或临产后,孕妇长时间仰卧位,巨大妊娠子宫压迫下腔静脉,回心血量减少,血压下降。此时子宫静脉瘀血、静脉压增高、蜕膜静脉床瘀血或破裂,形成胎盘后血肿,导致部分或全部胎盘剥离。

**(五)其他一些高危因素**

如高龄孕妇、吸烟、可卡因滥用、孕妇代谢异常、孕妇有血栓形成倾向、子宫肌瘤(尤其是胎盘附着部位肌瘤)等与胎盘早剥发生有关。有胎盘早剥史的孕妇再次发生胎盘早剥的危险性比无胎盘早剥史者高 10 倍。

## 二、分类及病理变化

胎盘早剥主要病理改变是底蜕膜出血并形成血肿,使胎盘从附着处分离。按病理类型,胎盘早剥可分为显性、隐性及混合性三种(图 10-2)。若底蜕膜出血量少,出血很快停止,多无明显的临床表现,仅在产后检查胎盘时发现胎盘母体面有凝血块及压迹。若底蜕膜继续出血,形成胎盘后血肿,胎盘剥离面随之扩大,血液冲开胎盘边缘并沿胎膜与子宫壁之间经过宫颈管向外流出,称为显性剥离或外出血。若胎盘边缘仍附着于子宫壁或由于胎先露部固定于骨盆入口,使血液积聚于胎盘与子宫壁之间,称为隐性剥离或内出血。由于子宫内有妊娠产物存在,子宫肌不能有效收缩,以压迫破裂的血窦而止血,血液不能外流,胎盘后血肿越积越大,子宫底随之升高;当出血达到一定程度时,血液终会冲开胎盘边缘及胎膜外流,称为混合型出血。偶有出血穿破胎膜溢入羊水中成为血性羊水。

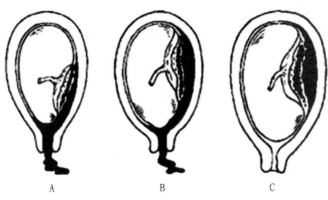

**图 10-2 胎盘早剥类型**
A.显性剥离;B.隐性剥离;C.混合性剥离

胎盘早剥发生内出血时,血液积聚于胎盘与子宫壁之间,随着胎盘后血肿压力的增加,血液浸入子宫肌层,引起肌纤维分离、断裂甚至变性,当血液渗透至子宫浆膜层时,子宫表面现紫蓝色瘀斑,称为子宫胎盘卒中,又称为库弗莱尔子(Couvelaire uterus)。有时血液还可渗入输卵管系膜、卵巢生发上皮下、阔韧带内。子宫肌层由于血液浸润、收缩力减弱,造成产后出血。

严重的胎盘早剥可以引发一系列病理生理改变。从剥离处的胎盘绒毛和蜕膜中释放大量组织凝血活酶,进入母体血液循环,激活凝血系统,导致弥散性血管内凝血,肺、肾等脏器的毛细血管内微血栓形成,造成脏器缺血和功能障碍。胎盘早剥持续时间越长,促凝物质不断进入母血,激活纤维蛋白溶解系统,产生大量的纤维蛋白原降解产物(FDP),引起继发性纤溶亢进。发生胎盘早剥后,消耗大量凝血因子,并产生高浓度 FDP,最终导致凝血功能障碍。

## 三、临床表现

根据病情严重程度,Sher 将胎盘早剥分为 3 度。

### (一)Ⅰ度

多见于分娩期,胎盘剥离面积小,患者常无腹痛或腹痛轻微,贫血体征不明显。腹部检查见子宫软,大小与妊娠周数相符,胎位清楚,胎心率正常。产后检查见胎盘母体面有凝血块及压迹即可诊断。

### (二)Ⅱ度

胎盘剥离面为胎盘面积1/3左右。其主要症状为突然发生持续性腹痛、腰酸或腰背痛,疼痛程度与胎盘后积血量成正比。无阴道流血或流血量不多,贫血程度与阴道流血量不相符。腹部检查见子宫大于妊娠周数,子宫底随胎盘后血肿增大而升高,胎盘附着处压痛明显(胎盘位于后壁则不明显),宫缩有间歇,胎位可扪及,胎儿存活。

### (三)Ⅲ度

胎盘剥离面超过胎盘面积1/2。临床表现较Ⅱ度重。患者可出现恶心、呕吐、面色苍白、四肢湿冷、脉搏细数、血压下降等休克症状,且休克程度大多与阴道流血量不成正比。腹部检查见子宫硬如板状,宫缩间歇时不能松弛,胎位扪不清,胎心消失。

## 四、治疗

纠正休克、及时终止妊娠是处理胎盘早剥的原则。患者入院时,情况危重、处于休克状态,应积极补充血容量,及时输入新鲜血液,尽快改善患者状况。胎盘早剥一旦确诊,必须及时终止妊娠。终止妊娠的方法根据胎次、早剥的严重程度、胎儿宫内状况及宫口开大等情况而定。此外,对并发症如凝血功能障碍、产后出血和急性肾衰竭等进行紧急处理。

## 五、护理

### (一)护理评估

1.病史

孕妇在妊娠晚期或临产时突然发生腹部剧痛,有急性贫血或休克现象,应引起高度重视。护士需结合有无妊娠期高血压疾病或高血压病史、胎盘早剥史、慢性肾炎史、仰卧位低血压综合征史及外伤史,进行全面评估。

2.身心状况

胎盘早剥孕妇发生内出血时,严重者常表现为急性贫血和休克症状,而无阴道流血或有少量阴道流血。因此对胎盘早剥孕妇除进行阴道流血的量、色评估外,应重点评估腹痛的程度、性质,孕妇的生命体征和一般情况,以及时、准确地了解孕妇的身体状况。胎盘早剥孕妇入院时情况危急,孕妇及其家属常常感到高度紧张和恐惧。

3.诊断检查

(1)产科检查:通过四步触诊判断胎方位、胎心情况、宫高变化、腹部压痛范围和程度等。

(2)B超检查:正常胎盘B超图像应紧贴子宫体部后壁、前壁或侧壁,若胎盘与子宫体之间有血肿时,在胎盘后方出现液性低回声区,暗区常不止一个,并见胎盘增厚。若胎盘后血肿较大时,能见到胎盘胎儿面凸向羊膜腔,甚至能使子宫内的胎儿偏向对侧。若血液渗入羊水中,见羊水回声增强、增多,是羊水浑浊所致。当胎盘边缘已与子宫壁分离,未形成胎盘后血肿,则见不到上述图像,故B超检查诊断胎盘早剥有一定的局限性。重型胎盘早剥时常伴胎心、胎动消失。

(3)实验室检查:主要了解患者贫血程度及凝血功能。重型胎盘早剥患者应检查肾功能与二氧化碳结合力。若并发弥散性血管内凝血时进行筛选试验(血小板计数、凝血酶原时间、纤维蛋白原测定),结果可疑者可做纤溶确诊试验(凝血酶时间、优球蛋白溶解时间、血浆鱼精蛋白副凝时间)。

**(二)护理诊断**

1.潜在并发症

弥散性血管内凝血。

2.恐惧

此与胎盘早剥引起的起病急、进展快,危及母婴生命有关。

3.预感性悲哀

此与死产、切除子宫有关。

**(三)护理目标**

(1)孕妇出血性休克症状得到控制。

(2)患者未出现凝血功能障碍、产后出血和急性肾衰竭等并发症。

**(四)护理措施**

胎盘早剥是一种妊娠晚期严重危及母婴生命的并发症,积极预防非常重要。护士应使孕妇接受产前检查,预防和及时治疗妊娠期高血压疾病、慢性高血压、慢性肾病等;妊娠晚期避免仰卧位及腹部外伤;施行外倒转术时动作要轻柔;处理羊水过多和双胎者时,避免子宫腔压力下降过快等。对于已诊断为胎盘早剥的患者,护理措施如下。

1.纠正休克

护士应迅速开放静脉,积极补充其血容量,及时输入新鲜输血。这既能补充血容量,又可补充凝血因子,同时密切监测胎儿状态。

2.严密观察病情变化

凝血功能障碍表现为皮下、黏膜或注射部位出血,子宫出血不凝,有时有尿血、咯血及呕血等现象;急性肾衰竭可表现为尿少或无尿。护士应高度重视上述症状,一旦发现,及时报告医师并配合处理。

3.为终止妊娠做好准备

一旦确诊,应及时终止妊娠,以孕妇病情轻重、胎儿宫内状况、产程进展、胎产式等具体状态决定分娩方式,护士需为此做好相应准备。

4.预防产后出血

胎盘早剥的产妇胎儿娩出后易发生产后出血,因此分娩后应及时给予宫缩剂,并配合按摩子宫,必要时按医嘱做切除子宫的术前准备。未发生出血者,产后仍应加强生命体征观察,预防晚期产后出血的发生。

5.产褥期的处理

患者在产褥期应注意加强营养,纠正贫血。更换消毒会阴垫,保持会阴清洁,预防感染。根据孕妇身体情况给予母乳指导。死产者及时给予退乳措施,可在分娩后24小时内尽早服用大剂量雌激素,同时紧束双乳,少进汤类;水煎生麦芽当茶饮;针刺足临泣、悬钟等穴位等。

**(五)护理评价**

(1)母亲分娩顺利,婴儿平安出生。

(2)患者未出现并发症。

(杨正旭)

# 第八节　胎　儿　窘　迫

胎儿窘迫是指孕妇、胎儿、胎盘等各种原因引起的胎儿宫内缺氧,影响胎儿健康甚至危及生命。胎儿窘迫是一种综合征,主要发生在临产过程;也可发生在妊娠后期。发生在临产过程中者,可以是妊娠后期的延续和加重。

## 一、病因

胎儿窘迫的病因涉及多方面,可归纳为三大类。

### (一)母体因素

妊娠女性患有高血压疾病、慢性肾炎、妊娠高血压综合征、重度贫血、心脏病、肺源性心脏病、高热、吸烟、产前出血性疾病和创伤、急产或子宫不协调性收缩、缩宫素使用不当、产程延长、子宫过度膨胀、胎膜早破等;或者产妇长期仰卧位,镇静药、麻醉药使用不当等。

### (二)胎儿因素

胎儿心血管系统功能障碍、胎儿畸形,如严重的先天性心血管疾病、母婴血型不合引起的胎儿溶血、胎儿贫血、胎儿宫内感染等。

### (三)脐带、胎盘因素

脐带因素有长度异常、缠绕、打结、扭转、狭窄、血肿、帆状附着;胎盘因素有植入异常、形状异常、发育障碍、循环障碍等。

## 二、病理生理

胎儿窘迫的基本病理生理变化是缺血、缺氧引起的一系列变化。缺氧早期或者一过性缺氧时,机体主要通过减少胎盘和自身耗氧量代偿,胎儿则通过减少对肾与下肢血供等方式来保证心脑血流量,不产生严重的代偿障碍及器官损害。缺氧严重则可引起严重的并发症。缺氧初期通过自主神经反射兴奋交感神经,使肾上腺儿茶酚胺及皮质醇分泌增多,引起血压上升及心率加快。此时胎儿的大脑、肾上腺、心脏及胎盘血流增加,而肾、肺、消化系统等血流减少,出现羊水减少、胎儿发育迟缓等。若缺氧继续加重,则转为兴奋迷走神经,血管扩张,有效循环血量减少,主要器官的功能由于血流不能保证而受损,于是胎心率减慢。缺氧继续发展下去可引起严重的器官功能损害,尤其可以引起缺血缺氧性脑病甚至胎死宫内。此过程基本是低氧血症至缺氧,然后至代谢性酸中毒,主要表现为胎动减少、羊水少、胎心监护基线变异差、出现晚期减速甚至呼吸抑制。由于缺氧时肠蠕动加快,肛门括约肌松弛引起胎粪排出。此过程可以形成恶性循环,更加重母体及胎儿的危险。不同原因引起的胎儿窘迫表现过程可以不完全一致,所以应加强监护、积极评价、及时发现高危征象并积极处理。

## 三、临床表现

胎儿窘迫的主要表现为胎心音改变、胎动异常及羊水胎粪污染或羊水过少,严重者胎动消失。根据其临床表现,胎儿窘迫可以分为急性胎儿窘迫和慢性胎儿窘迫。急性胎儿窘迫多发生在分娩期,主要表现为胎心率加快或减慢;缩宫素激惹试验(OCT)等出现频繁的晚期减速或变异减速;羊水胎粪污染和胎儿头皮血 pH 下降,出现酸中毒。羊水胎粪污染可以分为三度:①Ⅰ度羊水呈浅绿色;②Ⅱ度羊水呈黄绿色,浑浊;③Ⅲ度羊水呈棕黄色,稠厚。慢性胎儿窘迫发生在妊娠末期,常延续至临产并加重,主要表现为胎动减少或消失、无应激试验(NST)基线平直、胎儿发育受限、胎盘功能减退、羊水胎粪污染等。

## 四、处理原则

急性胎儿窘迫者,应积极寻找原因并给予及时纠正。若宫颈未完全扩张、胎儿窘迫情况不严重者,给予吸氧,嘱产妇左侧卧位;若胎心率变为正常,可继续观察;若宫口开全、胎先露部已达坐骨棘平面以下3 cm者,应尽快助产经阴道娩出胎儿;若因缩宫素使宫缩过强造成胎心率减慢者,应立即停止使用,继续观察,病情紧迫或经上述处理无效者立即剖宫产结束分娩。慢性胎儿窘迫者,应根据妊娠周数、胎儿成熟度和窘迫程度决定处理方案。首先应指导妊娠女性采取左侧卧位,间断吸氧,积极治疗各种并发症或并发症,密切监护病情变化。若无法改善,则应在促使胎儿成熟后迅速终止妊娠。

## 五、护理评估

### (一)健康史

了解妊娠女性的年龄、生育史、内科疾病史(如高血压疾病、慢性肾炎、心脏病等);本次妊娠经过,如妊娠高血压综合征、胎膜早破、子宫过度膨胀(如羊水过多和多胎妊娠);分娩经过,如产程延长(特别是第二产程延长)、缩宫素使用不当。了解有无胎儿畸形、胎盘功能的情况。

### (二)身心状况

胎儿窘迫时,妊娠女性自感胎动增加或停止。在窘迫的早期可表现为胎动过频(每 24 小时大于 20 次);若缺氧未纠正或加重,则胎动转弱且次数减少,进而消失。胎儿轻微或慢性缺氧时,胎心率加快(>160 次/分);若长时间或严重缺氧,则会使胎心率减慢。若胎心率<100 次/分则提示胎儿危险。胎儿窘迫时主要评估羊水量和性状。

孕产妇夫妻因为胎儿的生命遭遇危险而产生焦虑,对需要用手术结束分娩产生犹豫、无助感。对于胎儿不幸死亡的孕产妇夫妻,其感情上受到强烈的创伤,通常会经历否认、愤怒、抑郁、接受的过程。

### (三)辅助检查

1.胎盘功能检查

出现胎儿窘迫的妊娠女性一般 24 小时尿 $E_3$ 值急骤减少 $30\%\sim40\%$,或于妊娠末期连续多次测定在每 24 小时 10 mg 以下。

2.胎心监测

胎动时胎心率加速不明显,基线变异率<3 次/分,出现晚期减速、变异减速等。

3.胎儿头皮血血气分析

pH<7.20。

## 六、护理诊断/诊断问题

### (一)气体交换受损(胎儿)

与胎盘子宫的血流改变、血流中断(脐带受压)或血流速度减慢(子宫-胎盘功能不良)有关。

**(二)焦虑**

与胎儿宫内窘迫有关。

**(三)预期性悲哀**

与胎儿可能死亡有关。

## 七、护理目标

(1)胎儿情况改善,胎心率在 120～160 次/分。

(2)妊娠女性能运用有效的应对机制控制焦虑。

(3)产妇能够接受胎儿死亡的现实。

## 八、护理措施

(1)妊娠女性左侧卧位,间断吸氧;严密监测胎心变化,一般每 15 分钟听 1 次胎心或进行胎心监护,注意胎心变化。

(2)为手术者做好术前准备,如宫口开全、胎先露部已达坐骨棘平面以下 3 cm 者,应尽快阴道助产娩出胎儿。

(3)做好新生儿抢救和复苏的准备。

(4)心理护理。①向孕产妇提供相关信息,包括医疗措施的目的、操作过程、预期结果及孕产妇需做的配合;将真实情况告知孕产妇,有助于减轻其焦虑,也可帮助产妇面对现实。必要时陪伴产妇,对产妇的疑虑给予适当的解释。②对于胎儿不幸死亡的父母亲,护理人员可安排一个远离其他婴儿和产妇的单人房间,陪伴他们或安排家人陪伴他们,勿让其独处;鼓励其诉说悲伤,接纳其哭泣及抑郁的情绪,陪伴在旁提供支持及关怀;若他们愿意,护理人员可让他们看看死婴并同意他们为死产婴儿做一些事情,包括沐浴、更衣、命名、拍照或举行丧礼,但事先应向他们描述死婴的情况,使之有心理准备。解除"否认"的态度而进入下一个阶段,提供足印卡、床头卡等作为纪念,帮助他们使用适合自己的压力应对技巧和方法。

## 九、护理评价

(1)胎儿情况改善,胎心率在 120～160 次/分。

(2)妊娠女性能运用有效的应对机制来控制焦虑,叙述心理和生理上的感受。

(3)产妇能够接受胎儿死亡的现实。

(杨正旭)

# 第九节 过期妊娠

平时月经周期规则,妊娠达到或超过 42 周(>294 天)尚未分娩者,称为过期妊娠。其发生率占妊娠总数的 3%～15%。过期妊娠使胎儿窘迫、胎粪吸入综合征、过熟综合征、新生儿窒息、围生儿死亡、巨大儿,以及难产等发生率增高,并随妊娠期延长而增加。

## 一、病因

过期妊娠可能与下列因素有关。

### (一)雌、孕激素比例失调

内源性前列腺素和雌二醇分泌不足而孕酮水平增高,导致孕激素优势,抑制前列腺素和缩宫素的作用,延迟分娩发动,从而引起过期妊娠。

### (二)头盆不称

部分过期妊娠胎儿较大,导致头盆不称和胎位异常,使胎先露部不能紧贴子宫下段及宫颈内口,反射性子宫收缩减少,容易发生过期妊娠。

### (三)胎儿畸形

如无脑儿,由于无下丘脑,垂体肾上腺轴发育不良或缺如,促肾上腺皮质激素产生不足,胎儿肾上腺皮质萎缩,使雌激素的前身物质 16α-羟基硫酸脱氢表雄酮不足,从而雌激素分泌减少;小而不规则的胎儿不能紧贴子宫下段及宫颈内口诱发宫缩,导致过期妊娠。

### (四)遗传因素

某家族、某个体常反复发生过期妊娠,提示过期妊娠可能与遗传因素有关。胎盘硫酸酯酶缺乏症是一种罕见的伴性隐性遗传病,可导致过期妊娠。其发生机制是因胎盘缺乏硫酸酯酶,胎儿肾上腺与肝脏产生的 16α-羟基硫酸脱氢表雄酮不能脱去硫酸根转变为雌二醇及雌三醇,从而使血雌二醇及雌三醇明显减少,降低子宫对缩宫素的敏感性,使分娩难以启动。

## 二、临床表现

### (一)胎盘

过期妊娠的胎盘病理有两种类型:一种是胎盘功能正常,除重量略有增加外,胎盘外观和镜检均与妊娠足月胎盘相似;另一种是胎盘功能减退,肉眼观察胎盘母体面呈片状或多灶性梗死及钙化,胎儿面及胎膜常被胎粪污染,呈黄绿色。

### (二)羊水

正常妊娠 38 周后,羊水量随妊娠推延逐渐减少,妊娠 42 周后羊水减少迅速,约 30% 减至 300 mL 以下;羊水粪染率明显增高,是足月妊娠的 2～3 倍,若同时伴有羊水过少,羊水粪染率达 71%。

### (三)胎儿

过期妊娠胎儿生长模式与胎盘功能有关,可为分以下三种。

1.正常生长及巨大儿

胎盘功能正常者,能维持胎儿继续生长,约 25% 成为巨大儿,其中 1.4% 胎儿出生体重＞4 500 g。

2.胎儿成熟障碍

10%～20% 过期妊娠并发胎儿成熟障碍。胎盘功能减退与胎盘血流灌注不足、胎儿缺氧及营养缺乏等有关。由于胎盘合成、代谢、运输及交换等功能障碍,胎儿不易再继续生长发育。临床分为3期:第Ⅰ期为过度成熟期,表现为胎脂消失、皮下脂肪减少、皮肤干燥松弛多皱褶,头发浓密,指(趾)甲长,身体瘦长,容貌似"小老人"。第Ⅱ期为胎儿缺氧期,肛门括约肌松弛,有胎粪排出,羊水及胎儿皮肤黄染,羊膜和脐带绿染,同胎儿患病率及围生儿病死率最高。第Ⅲ期为胎儿全身因粪染历时较长广泛黄染,指(趾)甲和皮肤呈黄色,脐带和胎膜呈黄绿色,此期胎儿已经历和渡过第Ⅱ期危险阶段,其预后反较第Ⅱ期好。

3.胎儿生长受限

小样儿可与过期妊娠共存,后者更增加胎儿的危险性,约 1/3 过期妊娠死产儿为生长受限小样儿。

## 三、处理原则

应根据胎盘功能、胎儿大小、宫颈成熟度综合分析,以确诊过期妊娠,并选择恰当的分娩方式终止妊娠,在产程中密切观察羊水情况、胎心监护,出现胎儿窘迫征象,行剖宫产尽快结束分娩。

## 四、护理

### (一)护理评估

1.病史

准确核实孕周,确定胎盘功能是否正常是关键。诊断过期妊娠之前必须准确核实孕周。

2.身心诊断

平时月经周期规则,妊娠达到或超过 42 周(>294 天)未分娩者,可诊断为过期妊娠。由于孕妇结果的不可预知,恐惧、焦虑、猜测是过期妊娠孕妇常见的情绪反应。

3.诊断检查

实验室检查:①根据 B 超检查确定孕周,妊娠 20 周内,B 超检查对确定孕周有重要意义。妊娠 5~12 周以胎儿顶臀径推算孕周较准确,妊娠 12~20 周以胎儿双顶径、股骨长度推算预产期较好。②根据妊娠初期血、尿 HCG 增高的时间推算孕周。

### (二)护理诊断

1.有新生儿受伤的危险

与过期胎儿生长受限有关。

2.焦虑

与担心分娩方式、过期胎儿预后有关。

### (三)护理目标

(1)新生儿不存在因护理不当而产生的并发症。

(2)患者能平静地面对事实,接受治疗和护理。

### (四)护理措施

1.预防过期妊娠

(1)加强孕期宣教,使孕妇及其家属认识过期妊娠的危害性。

(2)定期进行产前检查,适时结束妊娠。

2.加强监测,判断胎儿在宫内情况

(1)教会孕妇进行胎动计数:妊娠超过 40 周的孕妇,通过计数胎动进行自我监测尤为重要。胎动计数>30 次/12 小时为正常,<10 次/12 小时或逐日下降,超过 50%,应视为胎盘功能减退,提示胎儿宫内缺氧。

(2)胎儿电子监护仪检测:无应激试验(NST)每周 2 次,胎动减少时应增加检测次数;住院后需每天1 次监测胎心变化。NST 无反应型需进一步做缩宫素激惹试验(OCT),若多次反复相互现胎心晚期减速,提示胎盘功能减退、胎儿明显缺氧。因 NST 存在较高假阳性率,需结合 B 超检查,估计胎儿安危。

3.终止妊娠

应根据胎盘功能、胎儿大小、宫颈成熟度综合分析,选择恰当的分娩方式。

(1)终止妊娠的指征:已确诊过期妊娠,严格掌握终止妊娠的指征有:①宫颈条件成熟;②胎儿体重>4 000 g 或胎儿生长受限;③12 小时内胎动<10 次或 NST 为无反应型,OCT 可疑;④尿E/C 比值持续低值;⑤羊水过少(羊水暗区<3 cm)和/或羊水粪染;⑥并发重度子痫前期或子痫。终止妊娠的方法应酌情而定。

(2)引产:宫颈条件成熟、Bishop 评分>7 分者,应予引产;胎头已衔接者,通常采用人工破膜;破膜时羊水多而清者,可静脉滴注缩宫素,在严密监视下经阴道分娩。对羊水Ⅱ度污染者,若阴道分娩,要求在胎肩娩出前用负压吸管或吸痰管吸净胎儿鼻咽部黏液。

(3)剖宫产:出现胎盘功能减退或胎儿窘迫征象,不论宫颈条件成熟与否,均应行剖宫产尽快结束分娩。过期妊娠时,胎儿虽有足够储备力,但临产后宫缩应激力的显著增加超过其储备力,出现隐性胎儿窘迫,对此应有足够认识。最好应用胎儿监护仪,及时发现问题,采取应急措施,适时选择剖宫产挽救胎儿。进入产程后。应鼓励产妇左侧卧位、吸氧。产程中最好连续监测胎心,注意羊水性状,必要时取胎儿头皮血测 pH,及早发现胎儿窘迫,并及时处理。过期妊娠时,常伴有胎儿窘迫、羊水粪染,分娩时应做相应准备。胎儿娩出后立即在直接喉镜指引下行气管插管吸出气管内容物,以减少胎粪吸入综合征的发生。过期儿患病率和病死率均增高,应及时发现和处理新生儿窒息、脱水、低血容量及代谢性酸中毒等并发症。

**(五)护理评价**

(1)患者能积极配合医护措施。

(2)新生儿未发生窒息。

(杨正旭)

# 第十节　羊　水　栓　塞

羊水栓塞(amniotic fluid embolism,AFE)是指在分娩过程中,羊水突然进入母体血液循环而引起的急性肺栓塞、休克和弥散性血管内凝血、肾衰竭和猝死的严重分娩并发症。其起病急、病情凶险,是造成孕产妇死亡的重要原因之一,发生于足月分娩者死亡率为 70%～80%;也可发生在妊娠早、中期的流产,但病情较轻,死亡率较低。

## 一、病因

羊水栓塞是由污染羊水中的有形物质(胎儿羵毛、角化上皮、胎脂、胎粪)进入母体血液循环引起。通常有以下几个原因。

(1)羊膜腔内压力增高(子宫收缩过强),胎膜与宫颈壁分离或宫颈口扩张引起宫颈黏膜损伤时,静脉血窦开放,羊水进入母体血液循环。

(2)宫颈裂伤、子宫破裂、前置胎盘、胎盘早剥或剖宫产术中羊水通过病理性开放的子宫血窦进入母体血液循环。

（3）羊膜腔穿刺或钳刮术时子宫壁损伤处静脉窦也可以成为羊水进入母体通道。

## 二、病理生理

近年来研究认为,羊水栓塞主要是变态反应。羊水进入母体循环后,通过阻塞肺小血管,引起变态反应而导致凝血机制异常,使机体发生一系列的病理生理变化。

### (一)肺动脉高压

羊水内的有形物质,如胎儿毳毛、胎脂、胎粪、角化上皮细胞等直接形成栓子。一方面,羊水的有形物质激活凝血系统,使小血管内形成广泛的血栓而阻塞肺小血管,反射性引起迷走神经兴奋,使肺小血管痉挛加重。另一方面,羊水内有形物质经肺动脉进入肺循环,阻塞小血管,引起肺内小支气管痉挛,支气管内分泌物增加,使肺通气、换气量减少,反射性地引起肺小血管痉挛,肺小管阻塞而引起肺动脉压增高,导致急性右心衰竭,继而发生呼吸和循环功能衰竭、休克,甚至死亡。

### (二)过敏性休克

羊水中有形物质成为致敏原,作用于母体,引起变态反应所导致的过敏性休克,多在羊水栓塞后立即出现血压骤降甚至消失,以及有心、肺功能衰竭的表现。

### (三)弥散性血管内凝血

妊娠时母体血液呈高凝状态。羊水中含有大量促凝物质可激活母体凝血系统,进入母体血液循环后,在血管内产生大量的微血栓,消耗大量的凝血因子和纤维蛋白原,从而导致弥散性血管内凝血。同时纤维蛋白原下降时,可激活纤溶系统,由于大量凝血物质的消耗和纤溶系统的激活,产妇血液系统由高凝状态转变为纤溶亢进,血液不凝固,极易发生严重的产后出血及失血性休克。

### (四)急性肾衰竭

由于休克和弥散性血管内凝血,导致肾脏急剧缺血,进一步发生肾衰竭。

## 三、临床表现

### (一)症状

羊水栓塞起病急骤、来势凶险,多发生于分娩过程中,尤其发生在胎儿娩出前后的短时间内。临床经过可分为以下三个阶段。

1.急性休克期

在分娩过程中,尤其是刚破膜不久,产妇突感寒战、烦躁不安、气急、恶心、呕吐等先兆症状,继而出现呛咳、呼吸困难、发绀、抽搐、昏迷,迅速出现循环衰竭,进入休克或昏迷状态。病情严重者仅在数分钟内死亡。

2.出血期

患者渡过呼吸、循环衰竭和休克而进入凝血功能障碍阶段,表现为难以控制的大量出血,血液不凝,身体其他部位出血如切口渗血、全身皮肤黏膜出血、血尿、消化道大出血或肾脏出血,产妇可死于出血性休克。

3.急性肾衰竭

后期存活的患者出现少尿、无尿和尿毒症的症状,主要为循环功能衰竭引起的肾脏缺血,弥散性血管内凝血早期形成的血栓堵塞肾内小血管,引起肾脏缺血、缺氧,导致肾脏器质性损害。

**(二)体征**

心率增快,血压骤降,肺部听诊可闻及湿啰音。全身皮肤黏膜有出血点及瘀斑,阴道流血不止,切口渗血不凝。

## 四、处理原则

及时处理,立即抢救,抗过敏,纠正呼吸、循环系统衰竭和改善低氧血症,抗休克,防止弥散性血管内凝血和肾衰竭的发生。

## 五、护理

**(一)护理评估**

**1.病史**

评估发生羊水栓塞临床表现的各种诱因,有无胎膜早破或人工破膜,前置胎盘或胎盘早剥,宫缩过强或强直性宫缩,中期妊娠引产或钳刮术,羊膜腔穿刺术等病史。

**2.身心状况**

胎膜破裂后,胎儿娩出后或手术中产妇突然出现寒战、呛咳、气急、烦躁不安、尖叫、呼吸困难、发绀、抽搐、出血不凝、不明原因休克等症状和体征,血压下降或消失,应考虑为羊水栓塞,立即进行抢救。

**3.辅助检查**

(1)血涂片查找羊水有形物质:采集下腔静脉血,镜检见到羊水有形成分可确诊。

(2)床旁胸部 X 线片:可见肺部双侧弥漫性点状、片状浸润影,沿肺门分布,伴轻度肺不张和右心扩大。

(3)床旁心电图或心脏彩色多普勒超声检查:提示心房、心室扩大,ST 段下降。

(4)若患者死亡,行尸检时,可见肺水肿、肺泡出血。心内血液查到有羊水有形物质,肺小动脉或毛细血管有羊水有形成分栓塞,子宫或阔韧带血管内查到羊水有形物质。

**(二)护理诊断**

(1)气体交换受损:与肺血管阻力增加、肺动脉高压、肺水肿有关。

(2)组织灌注无效:与弥散性血管内凝血及失血有关。

(3)有胎儿窘迫的危险:与羊水栓塞、母体血液循环受阻有关。

**(三)护理目标**

(1)实施抢救后,患者胸闷、气急、呼吸困难等症状有所改善。

(2)患者心率、血压恢复正常,出血量减少,肾功能恢复正常。

(3)新生儿无生命危险。

**(四)护理措施**

**1.羊水栓塞的预防**

加强产前检查,及时注意有无诱发因素,及时发现前置胎盘、胎盘早剥等并发症并予以积极处理。严密观察产程进展情况,正确掌握缩宫素的使用方法,防止宫缩过强。严格掌握人工破膜的指征和时间,宜在宫缩间歇期行人工破膜术,破口要小,并注意控制羊水流出的速度。

2.配合医师,并积极抢救患者

(1)吸氧:最初阶段是纠正缺氧。给予患者半卧位,加压给氧,必要时给予气管插管或者气管切开,减轻肺水肿,改善脑缺氧。

(2)抗过敏:根据医嘱,尽快给予大剂量肾上腺糖皮质激素抗过敏、解除痉挛,保护细胞。可予地塞米松 20～40 mg,静脉推注,以后根据病情可静脉滴注维持。氢化可的松 100～200 mg 加入 5％～10％葡萄糖注射液 50～100 mL,快速静脉滴注,后予 300～800 mg 加入 5％葡萄糖注射液 250～500 mL,静脉滴注,日用上限可达 500～1 000 mg。

(3)缓解肺动脉高压:解痉药物能改善肺血流灌注,预防右心衰竭所致的呼吸循环衰竭。第一,使用盐酸罂粟碱,30～90 mg 加入 25％葡萄糖注射液 20 mL 缓慢推注,能松弛平滑肌,扩张冠状动脉、肺和脑动脉,降低小血管阻力。与阿托品合用扩张小动脉效果更佳。第二,使用阿托品,阿托品能阻断迷走神经反射所导致的肺血管和支气管痉挛。1 mg 阿托品加入 10％～25％葡萄糖注射液 10 mL,每 15～30 分钟静脉推注1次,直至症状缓解,微循环改善为止。第三,使用氨茶碱,氨茶碱具有松弛支气管平滑肌、解除肺血管痉挛的作用,250 mg 氨茶碱加入 25％葡萄糖注射液 20 mL,缓慢推注。第四,酚妥拉明为 α 肾上腺素能抑制剂,能解除肺血管痉挛,降低肺动脉阻力,消除肺动脉高压。可用 5～10 mg 加入 10％葡萄糖注射液 100 mL,静脉滴注。

(4)抗休克。①补充血容量、使用升压药物:扩容常使用右旋糖酐-40 静脉滴注,并且补充新鲜的血液和血浆。在抢救过程中,监测中心静脉压,了解心脏负荷情况,并据此调节输液量和输液速度。升压药物可用多巴胺 20 mg 加入 5％葡萄糖溶液 250 mL 静脉滴注,随时根据血压调节滴速。②纠正酸中毒:根据血氧分析和血清电解质结果,判断是否存在酸中毒。一旦发现,5％碳酸氢钠 250 mL 静脉滴注。及时可纠正休克和代谢失调,并根据血清电解质,及时纠正电解质紊乱。③纠正心力衰竭(心衰)消除肺水肿:使用毛花苷 C 或毒毛花苷 K 静脉滴注,同时使用呋塞米静脉推注,有利于消除肺水肿,防止急性肾衰竭。

(5)防治弥散性血管内凝血:弥散性血管内凝血阶段应早期抗凝,补充凝血因子,及时输注新鲜血液和血浆、纤维蛋白原等;应用肝素,尤其在羊水栓塞时其血液呈高凝状态时短期内使用。用药过程中监测出凝血时间,如使用肝素过量(凝血时间＞30 分钟),则出现出血倾向,如伤口渗血、血肿、阴道流血不止等,可用鱼精蛋白对抗。

弥散性血管内凝血晚期纤溶时期,抗纤溶可使用氨基己酸、氨甲苯酸、氨甲环酸抑制纤溶激活酶,使纤溶酶原不被激活,从而抑制纤维蛋白溶解。抗纤溶的同时补充纤维蛋白原和凝血因子,防止大出血。

(6)预防肾衰竭:抢救的同时注意尿量,如补足血容量后仍然少尿或无尿,需要及时使用呋塞米等利尿剂,预防与治疗肾衰竭。

(7)预防感染:使用肾毒性较小的抗生素防止感染。

(8)产科处理:第一产程发病的产妇应立即考虑行剖宫产终止妊娠,去除病因。第二产程发病者,及时行阴道助产结束分娩,并且密切观察出血量、出凝血时间等,如果发生产后出血不止,应及时配合医师,做好子宫切除术的准备。

3.提供心理支持

如果在发病抢救过程中,产妇神志清醒,应给予产妇鼓励,安抚其紧张和恐惧的心理,使其配合医师抢救;对于家属要表示理解和抚慰,向家属解释产妇的病情,争取家属的支持和配合。在产妇病情稳定的情况下,可允许家属探视并且陪伴产妇,同时,病情稳定的康复期,可与产妇和家属一起制订康复计划,适时地给予相应的健康教育。

(杨正旭)

# 第十一节 子宫破裂

子宫破裂是指在分娩期或妊娠晚期子宫体部或子宫下段发生破裂。它是产科严重的并发症,若不及时诊治,可随时威胁母婴生命。

根据子宫破裂发生的时间可分为妊娠期破裂和分娩期破裂;根据子宫破裂发生的部位可分为子宫体部破裂和子宫下段破裂;根据子宫破裂发生的程度可分为完全性破裂和不完全性破裂。完全破裂是指子宫壁的全层破裂,导致宫腔内容物进入腹腔,破裂常发生于子宫下段。不完全破裂是指子宫内膜、肌层部分或全部破裂,而浆膜层完整,常发生于子宫下段,宫腔与腹腔不相通,而往往在破裂侧进入阔韧带之间,形成阔韧带血肿。

## 一、病因

### (一)梗阻性难产

它是引起子宫破裂最常见的原因。骨盆狭窄、头盆不称、软产道阻塞(发育畸形、瘢痕或肿瘤等)、胎位异常(肩先露、额先露)、胎儿异常(巨大胎儿、胎儿畸形)等,均可以导致胎先露部下降受阻,子宫上段为克服产道阻力而强烈收缩,使子宫下段过分伸展变薄超过最大限度,而发生子宫破裂。

### (二)瘢痕子宫

剖宫产、子宫修补术、子宫肌瘤剔除术等都会使术后子宫肌壁留有瘢痕,于妊娠晚期或者临产后因子宫收缩牵拉及宫腔内压力增高而致子宫瘢痕破裂。宫体部瘢痕多于妊娠晚期发生自发破裂,多为完全破裂;子宫下段瘢痕破裂多发生于临产后,为不完全破裂。前次手术后伴感染或愈合不良者,发生子宫破裂概率更大。

### (三)宫缩剂使用不当

分娩前肌内注射缩宫素或过量静脉滴注缩宫素,使用前列腺素栓剂及其他子宫收缩药物使用不当,均可导致子宫收缩过强,造成子宫破裂。多产、高龄、子宫畸形或发育不良、多次刮宫史、宫腔感染等都会增加子宫破裂的概率。

### (四)手术创伤

多发生于不适当或粗暴的阴道助产手术,如宫颈口未开全时行产钳或臀牵引术,强行剥离植入性胎盘或严重粘连胎盘;行毁胎术、穿颅术时,器械、胎儿骨片伤及子宫等情况均可导致子宫破裂。

## 二、临床表现

子宫破裂多发生于分娩期,通常是个逐渐发展的过程,可分为先兆子宫破裂和子宫破裂两个阶段。其症状与破裂发生的时间、部位、范围、出血量、胎儿及子宫肌肉收缩情况有关。

**(一)先兆子宫破裂**

子宫病理性缩复环形成、下腹部压痛、胎心率异常、血尿,是先兆子宫破裂的四大主要表现。

1.症状

常见于产程长、有梗阻性难产因素的产妇。产妇通常在临产过程中,当宫缩愈强。但胎儿下降受阻,产妇表现为烦躁不安、疼痛难忍、下腹部拒按、呼吸急促、脉搏加快,同时膀胱受压充血,出现排尿困难及血尿。

2.体征

因胎先露部下降受阻,子宫收缩过强,子宫体部肌肉增厚变短,子宫下段肌肉变薄拉长,在两者间形成环状凹陷,称为病理性缩复环;可见该环逐渐上升至脐平或脐上,压痛明显(图10-4)。因子宫收缩过强过频,胎儿可能触不清,胎心率先加快后减慢或听不清,胎动频繁。

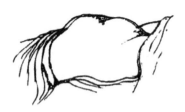

图 10-4　病理性缩复环

**(二)子宫破裂**

1.症状

产妇突感下腹部撕裂样剧痛,子宫收缩停止,腹部稍感舒适。后因血液、羊水进入腹腔,出现全腹持续性疼痛,伴有面色苍白、冷汗淋漓、脉搏细速、呼吸急促等现象。

2.体征

产妇全腹压痛、反跳痛,腹壁下可扪及胎体,子宫位于侧方,胎心胎动消失。阴道出血可见鲜血流出,下降中的胎儿先露部消失,扩张的宫颈口回缩,部分产妇可扪及子宫下段裂口及宫颈。若为子宫不完全破裂者,上述体征不明显,仅在不全破裂处有压痛、腹痛;若破裂口累及两侧子宫血管,可致急性大出血或形成阔韧带内血肿,查体时可在子宫一侧扪及逐渐增大且有压痛的包块。

## 三、处理原则

**(一)先兆子宫破裂**

立即抑制宫缩,使用麻醉药物或者肌内注射哌替啶,即刻行剖宫产终止妊娠。

**(二)子宫破裂**

在输血、输液、吸氧等抢救休克的同时,无论胎儿是否存活,都尽快做好剖宫产的准备,进行手术治疗。根据产妇全身状况、破裂的部位和程度、破裂的时间、有无感染征象等决定手术方法。

## 四、护理

**(一)护理评估**

1.病史

收集产妇既往有无与子宫破裂相关的病史,如子宫手术瘢痕、剖宫产史;此次妊娠有无出现高危因素,如胎位不正、头盆不称等;临产期间有无滥用缩宫素。

2.身心状况

评估产妇目前的临床表现和生命体征、情绪变化。如宫缩的强度、间隔时间、腹部疼痛的性质,有无排尿困难、有无血尿、有无出现病理性缩复环,同时监测胎儿宫内情况,了解有无出现胎儿窘迫征象。产妇精神状态有无烦躁不安、恐惧、焦虑、衰竭等现象。

3.辅助检查

(1)腹部检查:可了解产妇腹部疼痛的部位和体征,从而判断子宫破裂的阶段。

(2)实验室检查:血常规检查可了解有无白细胞计数升高、血红蛋白下降等感染、出血征象;同时尿常规检查可了解有无肉眼血尿。

(3)超声检查:可协助发现子宫破裂的部位和胎儿的位置。

**(二)护理诊断**

1.疼痛

与产妇出现强直行宫缩、子宫破裂有关。

2.组织灌注无效

与子宫破裂后出血量多有关。

3.预感性悲哀

与担心自身预后和胎儿可能死亡有关。

**(三)护理目标**

(1)及时补充血容量,产妇低血容量予以纠正。

(2)能够抑制强直性子宫收缩,产妇疼痛略有缓解。

(3)产妇情绪能够得到安抚和平稳。

**(四)护理措施**

1.预防子宫破裂

向孕产妇宣教,做好计划生育工作,避免多次人工流产,减少多产。认真做好产前检查,如有瘢痕子宫、产道异常者提前入院待产。正确处理产程,严密观察产程进展,尽早发现先兆子宫破裂的征象并进行及时处理。严格掌握使用缩宫素的指征和禁忌证,避免滥用,滴注缩宫素时应有专人看护并记录,从小剂量起,逐渐增加,严防发生过强宫缩。

2.先兆子宫破裂的护理

密切观察产程进展,注意胎儿心率变化。待产时,如果宫缩过强过频,下腹部压痛明显,或出现病理性缩复环时,及时报告医师,停止缩宫素等一切操作,严密监测产妇生命体征,根据医嘱使用抑制宫缩药物。

3.子宫破裂的护理

迅速开放静脉通路,短时间内补充液体、输血,补足血容量,同时吸氧、保暖,纠正酸中毒,进行抗休克处理,根据医嘱做好手术前各项准备,严密监测产妇生命体征、24小时出入量,各种实验室检查结果,评估出血量,根据医嘱使用抗生素防止感染。

4.心理支持

协助医师根据产妇的情况,向产妇及其家属解释病情治疗计划,取得家属的支持和产妇的配合。如果出现胎儿死亡的产妇,要努力开解其悲伤的情绪,鼓励其说出内心感受,为其提供安静的环境,同时给予关心和生活上的护理,努力帮助其接受现实,调整情绪,为产妇提供相应的产褥期休养计划,做好关于其康复的各种宣教。

(杨正旭)

# 第十二节 产后出血

产后出血是指胎儿娩出后 24 小时内出血量超过 500 mL 者。产后出血是分娩期的严重并发症,是产妇死亡的重要原因之一,在我国居产妇死亡原因首位。

## 一、病因

(1)子宫收缩乏力:是产后出血最常见的原因。

(2)胎盘因素:分为胎盘滞留、胎盘粘连、胎盘部分残留。

(3)软产道裂伤:分娩过程中软产道裂伤。

(4)凝血机制障碍:任何原因的凝血功能异常均可引起产后出血。

## 二、临床表现

### (一)阴道多量流血

胎儿娩出后立即发生阴道流血,色鲜红,应考虑软产道裂伤;胎儿娩出后数分钟出现阴道流血,色暗红,应考虑胎盘因素;胎盘娩出后阴道流血较多,应考虑子宫收缩乏力或胎盘、胎膜残留;胎儿娩出后阴道持续流血且血液不凝,应考虑凝血功能障碍。

### (二)休克症状

患者出现面色苍白、出冷汗、心慌、头晕、怕冷、寒战、打哈欠、表情淡漠、呼吸急促,甚至烦躁不安。

### (三)出血量评估

正确评估出血量,常采用的方法包括称重法、面积法、容积法。

## 三、辅助检查

(1)血常规:了解患者红细胞和血红蛋白情况。

(2)弥散性血管内凝血监测:判断出、凝血时间,凝血酶原时间及纤维蛋白原测定等结果。

## 四、治疗

针对出血原因,迅速止血,补充血容量,纠正失血性休克,防治感染。

## 五、护理措施

### (一)预防分娩期产后出血

1.第一产程

密切关注产程进展、防止产程延长,保证产妇基本需要,避免产妇衰竭状态,保证休息。

2.第二产程

应严格无菌操作,指导患者正确使用腹压,并适时适度地会阴侧切,胎头胎肩娩出要慢,胎肩娩出后立即肌内注射或静脉滴注缩宫素,以加强子宫收缩,减少产后出血。

3.第三产程

避免用力牵拉脐带、按摩、挤压子宫,胎盘娩出后应检查胎盘胎膜是否完整,检查胎盘母体面和胎儿面,判断有无缺损,检查软产道包括宫颈、阴道、外阴等部位有无损伤。

### (二)产褥期的护理

1.观察病情

观察生命体征变化,重点观察血压与脉搏变化。评估产妇阴道流血情况,正确评估出血量。触摸子宫硬度及宫底高度,判断子宫收缩状态,检查周身皮肤有无出血倾向,及时反馈医师,并做好护理记录。产后密切观察两小时,嘱患者及时排空膀胱,尽早哺乳。

2.抢救休克

准备抢救所需物品、药品、器械;针对不同原因出血给予相应措施;保持静脉通路的畅通,做好输血、急救准备工作;注意保持患者平卧、吸氧、保暖,严密观察并记录;监测生命体征变化,观察尿量及色;观察子宫收缩情况,有无压痛等;遵医嘱应用抗生素。失血量较多体液不足时,应遵医嘱给予补液、输血,补充血容量;合理调整输液速度,纠正休克状态。

3.处理不同原因产后出血

子宫收缩不良,导尿排空膀胱后可使用宫缩剂、按摩子宫、宫内填塞纱布条或结扎盆腔血管等方法达到止血目的;胎盘因素,应采取及时取出,必要时做好刮宫准备,胎盘粘连应行钳刮术和清宫术,若剥离困难疑有胎盘植入,切忌强行剥离并做好子宫切除术前准备;软产道损伤,应逐层缝合裂伤处,彻底止血,软产道血肿应切开血肿后缝合,同时注意止血并补充血容量;凝血功能异常,应尽快补充新鲜血、血小板和凝血酶原复合物。

4.提供健康知识

做好饮食指导,进营养丰富易消化,含铁蛋白丰富的食物,少量多餐;指导产妇适量活动的自我保健技巧;明确产后复查时间、目的和意义,使产妇能按时接受检查,及时发现问题,调整产后指导方案使产妇尽快恢复健康;进行避孕指导,合理避孕,产后 42 天,禁止盆浴和性生活。

5.预防感染

密切关注体温变化,评估患者恶露颜色、气味、量,会阴护理每天 2 次,保持外阴清洁。定时观察子宫复旧情况,并及时做好记录。

(杨正旭)

# 第十三节　产褥感染

产褥感染是指分娩时及产褥期生殖道受病原体感染,引起局部和全身的炎性变化。发病率为 1‰~7.2‰,是产妇死亡的四大原因之一。产褥病率是指分娩 24 小时以后的 10 天内用口表每天测量 4 次,体温有 2 次达到或超过 38 ℃。可见产褥感染与产褥病率的含义不同。虽然造成产褥病率的原因以产褥感染为主,但也包括产后生殖道以外的其他感染与发热,如泌尿系统感染、乳腺炎、上呼吸道感染等。

## 一、病因

### (一)感染来源

#### 1.自身感染

正常孕妇生殖道或其他部位的病原体,当出现感染诱因时使机体抵抗力低下而致病。孕妇生殖道病原体不仅可以导致产褥感染,而且在孕期即可通过胎盘、胎膜、羊水间接感染胎儿,并导致流产、早产、死胎、胎膜早破等。有些病原体造成的感染,在孕期只表现出阴道炎、宫颈炎等局部症状,常常不被患者重视,而在产后机体抵抗力低下时发病。

#### 2.外来感染

由被污染的衣物、用具、各种手术器械、物品等接触患者后引起感染,常常与无菌操作不严格有关。产后住院期间探视者、陪伴者的不洁护理和接触,是引起产褥感染极其重要的来源,也是极容易被疏忽的感染因素,应引起产科医师、医院管理者的高度重视。

### (二)感染病原体

引起产褥感染的病原体种类较多,较常见者有链球菌、大肠埃希菌、厌氧菌等,其中内源性需氧菌和厌氧菌混合感染的发生有逐渐增高的趋势。需氧性链球菌是外源性感染的主要致病菌,有极强的致病力、毒力和播散力,可致严重的产褥感染。大肠埃希菌属包括大肠埃希菌及其相关的革兰阴性杆菌、变形杆菌等,也为外源性感染的主要致病菌之一,也是菌血症和感染性休克最常见的病原体。在阴道、尿道、会阴周围均有寄生,平常不致病,产褥期机体抵抗力低下时可迅速增生而发病。厌氧性链球菌存在于正常阴道中,当产道损伤、机体抵抗力下降,可迅速大量繁殖,并与大肠埃希菌混合感染,其分泌物异常恶臭。

### (三)感染诱因

#### 1.一般诱因

机体对入侵的病原体的反应,取决于病原体的种类、数量、毒力及机体自身的免疫力。女性生殖器官具有一定的防御功能,任何削弱产妇生殖道和全身防御功能的因素均有利于病原体的入侵与繁殖,如贫血、营养不良和各种慢性疾病(如肝功能不良、妊娠合并心脏病、糖尿病等),以及临近预产期前性交、羊膜腔感染。

#### 2.与分娩相关的诱因

(1)胎膜早破:完整的胎膜对病原体的入侵起着有效的屏障作用,胎膜破裂导致阴道内病原体上行性感染,是病原体进入宫腔并进一步入侵输卵管、盆腔、腹腔的主要原因。

(2)产程延长、滞产、多次反复的肛查和阴道检查增加了病原体入侵机会。

(3)剖宫产操作中无菌措施不严格、子宫切口缝合不当,导致子宫内膜炎的发生率为阴道分娩的20倍,并伴随严重的腹壁切口感染,尤以分枝杆菌所致者为甚。

(4)产程中宫内仪器使用不当或使用次数过多、使用时间过长,如宫内胎儿心电监护、胎儿头皮血采集等,将阴道及宫颈的病原体直接带入宫腔而感染。宫内监护超过8小时者,产褥病率可达71%。

(5)各种产科手术操作(产钳助产、胎头吸引术、臀牵引等),以及产道损伤、产前产后出血、宫腔填塞纱布、产道异物、胎盘残留等,均为产褥感染的诱因。

## 二、分型及临床表现

发热、腹痛和异常恶露是最主要的临床表现。由于机体抵抗力不同,炎症反应程度、范围和部位的不同,临床表现有所不同。根据感染发生的部位可将产褥感染分为以下几种类型。

**(一)急性外阴、阴道、宫颈炎**

此常因分娩时会阴损伤或手术产、孕前有外阴阴道炎者而诱发,表现为局部灼热、坠痛、肿胀,炎性分泌物刺激尿道可出现尿痛、尿频、尿急。会阴切口或裂伤处缝线嵌入肿胀组织内,针孔流脓。阴道与宫颈感染者其黏膜充血、水肿、溃疡、化脓,日久可致阴道粘连甚至闭锁。病变局限者,一般体温不超过 38 ℃,病情发展可向上或宫旁组织,导致盆腔结缔组织炎。

**(二)剖宫产腹部切口、子宫切口感染**

剖宫产术后腹部切口的感染多发生于术后 3～5 天,局部红肿、触痛。组织侵入有明显硬结,并有浑浊液体渗出,伴有脂肪液化者其渗出液可呈黄色浮油状,严重患者组织坏死,切口部分或全层裂开,伴有体温明显升高,超过 38 ℃。Soper 报道剖宫产术后的持续发热主要为腹部切口的感染,尤其是普通抗生素治疗无效者。

据报道,3.97％的剖宫产术患者有切口感染、愈合不良,常见的原因有合并糖尿病、妊娠期高血压疾病、贫血等。剖宫产术后子宫切口感染者则表现为持续发热,早期低热多见,伴有阴道出血增多,甚至晚期产后大出血,子宫切口缝合过紧过密是其因素之一。妇检子宫复旧不良、子宫切口处压痛明显,B超检查显示子宫切口处隆起呈混合性包块,边界模糊,可伴有宫腔积液(血),彩色多普勒超声检查显示有子宫动脉血流阻力异常。

**(三)急性子宫内膜炎、子宫肌炎**

此为产褥感染最常见的类型,由病原体经胎盘剥离而侵犯至蜕膜所致者为子宫内膜炎,侵及子宫肌层者为子宫肌炎,两者常互相伴随。临床表现为产后 3～4 天开始出现低热,下腹疼痛及压痛,恶露增多且有异味,如早期不能控制,病情加重,出现寒战、高热、头痛、心率加快、白细胞及中性粒细胞增高,有时因下腹部压痛不明显及恶露不一定多而容易误诊。Figucroa 报道急性子宫内膜炎的患者 100％有发热,61.6％其恶露有恶臭,60％的患者子宫压痛明显。最常培养分离出的病原体主要有溶血性葡萄球菌、大肠埃希菌、链球菌等。当炎症波及子宫肌壁时,恶露反而减少,异味也明显减轻,容易误认为病情好转。感染逐渐发展可于肌壁间形成多发性小脓肿,B超检查显示子宫增大复旧不良、肌层回声不均,并可见小液性暗区,边界不清。如继续发展。可导致败血症甚至死亡。

**(四)急性盆腔结缔组织炎、急性输卵管炎**

此多继发于子宫内膜炎或宫颈深度裂伤,病原体通过淋巴道或血行侵及宫旁组织,并延及输卵管及其系膜。临床表现主要为一侧或双侧下腹持续性剧痛,妇检或肛查可触及宫旁组织增厚或有边界不清的实质性包块,压痛明显,常常伴有寒战和高热。炎症可在子宫直肠积聚形成盆腔脓肿,如脓肿破溃则向上播散至腹腔。如侵及整个盆腔,使整个盆腔增厚呈巨大包块状,不能辨别其内各器官,整个盆腔似乎被冻结,称为"冰冻骨盆"。

**(五)急性盆腔腹膜炎、弥漫性腹膜炎**

炎症扩散至子宫浆膜层,形成盆腔腹膜炎,继续发展为弥漫性腹膜炎,出现高热、寒战、恶心、呕吐、腹胀、下腹剧痛等症状,体检时下腹明显压痛、反跳痛。产妇因产后腹壁松弛,腹肌紧张多不明显。腹膜炎性渗出及纤维素沉积可引起肠粘连,常在直肠子宫陷凹形成局限性脓肿,刺激肠管和膀胱导致腹泻、里急后重及排尿异常。病情不能彻底控制者可发展为慢性盆腔炎。

**(六)血栓性静脉炎**

细菌分泌的肝素酶分解肝素导致高凝状态,加之炎症造成的血流淤滞静脉脉壁损伤,尤其是厌氧菌和类杆菌造成的感染极易导致血栓性静脉炎。可累及卵巢静脉、子宫静脉、髂内静脉、髂总静脉及下腔静脉,病变常为单侧性,患者多在产后1~2周,继子宫内膜炎之后出现寒战、高热、反复发作,持续数周,不易与盆腔结缔组织炎鉴别。下肢血栓性静脉炎者,病变多位于一侧股静脉和腘静脉及大隐静脉,表现为弛张热、下肢持续性疼痛、局部静脉压痛或触及硬索状包块,血液循环受阻,下肢水肿,皮肤发白,称为股白肿;可通过彩色多普勒超声血流显像检测确诊。

### (七)脓毒血症及败血症

病情加剧则细菌进入血液循环引起脓毒血症、败血症,尤其是当感染血栓脱落时,可致肺、脑、肾脓肿或栓塞死亡。

## 三、治疗

治疗原则是抗感染,辅以整体护理、局部病灶处理、手术或中药治疗。

### (一)支持疗法

纠正贫血与电解质紊乱,增强免疫力。半卧位以利脓液流于陶氏腔,使之局限化。进食高蛋白、易消化的食物,多饮水,补充维生素,纠正贫血和水、电解质紊乱。发热者以物理退热方法为主,高热者酌情给予50~100 mg双氯芬酸栓塞肛门退热,一般不使用安替比林退热,以免体温不升。重症患者应少量多次输新鲜血或血浆、清蛋白,以提高机体免疫力。

### (二)清除宫腔残留物

有宫腔残留者,应予以清宫,对外阴或腹壁切口感染者可采用物理治疗,如红外线或超短波局部照射,有脓肿者应切开引流,盆腔脓肿者行阴道后穹隆穿刺或切肿引流,并取分泌物培养及药物敏感试验。严重的子宫感染,经积极的抗感染治疗无效,病情继续扩展恶化者,尤其是出现败血症、脓毒血症者,应果断及时地行子宫全切术或子宫次全切除术,以清除感染源,拯救患者的生命。

### (三)抗生素的应用

应注意需氧菌与厌氧菌及耐药菌株的问题。感染严重者,首选广谱高效抗生素,如青霉素、氨苄阿林、头孢类或喹诺酮类抗生素等,必要时进行细菌培养及药物敏感试验,并应用相应的有效抗生素;可短期加用肾上腺糖皮质激素,提高机体应激能力。

### (四)活血化瘀

血栓性静脉炎者,产后在抗感染的同时,加用肝素48~72小时,即肝素50 mg加5%葡萄糖溶液静脉滴注,6~8小时一次,体温下降后改为每天2次,维持4~7天,并口服双香豆素、双嘧达莫(潘生丁)等。也可用活血化瘀中药及溶栓类药物治疗。若化脓性血栓不断扩散,可考虑结扎卵巢静脉、髂内静脉等,或切开病变静脉直接取栓。

## 四、护理

### (一)护理评估

1.病史

认真进行全身及局部体检,注意有无引起感染的诱因,排除可致产褥病率的其他因素或切口感染等,查血尿常规、C反应蛋白(CRP)、红细胞沉降率(ESR)则有助于早期诊断。

2.身心状况

通过全身检查,三合诊或双合诊检查,有时可触到增粗的输卵管或盆腔脓肿包块,辅助检查如 B 超、彩色超声多普勒、CT、磁共振等检测手段能对产褥感染形成的炎性包块、脓肿及静脉血栓作出定位及定性诊断。

3.辅助检查

病原体的鉴定对产褥感染诊断与治疗非常重要,方法有以下几点。

(1)病原体培养:常规消毒阴道与宫颈后,用棉拭子通过宫颈管,取宫腔分泌物或脓液进行需氧菌和厌氧菌的双重培养。

(2)分泌物涂片检查:若需氧培养结果为阴性,而涂片中出现大量细菌,应疑厌氧菌感染。

(3)病原体抗原和特异抗体检查:已有许多商品药盒问世,可快速检测。

(二)护理诊断

(1)疼痛:与产褥感染有关。

(2)体温过高:与伤口、宫内等感染有关。

(3)焦虑:与自身疾病有关。

(三)护理目标

(1)产妇疼痛减轻,体温正常。

(2)产妇感染得到控制,舒适感增加。

(3)产妇焦虑减轻或消失,能积极配合治疗。

(四)护理措施

(1)卧床休息:取半卧位,有利于恶露的排出及炎症的局限。

(2)注意观察子宫复旧情况:给予宫缩剂即缩宫素,促使子宫收缩,及时排出恶露。

(3)饮食:增强营养,提高机体抵抗力,高热量、高蛋白、高维生素、易消化饮食。产后 3 天内不能吃过于油腻、汤太多的食物。饮食中必须含足量的蛋白质、矿物质及维生素。少食或不食辛辣刺激性食物。保持精神愉快,心情舒畅,避免精神刺激。

(4)体温升高的护理:严密观察体温、脉搏,每 4 小时测量 1 次,体温在 39 ℃以上者,可采取物理降温(冰帽、温水、酒精擦洗),鼓励患者多饮水。

(5)食欲缺乏者:可静脉补液,注意纠正酸中毒,纠正电解质紊乱,必要时输血。

(6)保持会阴部清洁、干燥:每天消毒、擦洗外阴 2 次;会阴水肿严重者,可用 50%硫酸镁湿热敷;会阴伤口感染扩创引流者,每天用消毒液换药或酌情坐浴;盆腔脓肿切开者,注意引流通畅。

(7)抗感染治疗:使用大剂量的抗生素。应用抗生素的原则是早用、快速、足量;对于严重的病例要采取联合用药(氨苄霉素、庆大霉素、卡那霉素、甲硝唑等);必要时取分泌物做药物敏感试验。

(8)下肢血栓性静脉炎:卧床休息,局部保暖并给予热敷,以促进血液循环而减轻肿胀,注意抬高患肢,防栓子脱落栓塞肺部。急性期过后,指导和帮助患者逐渐增加活动。

(9)做好患者的口腔、乳房护理感染患者实施床边隔离,尤其是患者使用的便盆要严格隔离,防止交叉感染;及时消毒患者用物,产妇出院后应严格消毒所用物品。

(五)护理评价

(1)产妇疼痛减轻,体温正常。

(2)产妇感染得到控制,舒适感增加。

(3)产妇焦虑减轻或消失,积极配合治疗。

(杨正旭)

# 第十四节　妊娠合并贫血

## 一、概述

妊娠合并贫血是妊娠期常见并发症之一。当红细胞计数<$3.5 \times 10^{12}$/L,或血红蛋白<100 g/L,或血细胞比容在 0.30 以下时,可诊断为妊娠合并贫血。其中以缺铁性贫血最常见,其次是由于叶酸或维生素 $B_{12}$ 缺乏引起的巨幼红细胞性贫血。

### (一)贫血对妊娠的影响

轻度贫血一般影响不大,但中、重度贫血可降低孕妇的抵抗力,对出血的耐受力降低,分娩及剖宫产手术风险增高,严重可导致贫血性心脏病、产后出血、失血性休克、产褥感染等并发症,危及孕产妇生命,还可导致子宫缺血,影响胎儿的正常发育,胎儿可出现子宫内发育迟缓、窘迫、死胎、早产、新生儿窒息等。

### (二)妊娠对贫血的影响

妊娠期会出现生理性贫血;因胎儿对铁剂的需求量增加,贫血会加重。

## 二、护理评估

### (一)健康史

(1)孕前有无月经过多、寄生虫病或消化道疾病等慢性失血史。

(2)有无妊娠呕吐或慢性腹泻、双胎、铁剂吸收不良、偏食等导致营养不良和缺铁病史。

### (二)身体状况

1.症状评估

了解孕妇有无面色苍白、头晕、眼花、耳鸣、心慌、气短、乏力、食欲缺乏、腹胀等贫血症状;了解有无手趾及脚趾麻木、健忘、表情淡漠、易出血、易感染等特殊症状。

2.护理检查

可见皮肤黏膜苍白、指甲脆薄、毛发干燥、口腔炎及舌炎等。

3.辅助检查

(1)血常规检查:缺铁性贫血为小细胞低色素性贫血;巨幼红细胞性贫血呈大细胞性贫血;再生障碍性贫血以全血细胞减少为特征。

(2)血清铁浓度测定:血清铁<6.5 $\mu$mol/L。

(3)叶酸、维生素 $B_{12}$ 测定:血清叶酸<6.8 nmol/L 或红细胞叶酸<227 nmol/L。

(4)骨髓检查:缺铁性贫血示红细胞系增生,分类见中、晚幼红细胞增多,含铁血黄素及铁颗粒减少或消失;巨幼红细胞性贫血骨髓红细胞系明显增生,可见典型的巨幼红细胞;再生障碍性贫血示多部位增生减低,有核细胞少。

### (三)心理-社会状况

孕妇因担心胎儿及自身健康而焦虑。

**（四）处理要点**

积极纠正贫血，预防感染，防止胎儿生长受限、胎儿宫内窘迫及产后出血等并发症发生。

## 三、护理问题

**（一）知识缺乏**

与缺乏妊娠合并贫血的保健知识及服用铁剂相关的知识有关。

**（二）活动无耐力**

与贫血引起的疲倦有关。

**（三）有胎儿受伤的危险**

与母体贫血，供应胎儿氧及营养物质不足有关。

## 四、护理措施

**（一）一般护理**

（1）合理安排活动与休息，避免因头晕、乏力而发生摔倒等意外；加强孕期营养，补充高铁、高蛋白质、高维生素 C 的食物。

（2）住院期间加强口腔、外阴、尿道的卫生清洁；接生过程严格无菌操作，产后做好会阴护理，按医嘱给予抗生素预防感染。

**（二）病情观察**

观察治疗后症状改善情况，注意体温变化及胎动、胎心变化，有异常及时报告处理。

**（三）对症护理**

（1）补充铁剂：硫酸亚铁 0.3 g，每天 3 次，同时服维生素 C 300 mg 或 10％稀盐酸 0.5～2 mL 促进铁吸收，宜饭后服用。

（2）补充叶酸：巨幼红细胞性贫血者可每天口服叶酸 15 mg，同服维生素 $B_{12}$ 至贫血改善。

（3）输血：多数患者无须输血，若血红蛋白＜60 g/L，需剖宫产及再生障碍性贫血患者可少量、多次输浓缩红细胞或新鲜全血，输液速度宜慢。

（4）产科处理：如果胎儿情况良好，宜选择经阴道分娩，分娩时应尽量减少出血，防止产程延长、产妇疲乏，必要时可行阴道助产以缩短第二产程。产后应用宫缩剂防止产后出血，并给予广谱抗生素预防感染。此外，贫血极严重或有其他并发症者不宜哺乳。

**（四）心理护理**

告知孕妇，贫血是可以改善的，只要积极治疗可防止胎儿损伤，减少思想顾虑，缓解不安情绪。

**（五）健康指导**

（1）孕前应积极治疗失血性疾病，如月经过多、寄生虫病等。

（2）注意孕期营养，多吃木耳、紫菜、动物肝脏、豆制品等含铁丰富的食物，12 周起应适当补充铁剂，服铁剂时禁忌饮浓茶；抗酸药物影响铁剂效果，应避免服用。

（3）定期产检，发现贫血及时纠正。

妊娠合并症是妊娠期常见的疾病，妊娠与这些内、外科疾病相互影响，严重者甚至引起孕产妇和新生儿死亡，所以在妊娠期要加强相关疾病的筛查及诊断，及时治疗，必要时终止妊娠；而分娩期则要根据产妇的病情严重程度选择适宜的分娩方式，加强产程的监护，减少产时及产后出血，预防产褥感染。新生儿应及早检查，及时治疗。

（杨正旭）

# 第十五节　妊娠合并肾脏疾病

## 一、急性肾盂肾炎

妊娠合并肾脏疾病中最常见的是急性肾盂肾炎,其发病率为 $1\% \sim 2\%$ 。病变常为双侧,若发病于单侧,则以右侧最多见。若治疗不及时、不彻底,可以反复发作致慢性肾盂肾炎。引起肾盂肾炎的细菌 $80\%$ 以上为革兰阴性杆菌,其中多数为大肠埃希菌。感染途径 $85\%$ 以上为上行性,少数通过淋巴或血行感染。

### (一)妊娠期肾盂肾炎的患病因素

妊娠期,雌激素的作用使输尿管、肾盂、肾盏及膀胱肌层增厚,孕激素则使平滑肌松弛,输尿管扩张,蠕动减弱,尿流缓慢。若尿液在肾盂、输尿管及膀胱内潴留,易导致细菌繁殖而感染。由于结肠右曲与右侧肾脏之间有较多淋巴管相连,妊娠后肠蠕动缓慢,为细菌侵入泌尿系统提供了有利条件。妊娠期增大的子宫向上推移膀胱,易造成排尿不畅或尿潴留;子宫向右旋压迫盆腔入口处输尿管,形成机械性梗阻,尿液流通不畅,故右侧肾盂肾炎发病率高。

妊娠期尿液中葡萄糖、氨基酸及水溶性维生素等营养物质增多,有利于细菌生长。另外,女性尿道短,尿道口接近肛门,易被细菌污染。此外,妊娠期抵抗力降低和免疫性肾损害也是炎症发生的诱因。

### (二)肾盂肾炎对妊娠的影响

妊娠早期急性肾盂肾炎若有高热,可引起流产或胎儿神经管发育缺陷,无脑儿的发病率明显增加。妊娠期急性肾盂肾炎有 $3\%$ 可能发生中毒性休克,引起早产、死胎。

### (三)临床表现

妊娠合并肾盂肾炎常发生在妊娠中后期或产褥期;起病急骤,突然出现寒战、高热(体温常为 $39 \sim 40\ ℃$ ,也可低热)、头痛、全身酸痛、无力、食欲减退、恶心、呕吐等症状;单侧或双侧腰痛或肾区不适;常有尿频、尿急、尿痛等膀胱刺激征。检查肾区有压痛及叩击痛。可有脓尿或血尿。但也有 $7\%$ 的孕妇为无症状性菌尿,又称隐匿性泌尿系统感染,即有真性菌尿而无泌尿系统感染的症状,若不治疗 $20\% \sim 40\%$ 将发展为急性肾盂肾炎。

### (四)诊断

根据临床表现,血液中白细胞和中性粒细胞增高,尿常规检查发现白细胞显著增加,有白细胞管型,尿细菌学检查阳性,确诊并不困难。

### (五)治疗原则

一旦确诊应立即住院治疗。治疗原则是抗感染及保持尿液通畅。

1.急性期

应卧床休息,采用健侧卧位,以减少子宫对输尿管的压迫,使尿液引流通畅。多饮水,每天不少于 3 000 mL,保持 24 小时尿量在 2 000 mL 以上。

2.抗感染治疗

最好根据中段尿培养及药物敏感试验选择抗生素。选用抗革兰阴性杆菌,对胎儿无不良影响,肾毒性较小的抗生素,如氨苄西林、头孢菌素类药物,不宜用氯霉素、四环素、氟喹诺酮类,慎用氨基糖苷类等。此外,还可给予清热、泻火、利水、通淋为主的中药,如八珍汤加减等。

### (六)护理问题

1.体温过高

体温过高与细菌感染有关。

2.排尿障碍

排尿障碍与泌尿系统感染有关,表现为尿频、尿急、尿痛。

3.知识缺乏

缺乏妊娠期预防泌尿系统感染的卫生知识。

### (七)潜在并发症

1.感染性休克

感染性休克与严重感染引起败血症有关,可表现为体温不升、低血压等。

2.贫血及血小板计数减少

贫血及血小板计数减少与大肠埃希菌内毒素所含脂多糖破坏红细胞有关。

3.慢性肾炎

慢性肾炎与急性肾炎治疗不彻底、反复发作有关。

### (八)护理处理

1.妊娠期

(1)加强卫生宣教,指导孕妇注意个人卫生,勤换内衣裤,每天清洗外阴、肛周皮肤。便后用纸应自前向后,避免肠道细菌污染外阴,减少感染机会。

(2)注意加强营养,防止贫血,增强机体抵抗力。

(3)加强产前检查,重视孕期监护,常规检查尿常规,向孕妇及其家属强调妊娠期泌尿系统感染的危害,对无症状细菌尿也必须坚持治疗,否则易发展成急性肾盂肾炎。同时对已存在的其他感染病灶要积极治疗。

(4)确诊后需入院治疗。急性发作期应卧床休息,尽量勿站立或坐直,保持心情舒畅,减少焦虑,以缓解尿路刺激征;尽量多饮水、勤排尿,以不断冲洗尿路,减少细菌在尿路停留。指导患者进行膀胱区按摩或热敷,以减少局部痉挛,减轻疼痛。给清淡、营养、易消化的食物,促进大便通畅,避免肠道细菌侵入输尿管而引起感染。高热者补充水分,用冰敷、酒精擦浴等物理降温,或遵医嘱用药,注意观察体温、尿液变化,有无腰痛加剧等。

(5)遵医嘱使用肾毒性小、对孕妇和胎儿无影响的抗生素,向孕妇及其家属讲解彻底治疗的重要性。急性肾盂肾炎经治疗体温虽降至正常,但尿中细菌未清除,不能急于停药,须经尿培养三次阴性后方可停药。

(6)注意胎心音变化及有无子宫收缩,教会孕妇自数胎动,急性期要警惕流产、早产、胎膜早破、胎死宫内等意外。

2.分娩期

(1)减轻孕妇心理负担,为孕妇提供安静、清洁、舒适的环境,指导孕妇注意外阴清洁,增加会阴清洗次数。

(2)定时测生命体征,严密观察产程进展,注意胎心音变化。

(3)尽量减少阴道检查次数,避免不必要的导尿操作,若必须进行阴道检查或导尿操作,应严格遵守无菌操作规程,避免将细菌带入阴道或尿道口,造成上行性感染。

3.产褥期

(1)加强产后护理,鼓励产妇产后 2~4 小时排尿,避免尿潴留。

(2)保持外阴清洁,每天外阴消毒至少 2 次,指导产妇垫消毒会阴垫,穿干净内裤,防止细菌滋长。

(3)指导产妇加强营养,增强抗病能力。对无症状菌尿或炎症未彻底治愈者,严格遵医嘱治疗。

## 二、慢性肾小球肾炎

慢性肾小球肾炎简称慢性肾炎,是一组以血尿、蛋白尿、高血压和水肿为临床表现的肾小球疾病。慢性肾炎可由于急性肾炎治疗不彻底转变而来,也有无急性肾炎病史,一经发现即为慢性阶段。肾穿刺活检发现妊娠并有高血压的患者中,20%有慢性肾脏的病变。

### (一)妊娠对慢性肾炎的影响

(1)妊娠期随着血容量的增加,肾血流量和肾小球的滤过率相应增加,孕中期肾血流量比非孕期增加 30%~50%,但孕期尿素氮及肌酐的产生不变,故孕期血尿素氮及肌酐的含量相对下降。非孕期血清尿素氮正常值上限为 4.64 mmol/L,四个月后为 3.21 mmol/L;血清肌酐非孕期正常值上限为 61.88 $\mu$mol/L,孕期为 44.2~53.04 $\mu$mol/L。因此,孕妇有轻度肾功能损害时,血清尿素氮和肌酐仍然可以在正常范围,影响病情判断。

(2)妊娠能使已有的慢性肾炎加重,肾功能轻度异常的患者,产后即恢复正常。由于妊娠期血液处于高凝状态,多种凝血因子增加,纤维蛋白原增加,而纤溶活性反而降低,使机体易发生纤维蛋白沉积和新月体的形成。如果并发高血压疾病,则使肾血管痉挛,肾血流量减少,这些都加重了肾脏受损,导致肾衰竭。严重肾功能异常者,妊娠后肾功能急剧恶化,产后很难恢复到妊娠前状况。

### (二)慢性肾炎对妊娠的影响

慢性肾炎对母婴的影响根据病变程度、病程长短及有无并发症和合并症而定。病变早期病情轻,仅有蛋白尿,无高血压,血清肌酐不超过 132.6 $\mu$mol/L,则对母婴影响较小;但慢性肾炎病程长,病情重者,由于胎盘绒毛血管有纤维素样物质沉积,母体螺旋动脉硬化,胎盘供血不足,母婴物质交换受阻,影响胎儿宫内发育,另外由于肾脏病变使蛋白漏出,母体血浆蛋白低,也影响胎儿宫内发育,造成宫内发育受限,甚至胎死宫内。慢性肾炎由于血管病变易发生高血压疾病、氮质血症,使肾功能进一步恶化,使流产、死胎、死产的发生率增加,围生儿死亡率增加。

### (三)临床表现

慢性肾炎一般病程较长,临床表现各不相同,差异较大。早期可无症状,仅出现轻度蛋白尿和镜下血尿。随着病变加重出现水肿、高血压、贫血,部分出现大量蛋白尿和肉眼血尿,甚至出现肾功能不全,自觉症状可有头痛、心悸、夜尿多等。

### (四)诊断

根据既往有慢性肾炎病史,临床表现,尿液化验中有蛋白、管型及红细胞,血液检查血浆蛋白低,清蛋白/球蛋白(A/G)倒置,尿素氮增高,可诊断。但即使无肾炎病史,若妊娠 20 周以前出现水肿、蛋白尿、高血压,也应考虑慢性肾炎;若在妊娠晚期则易与妊娠期高血压疾病混浊。

**（五）处理原则**

（1）非孕期根据病情确定是否妊娠，对有蛋白尿，血压高于 20/13.3 kPa(150/100 mmHg)，或有氮质血症者不宜妊娠。由于妊娠合并严重慢性肾炎使孕妇肾脏负担加重，引起高血压，大多数中途流产或成为死胎，故已妊娠者，应及时终止妊娠。

（2）妊娠期轻症患者，绝大多数妊娠、分娩经过顺利，胎儿预后良好，可考虑继续妊娠。继续妊娠者按高危妊娠处理，提前住院，并同内科医师协同全面监护母婴情况；积极防治妊娠期高血压疾病，密切观察肾功能改变，若治疗过程中病情恶化，应及时终止妊娠。若孕妇病情稳定，胎儿生长良好，可于妊娠 38 周终止妊娠。但若胎盘功能减退，则应早期适时终止妊娠。

**（六）护理问题**

1.体液过多

体液过多与肾小球滤过率下降导致水钠潴留等有关。

2.焦虑

焦虑与预后不良有关。

3.营养不良

营养不良与疾病致蛋白丢失有关。

**（七）潜在并发症**

1.有宫内发育迟缓、死胎的危险

有宫内发育迟缓、死胎的危险与胎盘功能减退、合并妊娠期高血压疾病等有关。

2.慢性肾衰竭

慢性肾衰竭与妊娠使疾病发展有关。

3.胎盘早剥

胎盘早剥与母体动脉硬化，引起胎盘毛细血管缺血坏死或破裂出血有关。

4.妊娠期高血压疾病

妊娠期高血压疾病与慢性肾炎血管病变有关。

**（八）护理处理**

1.妊娠期

（1）指导孕妇保证充足的休息。加强营养，低盐或无盐饮食，注意补充蛋白质和维生素，注意既满足妊娠需要而又不增加肾脏负担。

（2）加强孕期监护，严密观察病情变化，定期测体重、血压，协助医师定期监测血、尿常规、血清肌酐和尿素氮，了解肾功能受损程度。

（3）密切观察胎儿生长发育及宫内情况，指导孕妇数胎动，注意胎心音变化，定期测定血或尿雌三醇、胎心监护及 B 超等，以了解胎盘功能并进行胎儿生物物理评分。

（4）注意观察有无早产征象，有无腹痛、阴道流血、胎动异常等胎盘早剥征象，有无头痛、头晕、胸闷、恶心及视物模糊等先兆子痫征象。如有异常，及时与医师联系，并做好积极治疗准备。

（5）对血压过高、水肿严重者，遵医嘱给降压、利尿剂物；临产前后选择无肾毒性抗生素预防感染。

2.分娩期

专人陪护,减少孕妇焦虑,指导取左侧卧位,以改善胎盘血液循环,保证胎儿营养物质及氧气的供给。密切观察血压、胎心音和产程进展,积极防治胎盘早剥、子痫等并发症。积极做好各项抢救准备工作,如吸氧、注射降压、镇静药物等,进行急症剖宫产术前准备,为婴儿备好暖箱,做好复苏抢救、气管插管、给药等准备,做预防和抢救产后出血的准备。

3.产褥期

配合医师积极治疗肾脏疾病,以减缓病情恶化,定期检查肾功能变化及血压,指导避孕措施,必要时行绝育术。

(杨正旭)

# 第十一章

# 儿科护理

## 第一节　先天性心脏病

先天性心脏病简称"先心病",是胎儿时期心脏血管发育异常而致的畸形,是小儿时期最常见的心脏病。根据左右心腔或大血管间有无直接分流和临床有无青紫,可将先心病分为三大类:①左向右分流型(潜伏青紫型),常见有室间隔缺损、房间隔缺损、动脉导管未闭。②右向左分流型(青紫型),常见有法洛四联症和大动脉错位。③无分流型(无青紫型),常见有主动脉缩窄和肺动脉狭窄。

小儿先天性心脏病中最常见的是室间隔缺损、房间隔缺损、动脉导管未闭、肺动脉狭窄、法洛四联症和大动脉错位。

### 一、临床特点

#### (一)室间隔缺损

室间隔缺损(ventricular septal defect,VSD)为小儿最常见的先天性心脏病,缺损可单独存在,也可为其他畸形的一部分。按缺损部位可分为室上嵴上方、室上嵴下方、三尖瓣后方、室间隔肌部四种类型。临床症状与缺损大小及肺血管阻力有关。大型 VSD(缺损 1～3 cm 者)可继发肺动脉高压,当肺动脉压超过主动脉压时,造成右向左分流而产生发绀,称为艾森曼格综合征。

1.症状

小型室间隔缺损可无症状;中型室间隔缺损易患呼吸道感染,或在剧烈运动时发生呼吸急促,生长发育多为正常,偶有心力衰竭;大型室间隔缺损在婴幼儿时期由于缺损较大,左向右分流量多超过肺循环量的 50%,使体循环内血量显著减少,而肺循环内明显充血,可于出生后 1～3 个月即发生充血性心力衰竭,平时反复呼吸道感染、肺炎、哭声嘶哑、喂养困难、乏力、多汗等,并有生长发育迟缓。

2.体征

心前区隆起;胸骨左缘 3～4 肋间可闻及Ⅲ～Ⅳ/6 级全收缩期杂音,在心前区广泛传导;肺动脉第二心音显著增强或亢进。

3.辅助检查

(1)X线检查:肺充血,心脏左心室或左右心室大;肺动脉段突出,主动脉结缩小。

(2)心电图检查:小型室间隔缺损,心电图多数正常;中等大小室间隔缺损示左心室增大或左右心室增大;大型室间隔缺损或有肺动脉高压时,心电图示左右心室增大。

(3)超声心动图检查:室间隔回声中断征象,左右心室增大。

**(二)房间隔缺损**

房间隔缺损(atrial septal defect,ASD)按病理解剖分为继发孔(第二孔)缺损和原发孔(第一孔)缺损,以继发孔缺损为多见。继发孔缺损为较常见的先天性心脏病之一,以女性较多见,缺损位于房间隔中部卵圆窝处,血流动力学特点为右心室舒张期负荷过重。原发孔缺损位于房间隔下端,是心内膜垫发育障碍未能与第一房间隔融合,常合并二尖瓣裂缺。

1.症状

在初生后及婴儿期大多无症状,偶有暂时性青紫。年龄稍大,症状渐渐明显,患儿发育迟缓,体格瘦小,易反复呼吸道感染,活动耐力减低,有劳累后气促、咳嗽等症状。左胸部常隆起,一般无青紫或杵状指(趾)。

2.体征

胸骨左缘第2～3肋间闻及柔和的喷射性收缩期杂音,肺动脉瓣区第二心音可增强或亢进、固定分裂。

3.辅助检查

(1)X线检查:右心房、右心室扩大,主动脉结缩小,肺动脉段突出,肺血管纹理增多,肺门舞蹈。

(2)心电图检查:电轴右偏,完全性或不完全性右束支传导阻滞,右心房、右心室增大;原发孔ASD常见电轴左偏及心室肥大。

(3)超声心动图检查:右心房右心室增大,右心室流出道增宽,室间隔与左心室后壁呈同向运动。二维切面可显示房间隔缺损的位置及大小。

**(三)动脉导管未闭**

动脉导管未闭(patent ductus arteriosus,PDA)是临床较常见的先天性心脏病,女性多于男性。开放的动脉导管位于肺总动脉分叉与主动脉之间,有管型、漏斗型和窗型,以漏斗型为多见。

1.症状

导管较细时,临床无症状。导管较粗时临床表现为反复呼吸道感染、肺炎,发育迟缓,早期即可发生心力衰竭。重症病例常有呼吸急促、心悸。临床无青紫,但若合并肺动脉高压,即出现青紫。

2.体征

胸骨左缘第2肋间可闻及粗糙、响亮、机器样的连续性杂音,向心前区、颈部及左肩部传导,肺动脉第二心音亢进。脉压增宽,出现股动脉枪击音、毛细血管搏动和水冲脉。

3.辅助检查

(1)X线检查:分流量小者,心影正常;分流量大者,多见左心房、左心室增大,主动脉结增宽,可有漏斗征,肺动脉段突出,肺血增多,重症病例左右心室均肥大。

(2)心电图检查:左心房、左心室增大或双心室肥大。

(3)超声心动图检查:左心房、左心室大,肺动脉与降主动脉之间有交通。

### (四)法洛四联症

法洛四联症(tetralogy of Fallot,TOF)是临床上最常见的发绀型先天性心脏病,病变包括肺动脉狭窄、室间隔缺损、主动脉骑跨及右心室肥大,其中肺动脉狭窄程度是决定病情严重程度的主要因素。主动脉骑跨及室间隔缺损存在使体循环血液中混有静脉血,临床上出现发绀与缺氧,并代偿性引起红细胞增多现象。

**1.症状**

发绀是主要症状,它出现的时间早、晚和程度与肺动脉狭窄程度有关,多见于毛细血管丰富的浅表部位,如唇、指(趾)甲床、球结膜等。患儿活动后有气促、易疲劳、蹲踞等;并常有缺氧发作,表现为呼吸加快、加深,烦躁不安,发绀加重,持续数分钟至数小时,严重者可表现为神志不清,惊厥或偏瘫,死亡。发作多在清晨、哭闹、吸乳或用力后诱发,发绀严重者常有鼻出血和咯血。

**2.体征**

生长发育落后,全身发绀,眼结膜充血,杵状指(趾);多有行走不远自动蹲踞姿势或膝胸位。胸骨左缘第 2～4 肋间闻及粗糙收缩期杂音;肺动脉第二心音减弱。

**3.辅助检查**

(1)X 线检查:心影呈靴形,上纵隔增宽,肺动脉段凹陷,心尖上翘,肺纹理减少,右心房、右心室肥厚。

(2)心电图检查:电轴右偏,右心房、右心室肥大。

(3)超声心动图检查:显示主动脉骑跨及室间隔缺损,右心室流出道、肺动脉狭窄,右心室内径增大,左心室内径缩小。

(4)血常规:血红细胞增多,一般在 $(5.0～9.0)×10^{12}/L$,血红蛋白 170～200 g/L,血细胞比容 60%～80%。当有相对性贫血时,血红蛋白低于 150 g/L。

## 二、护理评估

### (一)健康史

了解孕妇妊娠史,在孕期最初 3 个月内有无病毒感染、放射线接触和服用过影响胎儿发育的药物,孕妇是否有代谢性疾病。患儿出生有无缺氧、心脏杂音,出生后各阶段的生长发育状况。是否有下列常见表现如下:喂养困难,哭声嘶哑,易气促、咳嗽,青紫,蹲踞现象,突发性晕厥。

### (二)症状、体征

评估患儿的一般情况,生长发育是否正常,皮肤发绀程度,有无气急、缺氧、杵状指(趾),有无哭声嘶哑,有无蹲踞现象,胸廓有无畸形。听诊心脏杂音位置、性质、程度,尤其要注意肺动脉第二心音的变化。评估有无肺部啰音及心力衰竭的表现。

### (三)社会、心理

评估家长对疾病的认知程度和对治疗的信心。

### (四)辅助检查

了解并分析 X 线、心电图、超声心动图、血液等检查结果。较复杂的畸形者还应了解心导管检查和心血管造影的结果。

## 三、常见护理问题

### (一)活动无耐力
与氧的供需失调有关。

### (二)有感染的危险
与机体免疫力低下有关。

### (三)营养失调
低于机体需要量,与缺氧使胃肠功能障碍、喂养困难有关。

### (四)焦虑
与疾病严重,花费大,预后难以估计有关。

### (五)合作性问题
脑血栓、脑脓肿、心力衰竭、感染性心内膜炎、晕厥。

## 四、护理措施

(1)休息:制订适合患儿活动的生活制度,轻症无症状者与正常儿童一样生活,但要避免剧烈活动;有症状患儿应限制活动,避免情绪激动和剧烈哭闹;重症患儿应卧床休息,给予妥善的生活照顾。

(2)饮食护理:给予高蛋白、高热量、高维生素饮食,适当限制食盐摄入,并给予适量的蔬菜类粗纤维食品,以保证大便通畅。重症患儿喂养困难,应有耐心,少量多餐,以免导致呛咳、气促、呼吸困难等,必要时从静脉补充营养。

(3)预防感染:病室空气清新,穿着衣服冷热要适中,防止受凉,应避免与感染性疾病患儿接触。

(4)注意心率、心律、呼吸、血压变化,必要时使用监护仪监测。

(5)防止法洛四联症患儿因哭闹、进食、活动、排便等引起缺氧发作,一旦发生可立即置于胸膝卧位,吸氧,遵医嘱应用普萘洛尔、吗啡和纠正酸中毒。

(6)青紫型先天性心脏病患儿由于血液黏稠度高,暑天、发热、吐泻时体液量减少,加重血液浓缩,易形成血栓,有造成重要器官栓塞的危险,因此应注意多饮水,必要时静脉输液。

(7)合并贫血者可加重缺氧,导致心力衰竭,须及时纠正。

(8)合并心力衰竭者按心力衰竭护理。

(9)做好心理护理关心患儿,建立良好护患关系,充分理解家长及患儿对检查、治疗、预后的期望心理,介绍疾病的有关知识、诊疗计划、检查过程、病室环境,消除恐惧心理。

(10)健康教育:①向家长讲述疾病的相关护理知识和各种检查的必要性,以取得配合。②指导患儿及家长掌握活动种类和强度。③告知家长如何观察病情变化,一旦发现异常(婴儿哭声无力,呕吐,不肯进食,手脚发软,皮肤出现花纹,较大患儿自诉头晕等),应立即呼叫。④向患儿及家长讲述重要药物如地高辛的作用及注意事项。

## 五、出院指导

(1)饮食宜高营养、易消化、少量多餐。人工喂养儿用奶头孔稍大的奶嘴,每次喂奶时间不宜过长。

（2）休息根据耐受力确立适宜的活动，以不出现乏力、气短为度，重者应卧床休息。

（3）避免感染居室空气新鲜，经常通风，不去公共场所、人群集中的地方。注意气候变化及时添减衣服，预防感冒。按时进行预防接种。

（4）发热、出汗时要给足水分，呕吐、腹泻时应到医院就诊补液，以免血液黏稠而发生脑血栓。

（5）保证休息，避免哭闹，减少外界刺激以预防晕厥的发生。当患儿在吃奶、哭闹或活动后出现气急、青紫加重或年长儿诉头痛、头晕时应立即将患儿取胸膝卧位并送医院。

（辛艳超）

# 第二节 原发性心肌病

原发性心肌病是指病因不明，病变局限于心肌的一组疾病。依据临床和病理改变可分为扩张性心肌病、肥厚性心肌病、限制性心肌病，以前两类常见。临床上以缓慢进展的心脏增大、心律失常及心功能不全为主要表现，病因尚不清楚，可能与遗传因素、免疫因素及感染因素有关，个别柯萨奇病毒所致心肌炎可转化为心肌病。本病预后不良，常并发心力衰竭而死亡。

## 一、临床特点

### （一）扩张性心肌病

扩张性心肌病（dilated cardiomyopathy，DCM）又称充血型心肌病（congestive cardio myopathy，CCM），主要表现为慢性充血性心力衰竭。

1.症状与体征

较大儿童表现为乏力、食欲减退、不爱活动、腹痛，活动后呼吸困难及心动过速，尿少、水肿。婴儿出现喂养困难、体重不增、吮奶时呼吸困难、多汗、烦躁不安、食量减少。约10％患儿会发生晕厥。体检时心率、呼吸加快，脉搏细弱，血压正常或偏低，有的可有奔马律，可闻及Ⅱ～Ⅲ/6级收缩期杂音，肝脏增大，下肢水肿。

2.辅助检查

（1）X线检查：心脏增大，并以左心室为主或普遍性增大，呈球形。心搏减弱，肺淤血明显。

（2）心电图检查：左心肥厚，各种心律失常及非特异性ST-T改变。

（3）超声心电图检查：左心房、左心室明显扩大，左心室流出道增宽，心室壁活动减弱。

### （二）肥厚性心肌病

肥厚性心肌病（hypertrophic cardiomyopathy，HCM）是一种遗传性疾病，其特征为心室肥厚，心腔无扩大。临床表现具有多变性。

1.症状与体征

婴儿常见症状有呼吸困难，心动过速，喂养困难。较重者发生心力衰竭，伴随青紫。儿童多无明显症状，常因心脏杂音而首次就诊。少数儿童有呼吸加快、乏力、心绞痛、晕厥，并可于活动后发生猝死。体检有的可听到奔马律，有的在胸骨左缘下端及心尖部可听到Ⅰ～Ⅲ/6级收缩期杂音。

2.辅助检查

（1）X线检查：左心室轻到中度增大。

（2）心电图检查：左心室肥厚伴劳损，可有 ST-T 改变及病理性 Q 波及各种心律失常。

（3）超声心动图检查：室间隔非对称性肥厚，室间隔厚度与左心室后壁厚度之比≥1.3。左心室流出道狭窄。

### （三）限制性心肌病

限制性心肌病（restrictive cardiomyopathy,RCM）又称闭塞性心肌病，常见于儿童及青少年，预后不良。

1.症状与体征

起病缓慢，表现为原因不明的心力衰竭。右心病变主要表现为静脉压升高、颈静脉曲张、肝大、腹水及下肢水肿，很像缩窄性心包炎。左心病变有呼吸困难、咳嗽、咯血、胸痛，有时伴有肺动脉高压的表现。

2.辅助检查

（1）X 线检查：心影扩大，肺血减少。

（2）心电图检查：心房肥大、房性期前收缩、心房颤动、ST-T 改变、P-R 间期延长及低电压。

（3）超声心动图检查：左右心房明显扩大（左心房尤为明显）、左右心室腔正常或变小。

## 二、护理评估

### （一）健康史

询问患儿发病前有无感染的病史及其家族史。

### （二）症状、体征

测量生命体征，评估心率、心律、呼吸、血压、心功能。

### （三）社会、心理

了解患儿及其家长对疾病的性质、预后的认识程度和心理需求。

### （四）辅助检查

了解分析 X 线、心电图、超声等各种检查结果。

## 三、常见护理问题

### （一）心排血量减少

与心室扩大、肥厚致心肌收缩力减弱有关。

### （二）体液过多

与肾灌注量减少、水钠潴留、尿量排出减少有关。

### （三）有感染的危险

与机体抵抗力降低有关。

### （四）合作性问题

猝死。

## 四、护理措施

### （一）限制活动

卧床休息，让患儿保持稳定、愉悦的心情。

**(二)饮食护理**

低盐饮食,增加维生素、蛋白质、微量元素的摄入,对服用利尿药者应鼓励多进食含钾丰富的食物,如香蕉、橘子等。

**(三)供氧**

根据缺氧程度可给予鼻导管或面罩吸氧。

**(四)密切观察病情**

监测患儿血压、脉搏、呼吸、心律、尿量及意识状态。注意观察心力衰竭的早期表现,有无心律失常及栓塞症状。

**(五)用药护理**

应用强心药、利尿药、扩血管药物时要观察其疗效及不良反应,尤其是扩张性心肌病因其对洋地黄耐受性差,故应警惕发生中毒。

**(六)预防诱因**

心力衰竭者应避免过度劳累。饮食清淡,忌暴饮暴食,预防便秘,以免用力大便诱发心力衰竭。控制输液速度,保持病室安静、整洁、舒适,保证充足睡眠,保持室内空气新鲜和温度适宜,防止呼吸道感染。

**(七)健康教育**

(1)向家长解释该病病程长及本病预后等情况,需要长期调整生活及精神状况。

(2)合理安排活动与休息时间。

(3)当患儿出现心悸、呼吸困难时应立即停止活动,并取平卧位,必要时予以吸氧。

## 五、出院指导

(1)调整情绪,促进身心健康。

(2)饮食要易消化、低盐、高维生素、少量多餐。

(3)扩张性心肌病患儿应避免劳累,宜长期卧床休息,减轻与延缓心脏扩大,促进心功能的恢复;肥厚性心肌病患儿要避免剧烈运动,情绪激动,突然用力或提取重物致猝死。

(4)本病进展缓慢,应定期复查及指导合理用药。

(5)避免感染居室空气清新,经常通风,不去人群集中的公共场所,注意气候变化,及时增减衣服,避免受凉而引发感冒。

(辛艳超)

# 第三节　病毒性心肌炎

## 一、概述

病毒性心肌炎是由多种病毒侵犯心脏,引起局灶性或弥漫性心肌间质炎性渗出和心肌纤维变性、坏死或溶解的疾病,有的可伴有心包或心内膜炎症改变。可导致心肌损伤、心功能障碍、心律失常和周身症状。可发生于任何年龄,近年来发生率有增多的趋势,是儿科常见的心脏疾病之一。

**（一）病因**

近年来由于病毒学及免疫病理学的迅速发展，通过大量动物实验及临床观察，证明多种病毒皆可引起心肌炎。其中柯萨奇病毒 B6（1～6 型）最常见，其他（如柯萨奇病毒 A、ECHO 病毒、脊髓灰质炎病毒、流感及副流感病毒、腮腺炎病毒、水痘病毒、单纯疱疹病毒、带状疱疹病毒及肝炎病毒等）也可能致病。由于柯萨奇病毒具有高度亲心肌性和流行性，据报道在很多原因不明的心肌炎和心包炎中，约 39％是由柯萨奇病毒 B 所致。

尽管罹患病毒感染的机会很多，而多数不发生心肌炎，在一定条件下才发病。例如当机体由于继发细菌感染（特别是链球菌感染）、发热、缺氧、营养不良、接受类固醇或放射治疗等，而抵抗力低下时，可诱发发病。

病毒性心肌炎的发病原理至今未完全了解，目前提出病毒学说、免疫学说、生化机制等几种学说。

**（二）病理**

病毒性心肌炎病理改变轻重不等。轻者常以局灶性病变为主，而重者则多呈弥漫性病变。局灶性病变的心肌外观正常，而弥漫性者则心肌苍白、松软，心脏呈不同程度的扩大、增重。镜检可见病变部位的心肌纤维变性或断裂，心肌细胞溶解、水肿、坏死。间质有不同程度水肿及淋巴细胞、单核细胞和少数多核细胞浸润。病变以左心室及室间隔最显著，可波及心包、心内膜及传导系统。

慢性病例心脏扩大，心肌间质炎症浸润及心肌纤维化并有瘢痕组织形成，心内膜呈弥漫性或局限性增厚，血管内皮肿胀等变化。

## 二、临床表现

病情轻重悬殊。轻症可无明显自觉症状，仅有心电图改变。重型可出现严重的心律失常、充血性心力衰竭、心源性休克，甚至个别患者因此而死亡。有 1/3 以上病例在发病前 1～3 周或发病同时呼吸道或消化道病毒感染，同时伴有发热、咳嗽、咽痛、周身不适、腹泻、皮疹等症状，继而出现心脏症状如年长儿常诉心悸、气短、胸部及心前区不适或疼痛、疲乏感等。发病初期常有腹痛、食欲缺乏、恶心、呕吐、头晕、头痛等表现。3 个月以内婴儿有拒乳、苍白、发绀、四肢凉、两眼凝视等症状。心力衰竭者，呼吸急促、突然腹痛、发绀、水肿等；心源性休克者，烦躁不安，面色苍白、皮肤发花、四肢厥冷或末梢发绀等；发生窦性停搏或心室纤颤时可突然死亡；高度房室传导阻滞在心室自身节律未建立前，由于脑缺氧而引起抽搐、昏迷称心脑综合征。如病情拖延至慢性期，常表现为进行性充血心力衰竭、全心扩大，可伴有各种心律失常。

体格检查：多数心尖区第一音低钝。一般无器质性杂音，仅在胸前或心尖区闻及 Ⅰ～Ⅱ 级吹风样收缩期杂音。有时可闻及奔马律或心包摩擦音。心律失常多见如阵发性心动过速、异位搏动、心房纤颤、心室扑动、停搏等。严重者心脏扩大，脉细数，颈静脉曲张，肝大和压痛，肺部啰音等；或面色苍白、四肢厥冷、皮肤发花、指（趾）发绀、血压下降等。

## 三、辅助检查

**（一）实验室检查**

（1）白细胞计数（10.0～20.0）×10⁹/L，中性粒细胞偏高。血沉、抗链"O"大多数正常。

（2）血清肌酸磷酸激酶、乳酸脱氢酶及其同工酶、谷草转氨酶在病程早期可增高。超氧化歧化酶急性期降低。

（3）若从心包、心肌或心内膜分离到病毒，或用免疫荧光抗体检查找到心肌中有特异的病毒抗原，电镜检查心肌发现有病毒颗粒，可以确定诊断；咽洗液、粪便、血液、心包液中分离出病毒，同时结合恢复期血清中同型病毒中和抗体滴度较第 1 份血清升高或下降 4 倍以上，则有助于病原诊断。

（4）补体结合抗体的测定及用分子杂交法或聚合酶链反应检测心肌细胞内的病毒核酸也有助于病原诊断。部分病毒性心肌炎患者可有抗心肌抗体出现，一般于短期内恢复，如持续提高，表示心肌炎病变处于活动期。

### （二）心电图检查

心电图在急性期有多变与易变的特点，对可疑病例应反复检查，以助诊断。其主要变化为ST-T 改变，各种心律失常和传导阻滞。恢复期以各种类型的期前收缩为多见。少数为慢性期患儿可有房室肥厚的改变。

### （三）X 线检查

心影正常或不同程度的增大，多数为轻度增大。若反复迁延不愈或合并心力衰竭，心脏扩大明显。后者可见心搏动减弱，伴肺淤血、肺水肿或胸腔少量积液。有心包炎时，有积液征。

### （四）心内膜心肌活检

心导管法心内膜心肌活检，在成人患者中早已开展，小儿患儿仅是近年才有报道，为心肌炎诊断提供了病理学依据。据报道：原因不明的心律失常、充血性心力衰竭患者，经心内膜心肌活检证明约 40% 为心肌炎；临床表现和组织学相关性较差。原因是 EMB 取材很小且局限，以及取材时不一定是最佳机会；心内膜心肌活检本身可导致心肌细胞收缩，而出现一些病理性伪迹。因此，对于心内膜心肌活检病理无心肌炎表现者不一定代表心脏无心肌炎，此时临床医师不能忽视临床诊断。此项检查一般医院尚难开展，不作为常规检查项目。

## 四、诊断要点

### （一）病原学诊断依据

1.确诊指标

自患儿心内膜、心肌、心包（活检、病理）或心包穿刺液检查，发现以下之一者可确诊心肌炎由病毒引起：①分离到病毒。②用病毒核酸探针查到病毒核酸。③特异性病毒抗体阳性。

2.参考依据

有以下之一者结合临床表现可考虑心肌炎是因病毒引起：①自患儿粪便、咽拭子或血液中分离到病毒，且恢复期血清同抗体滴度较第一份血清升高或降低 4 倍以上。②病程早期患儿血中特异性 IgM 抗体阳性。③用病毒核酸探针自患儿血中查到病毒核酸。

### （二）临床诊断依据

（1）心功能不全、心源性休克或心脑综合征。

（2）心脏扩大（X 线、超声心动图检查具有表现之一）。

（3）心电图改变以 R 波为主的 2 个或 2 个以上主要导联（Ⅰ、Ⅱ、aVF、V$_5$）的 ST-T 改变持续 4 天以上伴动态变化，窦房传导阻滞，房室传导阻滞，完全性右或左束支阻滞，成联律、多形、多源、成对或并行性期前收缩，非房室结及房室折返引起的异位性心动过速，低电压（新生儿除外）

及异常 Q 波。

(4)CK-MB 升高或心肌肌钙蛋白(cTnI 或 cTnT)阳性。

**(三)确诊依据**

(1)具备临床诊断依据两项,可临床诊断为心肌炎。发病同时或发病前 1～3 周有病毒感染的证据支持诊断者。

(2)同时具备病原学确诊依据之一,可确诊为病毒性心肌炎,具备病原学参考依据之一,可临床诊断为病毒性心肌炎。

(3)凡不具备确诊依据,应给予必要的治疗或随诊,根据病情变化,确诊或除外心肌炎。

(4)应除外风湿性心肌炎、中毒性心肌炎、先天性心脏病、结缔组织病及代谢性疾病的心肌损害、甲状腺功能亢进症、原发性心肌病、原发性心内膜弹力纤维增生症、先天性房室传导阻滞、心脏自主神经功能异常、β 受体功能亢进及药物引起的心电图改变。

**(四)临床分期**

1.急性期

新发病,症状及检查阳性发现明显且多变,一般病程在半年以内。

2.迁延期

临床症状反复出现,客观检查指标迁延不愈,病程多在半年以上。

3.慢性期

进行性心脏增大,反复心力衰竭或心律失常,病情时轻时重,病程在 1 年以上。

# 五、治疗

本症尚无特殊治疗。应结合患儿病情采取有效的综合措施,可使大部患儿痊愈或好转。

**(一)一般治疗**

1.休息

急性期应卧床休息至热退 3～4 周,有心功能不全或心脏扩大者,更应强调绝对卧床休息,以减轻心脏负荷及减少心肌耗氧量。

2.抗生素

虽对引起心肌炎的病毒无直接作用,但因细菌感染是病毒性心肌炎的重要条件因子,故在开始治疗时,均主张适当使用抗生素。一般应用青霉素肌内注射 1～2 周,以清除链球菌和其他敏感细菌。

3.保护心肌

大剂量维生素 C,具有增加冠状血管血流量、心肌糖原、心肌收缩力、改善心功能、清除自由基、修复心肌损伤的作用。剂量为 $100～200 \, mg/(kg \cdot d)$,溶于 $10\%～25\%$ 葡萄糖液 $10～30 \, mL$ 内静脉注射,每天 1 次,15～30 天为 1 个疗程;抢救心源性休克时,第一天可用 3～4 次。

至于极化液、能量合剂及 ATP 等均因难进入心肌细胞内,故疗效差,近年来多推荐:①辅酶 $Q_{10} 1 \, mg/(kg \cdot d)$,口服,可连用 1～3 个月。②1,6-二磷酸果糖 $0.7～1.6 \, mL/kg$ 静脉注射,最大量不超过 $2.5 \, mL/kg(75 \, mg/mL)$,静脉注射速度 $10 \, mL/min$,每天 1 次,10～15 天为 1 个疗程。

**(二)激素治疗**

肾上腺皮质激素可用于抢救危重病例及其他治疗无效的病例。口服泼尼松 $1～1.5 \, mg/(kg \cdot d)$,用 3～4 周,症状缓解后逐渐减量停药。对反复发作或病情迁延者,依据近年来对本病发病机制研究的进展,可考虑较长期的激素治疗,疗程不少于半年,对于危重抢救病例可采用大剂量,如地塞米松0.3～0.6 mg/(kg·d),或氢化可的松 15～20 mg/(kg·d),静脉滴注。

### (三)免疫治疗

动物及临床研究均发现丙种球蛋白对心肌有保护作用。从 1990 年开始,在美国波士顿及洛杉矶儿童医院已将静脉注射丙种球蛋白作为病毒性心肌炎治疗的常规用药。

### (四)抗病毒治疗

动物试验中联合应用利巴韦林和干扰素可提高生存率,目前欧洲正在进行干扰素治疗心肌炎的临床试验,其疗效尚待确定。环孢霉素 A、环磷酰胺目前尚无肯定疗效。

### (五)控制心力衰竭

心肌炎患者对洋地黄耐受性差,易出现中毒而发生心律失常,故应选用快速作用的洋地黄制剂,如毛花苷 C(西地兰)或地高辛。病重者用地高辛静脉滴注,一般病例用地高辛口服,饱和量用常规的 1/2～2/3 量,心力衰竭不重,发展不快者,可用每天口服维持量法。利尿药应早用和少用,同时注意补钾,否则易导致心律失常。注意供氧,保持安静。若烦躁不安,可给镇静剂。发生急性左心功能不全时,除短期内并用毛花苷 C(西地兰)、利尿药、镇静剂、氧气吸入外,应给予血管扩张剂,如酚妥拉明 0.5～1 mg/kg 加入 10%葡萄糖液 50～100 mL 内快速静脉滴注。紧急情况下,可先用半量以 10%葡萄糖液稀释静脉缓慢注射,然后将其余半量静脉滴注。

### (六)抢救心源性休克

镇静、吸氧、大剂量维生素 C、扩容、激素、升压药、改善心功能及心肌代谢等。

近年来,应用血管扩张剂硝普钠取得良好疗效,常用剂量 5～10 mg,溶于 5%葡萄糖 100 mL 中,开始 0.2 $\mu$g/(kg·min)滴注,以后每隔 5 分钟增加 0.1 $\mu$g/kg,直到获得疗效或血压降低,最大剂量不超过每分钟 4～5 $\mu$g/kg。

### (七)纠正严重心律失常

心律失常的纠正在于心肌病变的吸收或修复。一般轻度心律失常,如期前收缩、一度房室传导阻滞等,多不用药物纠正,而主要是针对心肌炎本身进行综合治疗。若发生严重心律失常,如快速心律失常、严重传导阻滞都应迅速及时纠正,否则威胁生命。

## 六、护理

### (一)护理诊断

1.活动无耐力

与心肌功能受损,组织器官供血不足有关。

2.舒适的改变

胸闷,与心肌炎症有关。

3.潜在并发症

心力衰竭、心律失常、心源性休克。

### (二)护理目标

(1)患儿活动量得到适当控制休息得到保证。

(2)患儿胸闷缓解或消失。

(3)患儿无并发症发生或有并发症时能被及时发现和适当处理。

**(三)护理措施**

1.休息

(1)急性期卧床休息至热退后 3～4 周,以后根据心功能恢复情况逐渐增加活动量。

(2)有心功能不全者或心脏扩大者应绝对卧床休息。

(3)总的休息时间 3～6 个月。

(4)创造良好的休息环境,合理安排患儿的休息时间。保证患儿的睡眠时间。

(5)主动提供服务,满足患儿的生活需要。

2.胸闷的观察与护理

(1)观察患儿的胸闷情况,注意诱发和缓解因素,必要时给予吸氧。

(2)遵医嘱给予心肌营养药,促进心肌恢复正常。

(3)保证休息,减少活动。

(4)控制输液速度和输液总量,减轻心肌负担。

3.并发症的观察与护理

(1)密切注意心率、心律、呼吸、血压和面色改变,有心力衰竭时给予吸氧、镇静、强心等处理,应用洋地黄制剂时要密切观察患儿有无洋地黄中毒表现,如出现新的心律失常、心动过缓等。

(2)注意有无心律失常的发生,警惕危险性心律失常的发生,如频发室早、多源室早、二度以上房室传导阻滞房颤、室颤等。一旦发生,需及时通知医师并给予相应处理。如高度房室传导阻滞者给异丙肾上腺素和阿托品提升心率。

(3)警惕心源性休克,注意血压、脉搏、尿量、面色等变化,一旦出现心源性休克,立即取平卧位,配合医师给予大剂量维生素 C 或肾上腺皮质激素治疗。

**(四)康复与健康指导**

(1)讲解病毒性心肌炎的病因、病理、发病机制、临床特点及诊断、治疗措施。

(2)强调休息的重要性,指导患儿控制活动量,建立合理的休息制度。

(3)讲解本病的预防知识,如预防上呼吸道感染和肠道感染等。

(4)有高度房室传导阻滞者讲解安装心脏起搏器的必要性。

# 七、展望

近年来,由于对心肌炎的病原学进一步了解和诊断方法的改进,心肌炎已成为常见心脏病之一,对人类健康构成了不同程度的威胁,因而对此病的诊治研究也正日益受到重视。其中,胸闷、心悸常可提示心脏波及,心脏扩大、心律失常或心力衰竭为心脏明显受损的表现,心电图 ST-T 改变与异位心律或传导阻滞反映心肌病变的存在。但对于怀疑为病毒性心肌炎的患者,提倡进行心脏活检以行病理学检查。

但分离病毒检查或特异性荧光抗体检查存在以下几个问题。

(1)患者不宜接受。

(2)炎性组织在心肌中呈灶状分布,由于活检标本小而致病灶标本不一定取到。

(3)提取 RNA 的质量和检测方法的敏感性不同。

(4)心脏上有病毒存在,而血液中不一定有抗原或抗体检出;心脏上无病毒存在,而心脏中有抗原或抗体检出;即使两者构成阳性反应也不足以证实有病毒性心肌炎存在;只有当感染某种病毒并引起相应的心脏损害时,心脏和血液检查呈阳性反应才有意义。在检查血液中抗原或抗体时,也会因检测试剂、检查方法、操作技术的不同而使结果迥异。

因此,病毒性心肌炎的确诊相当困难。由于抗病毒药物的疗效不显著,目前建议采用中西医结合疗法。有人用黄芪、牛磺酸及一般抗心律失常等药物为主的中西医结合方法治疗病毒感染性心肌炎,取得了比较满意的效果,如中药黄芪除具有抗病毒、调节免疫、保护心肌的作用,还可拮抗病毒感染心肌细胞对 L 型钙通道的增加,抑制内向钠钙交换电流,改善部分心电活动,清除氧自由基,而广泛应用于临床。牛磺酸是心肌游离氨基酸的重要成分,也可通过抑制病毒复制,抑制病毒感染心肌细胞引起的钙电流增加,使受感染而降低的最大钙电流膜电压及外向钾电流趋于正常,使心肌细胞钙内流减少,在病毒性心肌炎动物模型及临床病毒性心肌炎患者中,具有保护心肌、改善临床症状等作用。

（于晓翠）

# 第十二章

# 儿童保健护理

## 第一节　儿童保健的评价指标

通过评价儿童保健状况获得儿童生命、健康信息,为宏观制定儿童卫生发展战略、规划和疾病防治提供依据。

### 一、生物学指标

生物学指标是评价儿童保健和儿童健康状况的重要指标。

#### (一)生命指标

生命指标反映儿童生存状况。如围产期死亡率、早产儿死亡率、新生儿死亡率、婴儿死亡率、1～4岁儿童死亡率、5岁以下儿童死亡率、5岁以下儿童死亡下降率、死亡率/死因率(归类死因死亡率)、伤残调整生命年(DALY)等。其中,围产期死亡率、早产儿死亡率、新生儿死亡率是反映女性保健、产科质量和儿童保健的综合指标。因战争、自然灾害、贫困等首先影响婴儿死亡率,同时婴儿死亡率不受人口构成影响,也是人均期望寿命研究的重要参考数据,故其是国际社会衡量一个国家或地区经济、文化、人民健康和卫生保健事业水平的重要指标。

#### (二)疾病指标

最常用的指标是发病率和患病率。发病率是某一时期内(年、季、月)特定儿童人群中发生某种疾病的新发生病例的频率(‰)(增加率的调查),如急性传染病、急性感染、新生儿破伤风等;患病率是横截面调查受检儿童中某疾病的现患情况(%)。患病率可按观察时间的不同分为期间患病率和时点患病率两种,时点患病率较常用。通常患病率时点在理论上是无长度的,一般不超过1个月。而期间患病率所指的是特定的一段时间,通常多超过1个月。如儿童贫血、佝偻病、龋齿、弱视、伤残等调查。

#### (三)生长发育和营养状况指标

采用体格发育指标评价儿童生长与营养状况,神经心理行为指标评价儿童发育水平。

## 二、工作指标

工作指标是反映儿童保健机构服务能力的指标,如<3岁儿童系统管理率、<7岁儿童保健管理率、<5月龄婴儿人乳喂养率、新生儿访视率、预防接种率等。

(朱龙云)

# 第二节　儿童体格生长的总规律与特点

生长与发育存在于从受精卵到成人的整个成熟过程。体格生长是各器官、系统细胞的增殖、分化致身体形态或重量的改变,可反映器官成熟状况。体格生长状况可用数值表示。

发育代表器官功能成熟过程,包括神经-心理行为发育。发育水平可用生理成熟或心理成熟状况评估。体格生长和发育过程同时存在,共同反映身体的动态变化。

儿童体格生长是儿科学的基础。儿科临床疾病的诊断、治疗涉及儿童体格生长,异常的体格生长也可能是某些疾病的唯一临床表现。因此,儿科医师掌握儿童体格生长知识,对临床工作非常重要。

## 一、体格生长总规律

### (一)生长连续性、非匀速性、阶段性

从受精卵到长大成人,儿童的生长在不断进行,即体格生长是一个连续过程。但连续过程中生长速度并不完全相同,呈非匀速性生长,形成不同的生长阶段。如孕妇妊娠中期时,胎儿身长增长速度较青春期快10倍。胎儿身长的生长速度在孕妇妊娠中期达到最大,每月约10 cm,并逐渐下降至出生时的每年35 cm;而青春期平均身高的增长每年仅约9.42 cm。出生后的第1年是出生后的第1个生长高峰,第2年后生长速度趋于稳定,青春期生长速度又加快,为出生后的第2个生长高峰。整个儿童期体格生长速度曲线呈一个横"S"形。

### (二)生长程序性

人类进化中逐渐形成的生长程序性受到基因控制。如胚胎3周龄末开始形成中枢神经系统,4周龄出现心脏和消化系统,胎儿5周龄肢体开始分化为上肢、下肢,6～8周龄的胎儿手指、足趾发育。就身体各部形态发育而言,遵循躯干先于四肢,下肢先于上肢,肢体近端先于远端的程序。因此,胚胎2个月龄时头长占总身长的1/2,出生时头与身长的比例为1/4,成人头长仅占身高的1/8。

儿童时期各器官系统发育先后、快慢不一,即发育不平衡,也遵循生长程序性的规律。如神经系统发育较早,出生后2年内发育最快,2.5～3岁时脑重已达成人脑重的75%左右,6～7岁时脑的重量已接近成人水平。儿童期淋巴系统生长迅速,青春期前达顶峰,以后逐渐降至成人水平。生殖系统在青春期前处于静止状态,青春期迅速发育。其他系统,如呼吸、循环、消化、泌尿、肌肉及脂肪的发育与体格生长平行。

### (三)个体差异

生长发育有一定的总规律,但受遗传与环境的影响,儿童体格生长存在个体差异。如同性

别、同年龄的儿童群体中,每个儿童的生长水平、生长速度、体型特点等都不完全相同,即使是同卵双生子之间也存在差别。因此,连续性观察可全面了解每个儿童的生长状况。

## 二、体格生长特点

### (一)常用指标

体重、身高(长)、头围、胸围等为儿童体格生长的常用指标。

1.体重

体重是身体各组织、器官系统、体液的综合重量,骨骼、内脏、体脂、体液为体重的主要成分。因体脂和体液重量易受疾病影响,使体重易于波动,故体重是反映儿童生长与近期营养状况的重要指标。

2.身材

身长(高)、顶臀长(坐高)等为身材指标。

(1)身长(高):为头、脊柱、下肢的总长度。仰卧位测量为身长,1~2 岁的儿童测身长;立位测量为身高,>3 岁儿童测身高。同一儿童身长测量值>身高测量值,相差 0.7~1 cm。身长的增长又称线性生长,直接反映身体非脂肪组织的增长,非脂肪组织的生长潜能受遗传决定。正常儿童如获得足够的营养、生长潜能应得到发挥,即身长线性生长的速度达到非脂肪组织的生长潜能水平。

(2)顶臀长(坐高):与上部量的意义相同,主要反映脊柱的生长。与身长(高)测量体位一致,婴幼儿测顶臀长,年长儿测坐高。

(3)指距:为双上肢与躯干纵轴垂直伸展时中指间的距离,反映上肢的生长。正常儿童指距小于身长(高)1~2 cm。

3.头围

头的最大围径为头围,反映 2 岁内儿童脑发育和颅骨生长的程度。

4.胸围

胸围为平乳头下缘经双肩胛骨角下绕胸部 1 周的长度,反映胸廓、胸背部肌肉、皮下脂肪和肺的生长。胸围生长与上肢运动、肌肉发育有关。

5.上臂围

上臂中点绕上臂 1 周的围径为上臂围,反映上臂肌肉、骨骼、皮下脂肪和皮肤的发育情况。

### (二)婴儿期体格生长特点

出生后第 1 年是体格生长增长最快的时期,为第 1 个生长高峰。不同月龄婴儿的体格生长也各具特点。

1.新生儿

出生体重与胎龄、性别及孕妇妊娠期营养状况有关。一般,早产儿体重较足月儿轻,男童出生体重比女童出生体重略重。宫内发育影响新生儿出生体重,出生后的体重增长则与营养、疾病等因素密切相关。

出生时身长平均为 50 cm。胎儿期神经系统领先发育,故新生儿出生时头围较大,平均为 34~35 cm。出生时胸围较头围略小 1~2 cm,为 32~33 cm,以利于胎儿娩出。

2.1~4 月龄

此期婴儿体格生长仍然非常迅速,但较新生儿时期略有下降。如 1~3 月龄婴儿体重每月增长约 0.97 kg,身长每月增长约 3.25 cm;3～4 月龄体重每月增长约 0.59 kg,身长每月增长约 2.0 cm,以后增长速度随年龄的增加逐渐减慢,呈现非匀速过程。

3.4～12 月龄

3～4 月龄后婴儿的体重、身长及头围增长减慢,12 月龄时体重约为出生体重的 3 倍、身长与头围约为出生时的 1.5 倍。胸围的增长较头围增长稍快,1 岁时胸围约等于头围,即出现头、胸围生长曲线交叉。头、胸围生长曲线交叉年龄与儿童营养状况、胸廓发育情况有关。除营养因素外,可能与不重视爬行训练和胸廓锻炼有关。

(朱龙云)

# 第三节 儿童体格生长的评价

## 一、基本要求

### (一)测量工具与方法

WHO 以及各国关于儿童体格生长评估指南(建议)均强调,采用准确的测量工具及规范的测量方法。

### (二)参考人群值

2015 年《中华儿科》杂志编辑委员会中华医学会儿科学分会儿童保健学组撰写的《中国儿童体格生长评价建议》中,选择"中国儿童生长参照标准"或 2006 年世界卫生组织儿童生长标准。

### (三)资料表示方法

1.统计学方法

(1)均值离差法:对于体重、身高和头围等连续性变量,通常是呈正态分布的,变量值用平均值±标准差(SD)表示。均值±1 个 SD 包括样本的 68.26%,均值±2 个 SD 包括样本的 95.44%,均值±3 个 SD 包括样本的 99.72%。为了更精确反映与均值的距离,可计算偏离的程度,即 Z 评分。Z=(变量值－均值)/SD,变量值等于均值,Z=0;变量值小于均值,Z 为负数;变量值大于均值,Z 为正数。这样利于进行不同组别(年龄、性别、生长指标)之间的比较。

(2)百分位数法:是将某一组变量值(如体重、身高)按从小到大的顺序排列,将最小值与最大值分为 100 个等份,每一等份为一个百分位,并按序确定各百分位数。当变量呈正态分布时,第 50 百分位相当于均值。第 3 百分位接近于均值减 2 个 SD,P97 接近于均值加 2 个 SD。

2.界值点

通常离差法以均值±2SD 为正常范围,包括样本的 95%;百分位数法以 P3～P97 为正常范围,包括样本的 94%。也就是说,＜P3,或＞P97 为异常,＜均值－2SD,或大于均值＋2SD 为异常。

## 二、体格生长评价

### (一)结果表示方法

1.等级评价

因方法简单而最常用。将参照值用±SD 或百分位数进行区间分级,有三分法、五分法、六分法(图 12-1)。测量值与参照值等级对应即可判定测量值所在等级。等级评价是人为分级,据实际工作内容选择,常用三分法与五分法。等级评价用于横截面的测量值分析,又称单项分级评价,如生长水平、体型匀称的评价。WHO 将各项指标的人群正常范围设定在±2SD,而美国 AAP 则推荐以第 5 百分位至第 95 百分位之间为正常范围,而国际肥胖工作组(IOFT)、中国肥胖问题工作组(WGOC)及 9 市儿童体格发育调查工作组制定的 BMI 筛查超重/肥胖的界值点采用与成人 BMI 界值点接轨的方法。此外,体重/身高还可以用中位数百分比的方法评价营养状况。

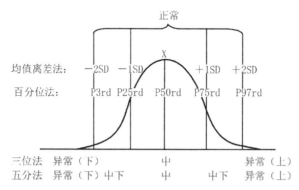

**图 12-1　等级评价:三分法、五分法**

**2.测量值计算**

如纵向测量值分析儿童生长速度的评价需计算连续 2 次测量值的差值,与参照值的对应数值比较;或计算坐高与身高的比值评价儿童身材匀称度,或计算体质指数[BMI=体重(kg)/身高(m²)]。

**(二)评价内容**

儿童体格生长评价应包括生长水平、生长速度以及匀称程度三个方面。评价个体儿童体格生长时按临床需要应进行全面评估,或其中两个,但生长水平是基本评估内容。群体儿童体格生长评价仅为生长水平。

**1.生长水平**

将某一年龄时点获得的某一项体格测量值(反映从受精到某个年龄阶段生长的总和)与标准值(参照值)比较,得到该儿童在同年龄同性别人群中所处的位置,即该儿童生长的现实水平。生长水平评价简单易行、直观形象,较准确地反映个体或群体儿童的体格生长水平,但不能反映儿童的生长变化过程或"轨道"。评价结果以等级表示。生长水平为单项指标评估。有些评估发育成熟度的指标也有生长水平的意义,如骨龄、齿龄、体重的年龄、身长(高)的年龄。

**2.生长速度**

对某一单项体格生长指标,进行定期连续测量(纵向调查)所获得的该项指标在某一时间段中的增长值,为该项指标的生长速度(如厘米/年)。如出生时身长为 50 cm,1 岁时为 75 cm,第一年身长的生长速度是 25 厘米/年。儿童期不同年龄阶段生长速度不相同,定期连续的生长测量值可计算儿童生长速度,间隔时间可是月、年。生长速度参数有表格与曲线形式。WHO 制订的 0～2 岁儿童身长生长速度标准,生长速度曲线应是倒"S"形。但目前儿童生长的纵向调查资料较少,生长曲线多源于横向调查资料,即不是真正的参照人群相应的生长速度值,儿童定期连续测量获得的生长数据在生长曲线上为生长趋势。如采用体重、身长(高)、头围生长曲线可较直观地发现个体儿童生长速度的变化,但无具体数据。如生长曲线上某儿童定期测量值各点均在同一等级线,或在 2 条主百分位线内波动说明儿童生长正常;向上或向下超过 2 条主百分位线,或连续 2 次点使曲线变平或下降提示儿童生长出现异常现象。采用生长速度曲线评估的实际可操作性较差,临床上将生长速度计算值与参照人群相应的生长速度值比较,可判断个体儿童在一段时间内生长的趋势,以正常、下降(增长不足)、缓慢、加速等表示即可。

3.匀称度

匀称度为体格发育的综合评价。儿童体格生长发育过程中各项体格生长指标间存在一定的联系,可用回归分析方法研究部分体格生长指标的相互关系。

(1)体型匀称:实际工作中采用体重/身高与体质指数(BMI)表示体型(形态)发育的比例关系,即代表一定身高的相应体重增长范围。体重/身高实际测量与参照人群值比较,结果以等级评估。BMI 以第 5 百分位至第 95 百分位之间为正常范围。体型匀称度表示人体各部分之间的比例和相互关系,可由此来判断儿童的营养状况、体型。

(2)身材匀称:以坐高(顶臀高)/身高(长)的比值(SH/H)或躯干/下肢比值从婴儿的 0.68 逐渐下降至青少年的 0.52,提示青春期前下肢较躯干生长快,SH/H 与身高有显著的负相关关系。临床上,可按实际测量坐高、身高的测量值计算比值与参照人群值坐高、身高的比值相比较,实际比值≤参照人群值为身材匀称,实际比值>参照人群值为不匀称。评估身材匀称的最重要问题是坐高与身长的测量,但易出现误差,影响结果的判断。身材匀称的评价结果可帮助诊断内分泌及骨骼发育异常疾病。

(三)评估流程

儿童体格生长评价是一个比较复杂的临床问题。儿童体格生长状况与疾病有关,如遗传代谢性、内分泌、营养性以及炎症慢性重要脏器疾病。体格生长评估有助于临床筛查营养性疾病、与遗传或内分泌有关的身材异常(矮小、超高)、与头围发育有关的神经系统疾病。按 2015 年《中华儿科》杂志编辑委员会中华医学会儿科学分会儿童保健学组的《中国儿童体格生长评价建议》中建议的,评估流程有体格生长测量→采用参数生长水平评估→发现高危儿童→生长速度与匀称状况评估+临床资料(病史、体格检查)→初步诊断→选择实验室方法或转诊。

## 三、评价结果分析与解释

人体测量值的评价是一种临床筛查方法,以早期发现体格生长的高危儿童,不宜作为诊断方法,或简单贴上"营养不良"或"生长异常"的标签,给家庭与儿童带来心理与经济负担。评估时应动态观察,按病史、临床表现、体格检查特点进行生长水平、生长速度和匀称度综合判断,选择相关实验室检查以获得较准确的结论。同时,个体和群体儿童的评价方法也不同。因此,正确进行生长评价并做出合理解释是儿童保健医师及儿科医师必备的基本功。

(一)个体评价

1.生长的个体差异

正常儿童有自己的生长"轨道",生长参照标准的均值或第50百分位线不是儿童应达到的"目标"。为了避免误解第50百分位线为"达标"线,英国的新生长曲线已用虚线替代实线来表示第 50 百分位线。

2.各生长指标发育均衡

正常儿童各种体格生长指标测量值等级评估应在相近水平,如某一测量值与其他测量值偏离明显,提示可能有问题。

3.出生体重、身长不能完全预测生长"轨道"

随访中可发现,多数儿童早期体重和身长测量值不一定沿出生时的水平或"轨道"发育,约2/3的儿童可在2岁前出现体重或身长回归均值趋势或生长追赶与生长减速。2～3岁后儿童生长的"轨道"较稳定,提示逐渐显示儿童遗传潜力,但需准确测量与复测后,方可确定儿童出现生长追赶或生长减速。

4.喂养方式

人乳喂养婴儿生长与配方喂养婴儿不同,3～4月龄后人乳喂养的婴儿较瘦,评价婴儿生长时应考虑喂养方式的差别,避免不必要的检查、或用配方替代人乳、或过早引进固体食物。

5.青春期的生长

体格生长的第二高峰与性发育时间与遗传因素有关。

**(二)群体儿童评价**

群体儿童评价是对一人群或亚儿童人群的测量数据进行统计分析,并与营养良好儿童人群的正常参照值进行比较。因此,群体儿童生长发育状况可以反映出一个国家或地区政治、经济和文化教育的综合发展水平,与营养供应、营养学知识、疾病控制情况、医疗卫生保健工作质量有关;结果可帮助决策者和领导机构了解该群体儿童的健康及营养状况,如评价结论"不良"则提示该儿童人群可能存在某些健康和营养问题,应积极寻找儿童营养、环境和生活方式存在的问题,并予以纠正。另外,进行不同地区、不同集体儿童生长状况比较,可给地区社会和经济政策决策者提供反馈信息,寻找存在问题,促进儿童生长。

# 四、早产儿体格生长评价

## (一)出生时评估

1.胎龄评估

出生时的评估需要有准确的胎龄估计。胎龄为胎儿在宫内的发育时间,多以周龄表示,反映胎儿的成熟度。一般以孕妇末次月经时间、超声检查胎儿双顶径和股骨长等信息判断胎龄。出生后以早产儿的外表特征和神经系统检查判断胎龄。早产儿出生时的胎龄不同,外表特征和神经系统检查存在明显差异。出生后24小时内进行胎龄评估,判断其宫内发育的成熟度,对早期监测早产儿各器官的功能起到重要的作用。常用的胎龄评估方法有Dubowitz评分法和我国简易胎龄评分法等。

(1)Dubowitz评分法:采用11个体表特征评分和10个神经肌肉成熟度评分(表12-1)相结合进行判断,查表得出胎龄(表12-2)。Dubowitz评分内容较全面,结果可靠准确,但较复杂,评分操作过程对新生儿干扰较大。

表12-1 Dubowitz胎龄评分法-神经系统发育评估评分表

| 神经体征 | 评分 | | | | | |
|---|---|---|---|---|---|---|
| | 0 | 1 | 2 | 3 | 4 | 5 |
| 1.体位 | 软,伸直 | 软,稍屈 | 稍有张力 | 有张力 | 张力较高 | |
| 2.方格(腕部) | 90° | 60° | 45° | 30° | 0° | |
| 3.踝背屈 | 90° | 75° | 45° | 20° | 0° | |
| 4.上肢退缩反射 | 180° | 90°～180° | <90° | | | |

续表

| 神经体征 | 评分 | | | | | |
|---|---|---|---|---|---|---|
| | 0 | 1 | 2 | 3 | 4 | 5 |
| 5.下肢退缩反射 | 180° | 90°～180° | <90° | | | |
| 6.腘窝成角 | 180° | 160° | 130° | 110° | 90° | <90° |
| 7.足跟至耳 | 至耳 | 接近耳 | 稍近耳 | 不至耳 | 远离耳 | |
| 8.围巾征(上肢) | 肘至腋前线外 | 肘至腋前线与中线间 | 肘至中线 | 肘不至中线 | | |
| 9.头部后退 | 头软后退 | 头水平位 | 头稍向前 | 头向前 | | |
| 10.腹部悬吊 | 头软下垂 | 头稍高,低于水平 | 头水平位 | 头稍抬 | 抬头 | |

表 12-2　Dubowitz 总分评估胎龄关系

| Dubowitz 总分 | 胎龄/日 | 胎龄/周＋日 |
|---|---|---|
| 10 | 191 | 27＋2 |
| 15 | 202 | 28＋2 |
| 20 | 210 | 30 |
| 25 | 221 | 31＋4 |
| 30 | 230 | 32＋6 |
| 35 | 240 | 34＋2 |
| 40 | 248 | 35＋3 |
| 45 | 259 | 37 |
| 50 | 267 | 38＋1 |
| 55 | 277 | 39＋4 |
| 60 | 287 | 41 |
| 65 | 296 | 42＋2 |
| 70 | 306 | 43＋5 |

(2)简易胎龄评分:主要依据新生儿皮肤外观的特征进行评估,临床应用简便(2~3 分钟),易于推广(表 12-3)。

表 12-3　简易胎龄评估

| 体征 | 0 分 | 1 分 | 2 分 | 3 分 | 4 分 |
|---|---|---|---|---|---|
| 足底纹理 | 无 | 前半部红痕明显 | 红痕>前半部,褶痕<前 1/3 | 明显深的褶痕>前 2/3 | |
| 乳头形成 | 难认,无红晕 | 明显可见,乳头淡,直径<0.75 cm | 乳晕呈点状,边缘突,直径>0.75 cm | | |

续表

| 体征 | 0分 | 1分 | 2分 | 3分 | 4分 |
|------|-----|-----|-----|-----|-----|
| 指甲 | 未达指尖 | 已达指尖 | 超过指尖 | | |
| 皮肤组织 | 薄,胶冻状 | 薄而光滑 | 光滑,中等厚度,皮疹或表皮翘起 | 稍厚,表皮手足皱裂翘起,明显 | 厚,羊皮纸样,皱裂深浅不一 |

注:1.若各体征的评分介于两者之间,用均数计算。

2.结果判断:胎龄周数=总分+27。

2.生长状况评估

(1)按出生体重评估:可将早产儿分为超低出生体重儿(<1 000 g)、极低出生体重儿(<1 500 g)、低出生体重儿(<2 500 g)和正常出生体重儿(2 500~4 000 g)。

(2)按胎龄和出生体重关系评估:与足月儿一样,可分为小于胎龄(SGA)早产儿、适于胎龄(AGA)早产儿和 大于胎龄(LGA)早产儿。

按照出生体重评估反映胎儿宫内生长,而按胎龄和出生体重关系评估反映胎儿宫内的生长与成熟度匹配程度。

3.按匀称度评估

评估胎儿体格生长指标间发育的比例关系,如体重与身长、或身长与头围比例反映胎儿宫内生长发育状况。常用的指标有 PI 指数以及身长(cm)/头围(cm)比值。

PI 结果表示出生时体重与身长的关系,类似体质指数(BMI)为匀称度,PI=出生体重(g)/出生身长$(cm^3)×100\%$。胎儿宫内体重、身长受影响程度的不同使 PI 值不同。正常宫内胎儿身长(cm)/头围(cm)之比约为 1.36。

**(二)生后生长评估**

1.胎龄矫正

早产儿体格生长发育的评价应据矫正后的胎龄,即以胎龄40周(预产期)为起点计算生理年龄,矫正胎龄后再参照正常婴幼儿的生长指标进行评估。如胎龄32周的早产儿实际年龄为3月龄,以胎龄40周计算,该早产儿矫正后的生理年龄为1月龄。评价该3月龄的早产儿时应与1月龄正常婴儿的生长标准来进行比较。一般情况下,评价早产儿生长时应矫正年龄,但体重、身长、头围有不同的矫正年龄时间。

2.评价方法

目前尚无"正常"早产儿的生长标准,各国指南对早产儿体格生长的评价依胎龄<40 周、胎龄>40 周采用不同的方法。

(1)胎龄<40 周的早产儿:国际上多采用 Fenton 早产儿生长曲线评价生长。2013 年发表修订后的早产儿生长曲线图(图 12-2、图 12-3)。与 2003 年版相比,新版 Fenton 曲线数据范围更广更新;样本量更大,有近 400 万不同胎龄早产儿的数据分析,增加胎龄<30 周的早产儿比例;有不同性别的区分;胎龄 50 周与 WHO 曲线更接近。

早期早产儿的生长可参照正常胎儿在宫内的生长速率,即 15~20 g/(kg·d)。因胎儿在宫内的生长是非匀速的,评估不同胎龄早产儿生长速率需参考胎龄。

(2)胎龄>40 周早产儿:校正胎龄后采用正常婴幼儿的生长标准评估,与群体的横向比较采用 2005 年 9 省市儿童体格发育调查制订的中国儿童生长标准,如进行国际比较需采用 2006 年世界卫生组织儿童生长标准,但早产儿追赶性生长期间应超过足月儿的标准。纵向生长速率需准确测量后计算比较。早产儿出院后的生长评价可参照正常胎儿在宫内的生长速率参照值为纵向比较,Fenton宫内生长曲线和我国不同胎龄新生儿的生长参照值为横向比较。纵向比较反映早产儿个体的生长趋势,横向比较则反映个体早产儿与同胎龄早产儿群体间的差异。

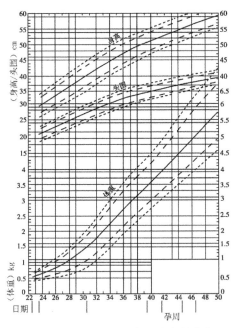

图12-2　Fenton早产男婴生长曲线

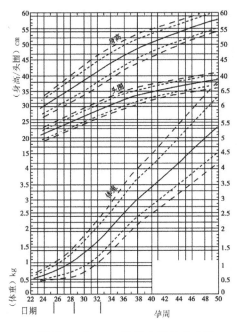

图12-3　Fenton早产女婴生长曲线

（朱龙云）

# 第四节　婴儿喂养技术

## 一、人乳喂养

母亲的乳汁是婴儿理想的营养来源,可以满足婴儿生长和发育的需要。2009 年中华医学会儿科学分会(Chinese Pediatric Society,Chinese Medical Association)儿童保健学组(Pediatric Primary Care Group,PPCG)发表的"婴幼儿喂养建议"建议,婴儿纯母乳喂养不少于 4 月龄。PPCG 建议在引入其他食物满足婴儿生长发育需要的同时,建议对婴儿母乳喂养至 12 月龄。

广义的母乳喂养包括母亲用自己的乳汁喂养、奶妈或其他乳母的乳汁喂养和用母乳库的乳汁喂养。母乳喂养可在婴儿与母亲之间建立安全、爱的密切联系。因此,应积极促进和支持母亲用自己的乳汁喂养婴儿。

### (一)人乳的益处

1.对婴儿的益处

提供平衡营养素满足婴儿生长和发育,母乳中的营养素易被婴儿消化吸收。在喂养的过程中母乳汁可随婴儿的生长需要改变成分。研究已证实,如果所有的母亲产后 1 小时即哺乳,则每年可挽救 100 万婴儿的性命。

母乳汁经济(仅 1/5 婴儿配方喂养的费用)、方便、温度适宜;有利于婴儿心理健康,母亲与婴儿的皮肤接触,使婴儿感到安全,有爱的满足;母乳汁含丰富的"生物因子",包括 IgA、溶菌酶、白细胞介素、生长因子、酶和核苷酸,可预防婴儿感染;母亲乳汁的分泌型抗体进入婴儿体内可成为婴儿免疫系统的一部分;降低发生消化道疾病、呼吸道疾病、中耳炎的危险;可能对儿童认知发育有益;有助于预防食物过敏;对预防儿童超重和/或肥胖有益。

2.对母亲的益处

方便、经济、省时;刺激催乳素分泌;哺乳可促进乳母产后子宫复原;提高血中催乳素水平,抑制卵巢对促滤泡素的反应,使雌二醇下降,抑制垂体促黄体生成素分泌,使黄体缺乏正常冲动,抑制排卵,有助于计划生育;可能有助于预防乳腺与卵巢癌;有助于母亲较快恢复孕前体重状态。

### (二)人乳喂养的基础知识

1.乳汁分泌生理

(1)乳腺的组织解剖:腺泡细胞成串形成小叶与小叶内导管,若干小叶形成 1 个乳叶,乳腺由结缔组织分隔有 15～25 个乳叶;腺泡细胞分泌的乳汁从小叶内导管汇集进入叶间导管、总导管、输乳管、输乳管窦将腺泡腔与乳头连通,乳汁从开放的乳头排出。乳腺泡腔和导管周围有肌上皮细胞(图 12-4)。

(2)乳头大小判断:一般乳头的概念包括乳头和乳晕部分,但医学上多分别描述。即乳晕是乳房环型色素沉着部分,指示乳腺导管所在;乳头是乳房中部突出的部分。人类女性的乳头约长 10 mm,有的女性的乳头长≥2 cm 为长乳头;乳晕的平均直径为 3.2 cm,最大可达 10.2 cm。女性乳头平均为 12～15 mm(相当于 1 角硬币大小),<12 mm 为小乳头,16～23 mm 为大乳头,>23 mm 为特大乳头。临床实际中,母亲产后几周乳头达到最大,以后逐渐恢复到原来正常大小。

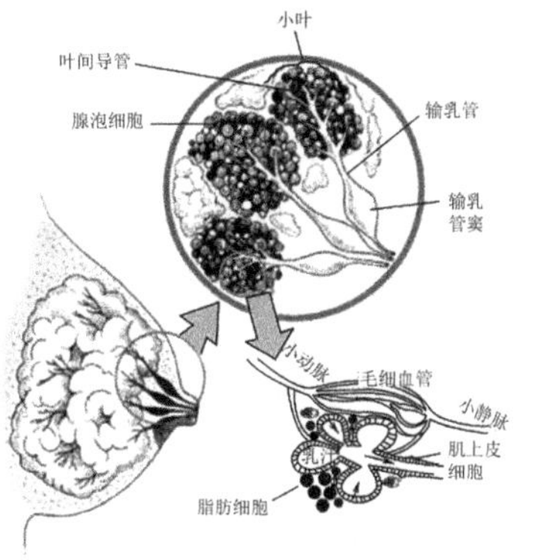

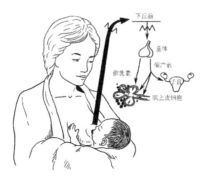

图 12-4　乳房解剖

（3）妊娠乳房的改变：女性青春期乳腺的发育主要受雌激素刺激，孕激素、生长激素等也参与乳腺发育。妊娠 24 周后受催乳素与雌激素、孕激素及其他激素共同作用，乳房的生理、解剖都发生变化，为产后泌乳做准备。如人绒毛膜生长素、黄体酮促进腺泡、小叶结构发育，使乳腺小叶末端导管发展成为小腺泡。胎盘分泌的雌激素刺激乳腺基质发育、脂肪堆积、小管生长，孕激素刺激乳腺腺泡发育。妊娠前女性乳房的大小与乳汁分泌量无关，但妊娠前至产后母亲的乳房应增大 2～3 倍。

（4）激素调节（图 12-5）：婴儿吸吮母亲的乳头时，刺激母亲乳头乳晕感受器，将神经冲动从脊髓的传入神经传到下丘脑，刺激垂体分泌两种重要的激素，即催乳素（PRL）与缩宫素（OT）。

图 12-5　乳汁分泌调节

催乳素的泌乳作用：PRL 是垂体前叶（腺垂体）嗜酸性粒细胞分泌的一种蛋白质激素，主要作用为促进乳腺发育生长，刺激并维持泌乳。妊娠期血液雌激素、孕激素浓度高，与 PRL 竞争乳腺细胞受体，使血液 PRL 浓度低。分娩后产后黄体酮、雌激素水平显著下降，PRL 大量与乳腺细胞受体结合，作用于乳腺细胞的 C-ATP，合成脂肪、乳糖、酪蛋白等营养素，生成乳汁。母体血中高水平的催乳素是维持泌乳的关键，可使乳腺细胞不断生成乳汁。频繁哺乳（8～12 次/24 小时）与乳房排空均是使催乳素维持较高水平的关键。如产妇分娩后不哺乳，血清催乳素的浓度常在 1 周后降到妊娠早期的低水平。同时，因下丘脑与情绪有关，情绪越放松，泌乳则越多。

缩宫素作用：婴儿吸吮母亲乳头同时刺激垂体前叶（N 垂体）分泌 OT。

OT 作用于包绕在乳腺泡腔和导管周围的肌上皮细胞，肌上皮细胞收缩的结果是将乳汁挤到乳导管,迅速产生"射乳反射",即婴儿吸吮乳头 30~45 秒后,双侧乳房射乳。射乳反射可使婴儿在很短时间内吸吮大量乳汁,排空乳房,有利于乳汁的合成、分泌。同时,OT 使子宫平滑肌收缩,排出恶露,促进子宫复原。当建立良好的哺乳后,哺乳过程可使母亲形成射乳反射的条件反射,如婴儿的哭声、母亲看见婴儿等。母亲哺乳前热敷或按摩乳房,卧位哺乳亦可促进产生射乳反射;母亲焦虑、疲倦、疼痛、窘迫等不良情绪则抑制射乳反射。

2.人乳的特点

人乳的蛋白质、脂肪、碳水化合物、维生素、矿物质、酶、激素、生长因子、抗炎因素、免疫诱导和调节对婴儿有特殊的生理作用。人乳是 6 月龄内婴儿营养的唯一来源,人乳的营养成分已作为建立婴儿食物与营养素适宜摄入量的依据,母亲乳汁的成分在一次哺乳过程和整个哺乳期间都可满足婴儿生长和发育的需要。

(1)初乳:为孕后期与分娩 4~5 天的乳汁。黄色是因含丰富的 β-胡萝卜素,碱性,比重 1.040~1.060(成熟乳 1.030)。虽然初乳量少,每天量为 15~45 mL,但初乳营养丰富,含脂肪较少而蛋白质较多(主要为免疫球蛋白),维生素 A、牛磺酸和矿物质的含量颇丰富,并含有初乳小球(充满脂肪颗粒的巨噬细胞及其他免疫活性细胞),对新生儿的生长发育和抗感染能力十分重要。如果婴儿出生前母亲没有初乳,用吸奶器吸可刺激子宫收缩,引起早产。

(2)过渡乳:产后 5~14 天的乳汁为过渡乳。乳汁的脂肪、乳糖、水溶性维生素和能量逐渐增加,蛋白质、免疫球蛋白、脂溶性维生素和矿物质下降。

(3)成熟乳:14 天以后的乳汁为成熟乳。一次哺乳过程中初始部分乳汁较稀薄,蛋白质含量较高;随哺乳时间延长,乳汁变得黏稠,为乳白色,含较多脂肪,可使婴儿产生饱足感而安静入睡。

**(三)建立良好的人乳喂养**

成功的母乳喂养应当是母婴双方都积极参与并感到满足。当母亲喂养能力提高,婴儿的摄乳量也将提高。建立良好的母乳喂养需要孕母分泌充足的乳汁,形成有效的射乳反射以及婴儿有力的吸吮。

1.母亲健康状况

大多数健康的孕妇都具有哺乳的能力,但真正成功的哺乳则需孕妇身、心两方面的准备和积极的措施。保证孕妇营养合理,孕期体重增加适当(12~14 kg),母体可贮存足够脂肪,供哺乳能量的消耗。妊娠前孕妇的 BMI 宜维持在正常范围内。尽管消瘦孕妇的妊娠期体重增加适当,但仍可能生出低体重儿;肥胖孕妇合并妊娠症的危险增加,如剖宫产、妊娠期糖尿病、高血压、出生缺陷和围产期死亡等。妊娠、哺乳女性适当营养素摄入对胎儿和乳汁的分泌是重要的。若孕妇妊娠期营养不足可使胎儿宫内营养不良,哺乳期营养素不足可使乳汁某些营养素(如维生素 A、维生素 $B_1$、维生素 $B_6$、维生素 $B_{12}$、碘)缺乏。妊娠期女性需增加能量 837~1 256 kJ/d(+15%),哺乳期产妇需增加能量 2 093 kJ(+25%)。

2.正确的喂哺技巧

包括刺激婴儿的口腔动力,有利于吸吮;唤起婴儿的最佳进奶状态(清醒状态、有饥饿感),哺乳前让婴儿用鼻推压或用舌舔母亲的乳房,哺乳时婴儿的气味、身体的接触刺激乳母的射乳反射。采用最适当的哺乳姿势,使母亲与婴儿感到放松。如母亲可选择卧位、侧卧位、蜡抱式、抱球式等不同的哺乳姿势(图 12-6)。

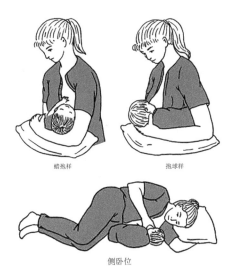

摇抱样          抱球样

侧卧位

**图 12-6　不同的哺乳姿势**

3.哺乳次数与时间

适当的哺乳次数有助于维持哺乳与增加乳汁分泌。纯母乳汁喂养的新生婴儿每天宜 8～12 次（或 1.5～3 小时），一般白天不宜超过 2～3 小时、夜间不超过 4 小时哺乳。如新生婴儿仍在睡觉，需唤醒哺乳。随婴儿年龄增加，晚睡眠时间较长，夜间哺乳次数逐渐减少，日间增加哺乳量。

0～2 月龄的小婴儿每天多次、按需哺乳，使其吸吮有力，乳头得到多次刺激，乳汁分泌增加。按需哺乳不仅可使催乳素在血中维持较高的浓度，还能保证婴儿有较强的吸吮力。因此，有力的吸吮是促进乳汁分泌的重要因素。如给婴儿喂过多糖水，常使其缺乏饥饿感，导致婴儿思睡、吸吮无力，则乳母的乳头缺乏刺激，泌乳量减少。产后乳晕的传入神经特别敏感，诱导缩宫素分泌的条件反射易于建立。出生后 2 周是建立人乳喂养的关键时期。吸吮是主要的条件刺激，应尽早开始第 1 次吸吮（产后 15 分钟～2 小时内）。婴儿出生后第 1 次吸吮的时间对成功建立人乳喂养十分关键。出生时嗅觉、视觉和触觉的发育使婴儿能本能地实现"乳房爬行"，帮助其很快找到母亲的乳房，开始第 1 次吸吮。如果婴儿不能很快开始第 1 次吸吮，婴儿的警觉关键期刚过而进入睡眠，第 1 次吸吮则被延迟。尽早第 1 次吸吮可减轻婴儿生理性黄疸，因其频繁吸吮，刺激肠蠕动，使排便增加，减少胆红质的肠肝循环；同时还可减轻生理性体重下降，减少低血糖的发生。

4.人乳量判断

婴儿生长正常，体重增加适当是乳量充足的重要指征，如 3～4 月龄婴儿体重应增加 1 倍；或哺乳后婴儿感到满足，或常常需唤醒哺乳；哺乳时可听到婴儿持续的吞咽声；尿量适当，即 3～5 天龄的新生婴儿，色淡黄，小便 4～8 次/天或 3～4 个被尿浸透的尿片/天，5～7 天龄为＞6 次/天。为了顺利进行纯母乳喂养，出生后 2～4 周应避免给婴儿补充配方、水，或用安抚奶嘴，或交替进行人乳与配方喂养，那样均可减少婴儿对母亲乳房的刺激，使人乳量逐渐减少，最后导致很早断离母乳。正常情况下，母亲分娩后 2 周乳房开始变小，为正常的回缩，不是判断乳汁分泌量的依据。当婴儿出现觅食反射、频繁吸吮手指、有些焦躁不安、欲哭表情、嘴发出"吧唧"声为婴儿饥饿的行为，即应哺乳（图 12-7）。不宜等婴儿持续哭闹才哺乳，因哭闹已表示婴儿很饥饿。

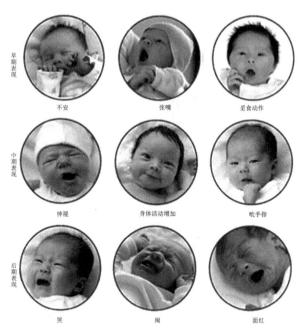

早期表现　不安　张嘴　觅食动作

中期表现　伸展　身体活动增加　吮手指

后期表现　哭　闹　面红

**图 12-7　婴儿饥饿表现**

出生后 8～12 天，或 6 周龄，或 3 月龄时婴儿常常可表现为进食频繁，提示可能短期内出现生长加速，但有个体差异。

5.哺乳问题处理

喂养成功的关键之一是母亲乳头、乳房健康。

（1）乳头护理：需要产前或产后做简单的乳头挤、捏护理，每天用清水（忌用肥皂或酒精之类）擦洗乳头。

（2）乳头过大或过小：人乳喂养成功需要母亲、婴儿、乳头的同步作用。女性的乳头大小有差别，部分女性乳头过大或过小，家长担心婴儿吸吮困难。

长、大乳头的喂养方法：乳头长≥2 cm、直径≥2.3 cm 为长、大乳头。一般地，婴儿吸吮大乳头没有任何问题，但往往因其他原因家长已用配方喂养而使婴儿不愿吸吮母亲的大乳头；或婴儿太小或太弱（嘴小），不能吸吮母亲过大的乳头，使吸吮乳汁困难。事实上，人造乳头较母亲乳头大，婴儿可以吸吮；母亲的乳头比人造乳头软、具易塑性，因此，大乳头不影响婴儿吸吮。吸吮时让婴儿张大嘴含住乳头，并采用抱球的姿势易成功哺乳。母亲的过长、大的乳头有时可塞住婴儿口腔，若婴儿拒绝吸吮母亲长、大乳头时，可吸出乳汁用奶瓶喂养，但随着婴儿年龄的增长，此种情况可逐渐缓解。

乳头过小或乳头内陷：乳头过小即乳头扁平。大多数母亲的乳头突出，易于婴儿吸吮。少数母亲的乳头扁平或内陷，常见于初产妇。因妊娠期母亲乳头皮肤变得松软，约 1/3 的孕妇有不同程度的乳头扁平或内陷（图 12-8），但只有 1/10 孕妇的乳头扁平持续到分娩。真正的乳头内陷是乳头皮肤与底部组织粘连，使哺乳困难。让母亲学习"乳房喂养"，而不是用"乳头喂养"婴儿。

即哺乳时母亲与婴儿胸贴胸，使婴儿下颌贴近母亲乳房，口含乳晕部分，使乳晕下的输乳管窦内的乳汁迅速排出。只要婴儿吸吮方法正确（图 12-9），即使母亲的乳头扁平或内陷，大部分婴儿仍可从扁平或内陷乳头吸吮乳汁。同时，应让母亲学习护理扁平乳头和乳头内陷的方法。

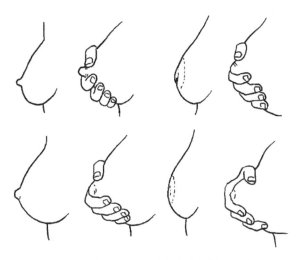

图 12-8　扁平乳头和乳头内陷的护理方法

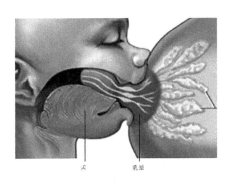

图 12-9　正确的婴儿吸吮方法

（3）预防乳头痛：哺乳后让乳头自然在空气中风干，保持乳罩干燥，采用不同哺乳姿势等方法可减少乳头皮肤皲裂；同时，避免婴儿过度饥饿，因为饥饿婴儿易发生咬乳现象。未哺乳时保持乳房皮肤自然干燥，不宜用热吹风机或灯烤干；避免用低劣香皂或保湿剂，洗澡时避免擦伤；不宜在乳头或乳晕处用乳霜、软膏；严重时及时看医师。有专家建议每次哺乳后可挤出少许乳汁均匀地涂在乳头上，因乳汁中丰富的蛋白质和抑菌物质可保护乳头表皮，预防乳头皮肤皲裂。

（4）乳房结节：局部热敷；哺乳前洗热水澡 10～20 分钟，有利于形成射乳反射；轻揉乳晕部分使乳头外凸、婴儿易于含住；按摩乳房使乳汁流出通畅；哺乳后冷敷，减少肿痛；频繁哺乳，减少积乳。

（5）乳腺炎：乳房红、肿、热、痛，同时有全身症状，如发热、头痛、恶心、畏寒、全身不适时，需立即看医师。采用对婴儿无害的药物，仍可继续哺乳；宜给婴儿频繁哺乳，使两个乳房均排空，有助于减少乳腺炎发生。

6.影响母亲开始或继续哺乳因素

很多因素可影响母亲的哺乳行为，包括社会、家庭、朋友的态度，身体状况、工作环境，以及不当使用婴儿配方等。妊娠后应学习有关母乳喂养的基本知识，了解哺乳对婴儿与母亲本人的益处，帮其解除影响哺乳的障碍。

因与泌乳有关的多种激素都直接或间接地受下丘脑的调节，下丘脑功能与情绪有关，故情绪影响泌乳。心情压抑可以刺激肾上腺素分泌,使乳腺血流量减少,阻碍营养物质和有关激素进入乳房,从而使乳汁分泌减少。刻板地规定哺乳时间也可造成精神紧张,故在婴儿早期应采取按需哺乳的方式,并保证乳母身心愉快和充足的睡眠,避免其精神紧张,可促进泌乳。

**(四)断离人乳**

每个婴儿都需经历断离母亲哺乳的过程。为了使婴儿在此过程中生长与情感不受影响,需要让母亲充分了解此过程。其他食物引入至完全替代母乳为断离母乳期,继续母乳喂养时间有个体差异,依母乳情况决定人乳喂养时间。婴儿6月龄后,若反复夜醒,体重增长不足提示母乳汁质、量逐渐下降,可采用代授法逐渐增加婴儿配方以维持婴儿正常生长,婴儿配方量至800 mL/d即可完全替代母乳。一般地,婴儿12月龄左右可完全断离母乳。部分婴儿6月龄后生长良好提示母乳较好,母亲能按常规引导婴儿接受其他食物,母乳喂养可持续至2岁左右。如4月龄内的母乳喂养婴儿连续2个月体重增长不满意时,常常提示母乳不足,应采用婴儿配方补充母乳喂养(补授法)。补授时,母乳哺喂次数一般不变,每次先哺母乳,将两侧乳房吸空后再以婴儿配方补足母乳不足部分,以利于刺激母乳分泌。补授的乳量由婴儿食欲及母乳量多少而定,即"缺多少,补多少"。

6~8月龄是婴儿形成依恋阶段,为了避免婴儿过度依恋母乳,需培养婴儿有良好的进食习惯。如3~4月龄后宜逐渐定时哺乳,4~6月龄逐渐断夜间奶,培养婴儿对其他食物的兴趣以及有自我进食的技能等。让婴儿直接学习用杯喝配方可减少依赖奶瓶喂养问题,如睡时吸奶形成"奶瓶龋齿",或将吸吮奶嘴作为抚慰婴儿的方法。

**(五)不宜哺乳情况**

母亲感染HIV、患有严重疾病应停止哺乳,如慢性肾炎、糖尿病、恶性肿瘤、精神疾病、癫痫或心功能不全等。乳母患急性传染病时,可将乳汁挤出,经消毒后哺喂。乙型肝炎的母婴传播主要发生在临产或分娩时,是通过胎盘或血液传递的,因此乙型肝炎病毒携带者并非哺乳的禁忌。母亲感染结核病,经治疗无临床症状时可继续哺乳。

## 二、婴儿配方喂养

无法进行母亲乳汁喂养的婴儿需要采用配方喂养。

**(一)配方选择**

所有婴儿配方均经过科学研制,可给予不能进行母乳喂养或母乳不足的健康足月婴儿生长需要的各种营养素。市售婴儿配方包括以牛乳或大豆为基础的配方、低敏配方以及其他有特殊医学问题儿童的配方。

(1)以牛乳为基础的配方:多数婴儿配方是以牛乳为基础,增加乳糖、植物油、维生素和矿物质。酪蛋白是牛乳的主要蛋白质,乳清蛋白是人乳的基础蛋白质,因此,目前已发展含较多乳清蛋白的婴儿配方。但婴儿配方中的乳清蛋白与母乳乳清蛋白仍有差别,主要是氨基酸和蛋白质成分的不同。牛乳为基础的配方中,蛋白质供能9%,脂肪供能48%~50%,碳水化合物供能40%~45%。因此,以牛乳为基础的配方脂肪较低,碳水化合物、蛋白质、矿物质则高于母乳。

(2)以大豆为基础的配方:目的是为牛奶不耐受婴儿发展大豆为基础的配方,含大豆蛋白质、植物油、维生素、矿物质,蔗糖或玉米糖浆为碳水化合物的来源。因大豆含必需氨基酸蛋氨酸低,故应强化蛋氨酸。以大豆为基础的婴儿配方的蛋白质供给10%~11%能量,45%~49%由脂肪供给,41%~43%为碳水化合物提供。强化铁的量与以牛奶为基础的配方相同。AAP认为,以大豆为基础的配方对牛奶过敏的婴儿安全有效。除牛奶过敏外,以大豆为基础的配方还可用于半乳糖血症、遗传性乳糖缺乏症,但不适宜于 6 月龄内的健康婴儿、急性胃肠炎后的乳糖不耐受、肠绞痛,亦不用于牛奶蛋白过敏性肠病或小肠结肠炎,不能预防高危儿的牛奶蛋白过敏。

(3)其他动物乳制品:AAP 营养委员会不建议以全牛乳、低脂或脱脂乳喂养婴儿,也不建议给婴儿喂养羊乳。因羊乳含铁、叶酸、维生素 C、维生素 D、维生素 $B_1$、维生素 $B_3$、维生素 $B_5$(泛酸)、维生素 $B_6$ 等营养素不足,同时,羊乳的肾负荷高于牛乳。现在有部分羊乳制品强化维生素 D 和叶酸。

**(二)配方喂养方法**

同人乳喂养一样,配方喂哺婴儿亦需要有正确的喂哺技巧,包括正确的喂哺姿势、唤起婴儿的最佳进奶状态。配方奶喂哺婴儿应特别注意选用适宜的奶嘴和奶瓶、奶液温度适当、奶瓶清洁以及喂哺时奶瓶的位置、奶液的安全贮存,不宜用微波炉热奶以避免奶液受热不均或过烫,米粉加入奶液不利于婴儿学习吞咽。

**(三)配方调配**

规范的调配方法对保证婴儿营养摄入至关重要(图 12-10)。一般市售配方配备统一规格的专用小勺,如盛 4.4 g 配方粉的专用小勺,1 平勺宜加入 30 mL 温开水;盛 8.8 g 配方粉的专用小勺,1 平勺宜加入 60 mL 温开水(重量比均为 1:7)。家长或医师往往不重视调配方法。过浓或稀释配方均影响婴儿营养状况:如家长为婴儿冲调配方 600 mL/d,但婴儿实际消耗配方 120 g/d,相当于 900 mL/d 时,可初步判断配方调配过浓(抖平、半勺);婴儿可无饥饿感(间隔时间超过 3 小时)、大便干、不消化,最重要的是配方过浓使肾脏负荷过重,对婴儿不成熟的肾脏产生潜在损伤。如婴儿体重不足、摄入冲调后的配方量"高"于实际消耗配方量时,多为配方冲调稀释(过多水,或用米汤、开奶茶、中药等),长期使用稀释配方可致婴儿营养不良。

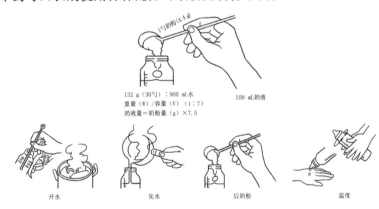

132 g(30勺):900 mL水
重量(W)/容量(V)(1:7)
奶液量=奶粉量(g)×7.5

100 mL奶液

开水　　　　　先水　　　　　后奶粉　　　　　温度

**图 12-10　规范的调配方法**

**(四)摄入量估计**

配方是 6 月龄内婴儿的主要营养来源时,需要正确指导家长或评价婴儿的营养状况,主要是估计婴儿摄入量。婴儿的体重、RNIs 以及配方制品规格是估计婴儿配方摄入量的必备资料。一般婴儿配方 100 g 供能约 2 093 kJ,婴儿能量需要量为 377 kJ/(kg·d),故需婴儿配方奶粉 18 g/(kg·d)或 135 mL/(kg·d)。或采用月消耗奶粉量估计日奶量,如月消耗 900 g 奶粉 4 听,相当于婴儿进食奶量为 900 mL/d。按规定调配的配方奶蛋白质与矿物质浓度接近母乳,只要摄入量适当,总液量亦可满足需要。

### 三、过渡期食物

婴儿期随着生长发育的逐渐成熟,需要经历由出生时的纯乳类向成人固体食物转换的过渡时期,应让婴儿在此时期逐渐接受成人固体食物,培养其对各类食物的喜爱和自己进食的能力。尽管婴儿出生后有不同的喂养方式,但在食物转换的过渡时期,食物的引入方法相同。

#### (一)关于概念

婴儿从纯乳类食物逐渐接受的其他食物常常被称为过渡期食物,或半固体、固体食物。过渡时期食物常被称为换乳食物、辅食或断乳食物,是除母乳或配方奶(兽乳)外,为过渡到成人固体食物所补充的富含营养素的半固体食物(泥状食物)和固体食物。引入时宜考虑婴儿的发育、营养状况、医学情况,同时需要了解社会因素、文化、经济状况以及宗教对食物制作的影响,保证食物的结构、风味等能够被婴儿接受。

#### (二)引入其他食物年龄

各国均没有严格的规定,应根据婴儿发育成熟状况决定,包括儿童进食技能、发育水平转换婴儿食物质地,而不是用实际年龄判断。体重和能量也不是决定引入其他食物的因素。

一般地,3~4月龄婴儿消化道发育逐渐成熟,有消化其他蛋白质、脂肪和碳水化合物的能力;肠道免疫屏障功能发育,可防止对引入食物中的大分子蛋白质产生过敏;4~6月龄婴儿神经肌肉发育较好,可以竖颈,可控制头在需要时转向食物(勺)或吃饱后把头转开;口腔明显增大能接受勺喂,可闭唇从勺中取食物,可咀嚼、吞咽半固体食物(泥状食物)和固体食物,可接受食物质地与颜色的改变;肾脏功能发育成熟,可排出产生肾负荷高的食物代谢产物,如肉类食物。乳类可满足婴儿6月龄内营养需要。因此,一般引入其他食物的婴儿年龄为4~6月龄。

婴儿的发育年龄不一定与生理年龄一致,可能出现喂养技能发育落后情况。此类婴儿不宜与正常健康婴儿相同对待,需要评估发育水平,了解其采用口腔喂养的能力和食物质地接受能力,如早产、低出生体重、疾病导致多次住院治疗、生长落后、神经肌肉发育延迟、被忽视或受虐待、抑郁、唇腭裂、因长期静脉或管道喂养、或其他医学情况(如21-三体综合征、脑瘫)的儿童。

#### (三)引入的其他食物

当婴儿口腔功能逐渐发育,需随婴儿年龄增长逐渐增加食物的黏稠度与块状食物,食物的质地从泥茸状到碎状的食物,再到小块状食物。即引入食物的质地应适合婴儿的发育年龄。

(1)婴儿第1阶段食物:中华医学会儿科分会儿童保健学组发表的"婴幼儿喂养建议"描述,婴儿第1阶段食物为特别制作的婴儿产品,或家庭自制的含一定营养素(如维生素C)、不含调味品(糖、盐)的泥状(茸状)食物,多为植物性食物,包括强化铁的米粉、水果泥、根茎类或瓜豆类的蔬菜泥。

6月龄后多数母乳喂养的婴儿应补充其他食物,以满足能量、铁、锌、维生素D和其他营养素的需要。因婴儿生长发育较快,铁和维生素D缺乏的患病率较高,中华医学会儿科分会儿童保健学组和AAP均特别强调补充铁与维生素D。4~6月龄的婴儿体内贮存铁消耗已尽,选择的食物应同时补充铁营养。通常能满足这些条件的食物是强化铁的米粉。其次引入的食物是根块茎蔬菜,除可补充少量维生素、矿物质营养外,主要是训练婴儿的味觉,增加膳食纤维摄入。

儿童喜爱他们熟悉的食物,不是食物本身的特点,而是儿童从自己的经历中获得的。婴儿最初的对新食物的抵抗可通过多次体验改变。因此,婴儿食物转变期有一个对其他食物逐渐习惯的过程,此期让婴儿熟悉多种食物,特别是蔬菜类,有利于儿童期对食物的接受能力。开始引入的新食物宜单一,让婴儿反复尝试,持续约1周,或直至婴儿可接受为止,再换另一种,以刺激其味觉的发育。单一食物引入的方法可帮助了解婴儿是否出现食物过敏。如引入强化铁的米粉1周后可引入燕麦粥。

(2)婴儿第2阶段食物:经过第1阶段食物训练已能分别接受各种食物,无明显变态反应,7~8月龄婴儿宜混合食用;食物品种接近成人食物,宜含更多营养素,不含调味品(糖、盐)。食物的硬度或大小应适度增加,以适应婴儿咀嚼、吞咽功能的发育,如末状、碎状、指状或条状软食,包括水果、蔬菜、鱼肉类、蛋类和豆类食物。引入的食物制作应以当地食物为基础,注意食物的质地、营养密度、卫生、制作多样性。乳类仍为婴儿营养的主要来源,应保证800 mL左右。

引入其他食物的过程也是婴儿学习进食技能的过程。因此,食物宜让婴儿易于拿,软,易于咀嚼,如指状食物,包括熟通心面、面条、小面包、小块水果、蔬菜以及饼干等。7~9月龄后食物的质地从泥(茸)状过渡到碎末状可帮助婴儿学习咀嚼,增加食物的能量密度。与人类进化过程一致,儿童进食应有从手抓到用餐具的过程,婴儿手抓食物更容易;允许婴儿自己吃,对发展进食技能很重要。10~12月龄婴儿可在餐桌上与成人同食,手抓食物进餐。如家庭条件允许,婴儿进餐时可坐婴儿餐椅或加高椅,便于婴儿与成人同餐学习进食技能,增加进食兴趣,也有利于其眼手动作协调和独立能力的培养。

(朱龙云)

# 第五节 早产儿喂养

## 一、生理特点

### (一)消化系统

早产儿出生时虽然胃肠道解剖结构分化完成,但胃容量小,胃肠动力功能差,消化吸收能力弱,黏膜屏障功能尚未发育成熟,免疫应答不完善。消化道发育不成熟表现为胃排空慢、肠蠕动弱、肠胀气,或因胃食管反流(GER)而出现呕吐。消化道成熟度不仅与消化、吸收功能有关,亦与消化道的内分泌、外分泌功能有关。早产儿胃酸分泌少、胰酶活性不足,分泌胆盐和肠肝循环较差,消化脂肪能力不足,乳糖酶水平低。早产儿胎龄越小、体重越低,发育成熟度越低,发生喂养不耐受、消化功能紊乱和坏死性小肠结肠炎(Necrotizing enterocolitis,NEC)的风险越高。

早产儿机体调节能力差,吸吮-吞咽-呼吸不协调,表现为吸吮活动无节律,下颌和舌活动异常,奶液在吞咽至食道阶段时仍有呼吸,易进入气道致呛咳或吸入肺部。至34~36周胎龄时其吸吮-吞咽-呼吸逐渐协调,胎龄37周后则完全成熟。

### (二)神经系统

20周胎龄后胎儿脑发育呈线性方式增长,34周的胎儿脑皮质约为足月儿的1/2,35~41周时脑白质髓鞘较前增加5倍。因此,早产儿头围发育水平可提示脑发育状况。早产儿睡眠-觉醒周期不稳定,觉醒时间较短使摄入奶量受限,不能满足能量需要。

### (三)营养代谢需求

基于正常胎儿营养素的需要,判断早产儿的营养需求。早产儿宫内营养储备低,出生后各种并发症的影响使代谢消耗增加,因此实际上对能量和营养素的需求大于正常同胎龄胎儿的营养需求。

能量的摄入决定早产儿的体重生长速率,蛋白质获得是早产儿实际生长的最好指征。蛋白质影响身长和头围的生长,身长代表早产儿的线性生长。采用蛋白/能量比有助于了解早产儿营养状况。体重 1 000 g 的早产儿体内贮存蛋白质 88 g,晚期胎儿通过胎盘从母体获得 4 g/(kg·d)蛋白质。2010 年欧洲早产儿喂养指南推荐早产儿适宜能量、蛋白质摄入:早产儿蛋白质摄入 3.0~4.5 g/kg 时,体重增长率与蛋白质量呈正相关关系;若蛋白质摄入<3.0 g/kg 而能量较高时,体重增长正常,但体脂增加。

## 二、乳类选择

### (一)人乳

研究证实,早产儿母亲的乳汁成分与足月儿母亲的乳汁不同。早产儿母亲的乳汁如同宫内胎盘作用的延续,营养价值和生物学功能更适于早产儿的需求,成分与母亲孕龄有关。早产儿母亲的乳汁蛋白质含量高,利于早产儿的快速生长;乳清蛋白:酪蛋白为 70:30,脂肪、乳糖含量低,易于吸收;某些激素、肽类、氨基酸、糖蛋白等成分可促进早产儿小肠发育成熟;含有较多抗感染成分,如抗微生物因子(分泌型 IgA、乳铁蛋白、溶菌酶、低聚糖等),抗炎症因子(抗氧化物、表皮生长因子、细胞保护因子等)以及白细胞等;DHA、ARA、牛磺酸含量是足月儿母乳的 1.5~2 倍,有利于早产儿神经系统和视觉发育。母乳中还含有多种未分化的干细胞,潜在影响早产儿的远期健康。

WHO 积极倡导新生儿重症监护病房进行母乳喂养(包括捐赠母乳),以降低早产相关疾病的发生率(喂养不耐受、坏死性小肠结肠炎、慢性肺疾病、早产儿视网膜病、生长和神经发育迟缓)。大量研究显示,早产儿母亲的乳汁具有其他配方无法替代的天然成分,且益处呈现剂量与效应的关系,即早产儿摄入母乳量越多,获益越大。因此,母乳喂养也是早产儿首选的喂养方式,建议母乳喂养≥6 月龄。

### (二)强化人乳

虽然早产儿母亲的乳汁有益于早产儿生长,但早产儿本身摄入奶量能力有限,同时早产儿母亲乳汁的蛋白质、矿物质含量难以满足早产儿宫外加速生长的需要,特别是极(超)低出生体重早产儿生长。

多数 HMF 是基于牛乳配方的产品,亦有源于母乳的制品;商品化的 HMF 有粉剂和浓缩液态产品。强化母乳喂养适用于胎龄<34 周、出生体重<2 000 g 的早产儿。当早产儿能耐受 60~80 mL/(kg·d)的母乳后即可强化母乳。不同 HMF 产品配制不同,一般标准配制的强化母乳能量密度为 335~356 kJ/dL,蛋白质为 2.5~2.8 g/dL(2.9~3.3 g/419 kJ)。

### (三)早产儿配方

适用于胎龄<34 周、出生体重<2 000 g 的早产儿住院期间应用。早产儿配方(Premature Formulas,PF)成分与强化人乳相近,其配方特点概述如下:

(1)蛋白质:高于早产儿母亲的乳汁和婴儿配方含量(2.8~3.5 g/100 J),氨基酸组成可满足早产儿快速增长的生理需要。

(2)脂肪:提供满足生长所需的高能量。长链多不饱和脂肪酸促进神经系统的发育,中链脂肪酸占 40%~50%。

(3)碳水化合物：含 40%～50%乳糖和 50%～60%聚葡萄糖组成的碳水化合物混合体，供给所需要能量。

(4)维生素和矿物质：强化较重要的维生素与矿物质，以满足早产儿生长代谢的需求。血浆渗透压不增加。

**（四）早产儿出院后配方**

早产儿出院标准为体重达 2 000 g，可经口喂养，生命体征稳定。早产儿出院后如长期采用早产儿配方可导致过多的能量、蛋白质及其他营养素的摄入，增加代谢负荷，故目前有介于早产儿配方与普通婴儿配方之间的过渡配方，即早产儿出院后配方（PDF），以满足早产儿继续生长的需要。早产儿出院后配方亦可用于出院后母乳不足时的补充，适用于有营养不良高危因素的早产儿出院后一段时期内应用。

## 三、早产儿喂养

**（一）住院期间喂养**

1.喂养原则

住院期间每天监测体重增长、出入量和喂养不耐受情况，喂养不足部分由肠外营养进行补充。采取个体化的喂养策略和处理方法，提倡母乳喂养（包括捐赠母乳）。无先天性消化道畸形及严重疾病、血流动力学相对稳定的早产儿应在出生后 24～48 小时内尽早开奶。根据早产儿耐受情况增加奶量，逐渐从肠外营养过渡到完全肠内营养，由管饲过渡到经口喂养或直接哺乳。住院早期肠内营养不足部分由肠外营养补充供给。

2.喂养方法

(1)人乳喂养：胎龄≥34 周、临床状况稳定的早产儿可母婴同室，直接哺乳。

(2)经口喂养：吸吮、吞咽和呼吸功能尚欠协调的、胎龄≥32 周的早产儿可尝试经口喂养。

(3)管饲喂养：胎龄＜34 周早产儿吸吮和吞咽功能不全，或不能经口喂养（疾病及治疗因素），或部分早产儿经口喂养不足需要补充者。管饲喂养期间应同时进行非营养性吸吮，促进胃肠功能成熟，为直接哺乳做准备。

**（二）出院后喂养**

临床上，多数胎龄小的早产儿出院时胎龄不足 40 周，存在较多营养物质累积缺失，表现为生长不足，生长曲线出现偏离。2006 年欧洲儿科胃肠、肝病、营养学会（ESPGHAN）发表的《早产儿出院后喂养指南》和 2009 年《中华儿科》杂志编辑委员会、中华医学会儿科学分会新生儿学组、中华医学会儿科学分会儿童保健学组的《早产/低出生体重儿喂养建议》均强调，早产儿出院后需要继续强化营养，采取个体化的喂养策略以达到理想的营养状态，满足正常生长和追赶性生长两方面需求。早产儿的正常生长轨迹受遗传和性别的影响，而追赶性生长则取决于胎龄、出生体重、并发症及其严重程度、住院期间的营养和出院前的生长状况等多种因素，个体之间的差异很大。

1.营养风险程度的分类

早产儿出院前新生儿科医师应进行喂养和生长的评估，根据营养风险的程度将其分为高危（HR）、中危（MR）和低危（LR）3 种情况（表 12-4），是出院后个体化营养指导的基础。

表 12-4　早产儿营养风险程度的分类

| | 评估项目 | 高危早产儿(HR) | 中危早产儿 | 低危早产儿(LR) |
|---|---|---|---|---|
| 1 | 胎龄/周 | <32 | 32~34 | >34 |
| 2 | 出生体重/g | <1 500 | 1 500~2 000 | >2 000 |
| 3 | 胎儿生长受限 | 有 | 无 | 无 |
| 4 | 经口喂养 | 欠协调 | 顺利 | 顺利 |
| 5 | 奶量/mL·(kg·d)$^{-1}$ | <150 | >150 | >150 |
| 6 | 体重增长/g·d$^{-1}$ | <25 | >25 | >25 |
| 7 | 宫外生长迟缓 | 有 | 无 | 无 |
| 8 | 并发症 | 有 | 无 | 无 |

注:并发症包括支气管肺发育不良、坏死性小肠结肠炎、消化道结构或功能异常、代谢性骨病、贫血、严重神经系统损伤等任 1 条。

儿童保健医师随访时需多次评估早产儿营养风险程度,若病情变化中或低危早产儿再次出现高危早产儿的情况(第 3~8 条之一)时,宜以相应营养风险程度调整喂养方案。

2.强化营养方法

据出院时早产儿营养不良危险程度评估选择,即高危(HR)、中危(MR)早产儿需继续采用强化母乳(HMF)、早产儿配方(PF)或早产儿出院后配方(PDF)的喂养法方法强化营养。但强化喂养有个体差异,如有营养不良高危因素的早产儿、小于胎龄儿强化时间可能较长。不同的喂养方式,强化的方法也有不同,如住院期间采用335 kJ/100 mL强化母乳和早产儿配方喂养的早产儿出院后需持续至胎龄 40 周左右。为了避免过多的能量和营养素摄入和过高的肾脏负荷,出院后应根据生长和血生化情况调整母乳强化的能量密度,可较住院期间略低,如半量强化(306 kJ/100 mL);早产儿配方逐渐转换为早产儿出院后配方(306 kJ/100 mL)。部分母乳喂养者则可在出院后采取母乳加早产儿配方或母乳加早产儿出院后配方的方法。

3.强化营养支持的时间

因早产儿存在个体差异,不宜采用某一个体重或年龄决定出院后强化营养支持的时间。强化营养的时间有个体差异,一般以早产儿营养风险程度与体格发育水平判断,两者应是一致的。

(1)强化营养时间:一般地,高危(HR)早产儿需强化的时间较长,可至矫正胎龄 6 月龄,甚至 1 岁;中危(MR)早产儿需强化喂养至矫正胎龄 3 月龄;低危(LR)早产儿可强化喂养至足月,即矫正胎龄 40 周。

(2)乳类转换:当矫正胎龄后体格生长各项指标达 P25 th~P50 th水平时,宜采用逐渐降低奶方的能量密度方法至280 kJ/100 mL,即转换为纯人乳或普通婴儿配方,以避免体重/身长>P90 th。

4.其他食物的引入

早产儿引入其他食物的年龄有个体差异,与其发育成熟水平有关。胎龄小的早产儿引入时间相对较晚,一般矫正胎龄为 4~6 月龄,甚至可至 7~8 月龄。引入其他食物的方法同正常足月儿。

5.其他营养素的补充

(1)维生素 D:据 2008 年《中华儿科》杂志编委会、中华医学会儿科学分会儿童保健学组、全国佝偻病防治科研协作组《维生素 D 缺乏性佝偻病防治建议》,早产/低出生体重儿生后即应补充维生素 D 800～1 000 U/d,3 月龄改为预防量(400 U/d),直至 2 岁。

(2)铁剂:2011 年世界卫生组织发表的《低-中等收入国家低出生体重儿喂养指南》和2009 年我国《早产/低出生体重儿喂养建议》,早产儿生后 2～4 周始补充元素铁 2～4 mg/(kg·d),直至矫正胎龄 1 岁。补充量包括强化铁配方奶、母乳强化剂、食物和铁制剂中的所有铁元素含量。

**(三)喂养评估**

出院后定期随访,需多次喂养评估,尤其是出院后早期,由于环境、生活节律和喂养方式的改变,部分住院时间较长的早产儿可出现不适应的表现,如人乳喂养不顺利、哺乳困难、进食奶量明显减少、呛奶、呕吐、大便不通畅等,甚至导致短期内体重减轻,使再次入院概率增加。出院前的宣教、母婴间的接触和喂养指导,出院后 1 周内及时的沟通和干预是非常必要的。喂养成功体现在理想的生长,需定期评估早产儿的体重、身长、头围和体重/身高,有条件时可检测血生化、骨密度、体成分测定等,多项指标全面评价。

(朱龙云)

# 第六节　小于胎龄儿喂养

## 一、消化系统及营养代谢特点

胎儿从母体获得营养物质依赖于正常的子宫胎盘循环,当宫内环境不良时胎儿会发生适应性的变化以保证其生存,如减缓生长速度,血流重新分布和脐动脉阻力升高,红细胞增多,葡萄糖以无氧酵解为主,乳酸和丙酮酸增加等。各种营养素和能量的缺乏,使胎儿的瘦体重、脂肪、糖原储备和骨矿物质含量均减少,导致宫内生长受限。病理因素使来自母体的营养物质减少与自身的合成代谢能力低下,如蛋白质和脂肪的吸收率较适于胎龄儿减低 11%～14%,蛋白质合成能力有限,氧耗量和能量消耗增加。尽管临床上考虑胎儿的营养储备受到不同程度的影响,关注小于胎龄儿(SGA)的营养支持策略,但 SGA 较 AGA 儿更易发生喂养不耐受,有发生坏死性小肠结肠炎(NEC)的高风险;或追赶性生长不充分,体格生长和神经系统发育落后。

## 二、喂养特点

合理适宜的喂养使多数 SGA 可出现不同程度的追赶性生长,2～3 岁达正常儿童水平。"健康和疾病的发育起源"学说(DOHaD)揭示胎儿期营养不良,全身器官将发生永久的改变,尤其是重要脏器。消化道受损严重的 SGA 虽然出生后有较好的营养支持,仍可出现喂养困难,延续宫内的营养不良状态,生长发育落后。

**(一)原则**

1.据胎龄制订喂养策略

2006 年,世界卫生组织在发展中和发达国家的研究表明,SGA 与相同 AGA 儿的营养需求相似。因此,SGA 儿童喂养策略应主要据胎龄而不是出生体重,即促进 SGA 儿童适度线性生长与较好的神经系统结局。

**2.成熟度**

早产 SGA 儿的喂养亦需按发育成熟度或营养不良危险程度选择喂养方式。

**(二)喂养方法**

**1.胎龄<34 周早产 SGA 儿**

多属于高危(HR)、中危(MR)早产儿,出院后需强化营养,适当补充铁和其他微量元素(同早产儿喂养),至体格生长各项指标>P10 th。

**2.胎龄>34 周早产 SGA 儿**

尽可能人乳喂养。临床状况稳定的情况,建议出生后 30 分钟内尽早吸吮母亲乳房,既可预防低血糖发生,又可促进母亲泌乳。母婴同室有益于促进母乳喂养。如 SGA 新生儿吸吮无力,可将母亲乳汁挤出喂哺。每 2~3 小时哺乳 1 次,密切监测血糖,维持血糖>2.6 mmol/L。产前有中重度生长受限、脐血流多普勒超声异常 SGA 新生儿,应先肠外营养,至足量人乳喂养。SGA 儿童住院、母婴分离的情况下,母亲亦应频繁吸出乳汁(至少 8 次/天)。

**3.足月 SGA 儿**

喂养方法同正常足月儿。不能将出生体重相近的足月低体重儿和早产儿采用相同强化营养处理方法,因为成熟度、生长轨迹和营养需求有很大差异。为了降低 SGA 成人期发生代谢综合征的风险,各国指南均不推荐足月 SGA 儿出院后常规使用早产儿配方或早产儿过渡配方促进生长。

**4.严重喂养困难 SGA 儿**

为了减少生长落后程度,可采用管饲喂养,同时转诊寻找病因。

(朱龙云)

# 第七节　幼　儿　营　养

## 一、营养特点

幼儿生长发育较婴儿期减慢,但仍处在快速生长发育的时期,而且活动量较婴儿期增多,仍需要保证充足的能量和优质蛋白质。幼儿期儿童消化代谢功能仍不成熟,乳牙陆续萌出,但咀嚼功能尚不成熟;胃容量较婴儿增加,但进食量仍有限。胃肠道消化吸收对外界不良刺激的防御功能尚不成熟。幼儿自己喂哺的意识强烈,能逐渐自己使用杯子、匙进食,开始有控制进食情景的意识,如玩弄食物,有接受和拒绝食物的行为。

2013 年版《中国膳食推荐指南》建议,1~3 岁儿童能量推荐量为 4 604~5 023 kJ/d,膳食蛋白质 25~30 g/d。膳食蛋白质、脂肪和碳水化合物占总能量的比率分别是 12%~15%、30%~35%及 50%~60%,优质蛋白质供给量占每天蛋白质总量的 35%~50%。

## 二、膳食安排

**(一)食物选择**

**1.主食**

幼儿膳食逐渐以谷类为主食,能接受全谷物和系列加工食品。全谷物产品含 B 族维生素、镁、铁、纤维、蛋白质和不饱和脂肪酸,可适当选择小米、玉米、黑米等杂粮与大米、小麦搭配;选择时令新鲜蔬菜和水果。

2.动物类、豆制品食物

肉、鱼、乳是优质蛋白质、B族维生素、铁和锌的来源,动物内脏和动物血可交替食用。2岁后应优选低脂产品,如鸡肉,瘦猪肉。

3.奶制品

母亲乳汁充足、幼儿不眷恋母乳、生长正常者可继续给予母乳喂养至2岁,或每天500 mL配方或鲜奶。如幼儿牛奶蛋白过敏可选择低敏配方。2006年,美国儿科学会建议,2岁后可适当摄入低脂奶。

4.水摄入量

中国婴幼儿膳食指南建议,幼儿每天需水量1 250~2 000 mL,约1/2来自水、果汁。据季节和儿童活动量决定饮水量,以不影响幼儿日常饮食为度。幼儿最好的饮料是开水、奶类,而不是饮料。幼儿食物摄入可参考2010年中国营养学会妇幼分会公布的《中国孕期、哺乳期女性和0~6岁儿童膳食指南》,与美国心脏协会发表的《儿童、青少年预防心血管疾病的膳食指南》。

**(二)食物制备与安全**

幼儿膳食质地较成人食物软,但不宜过碎煮烂,要易于幼儿咀嚼、吞咽和消化。采用蒸、煮、炖、煨等烹调方式,以清淡为宜。少用或不用含味精或鸡精、色素、糖精的调味品,注意食物多样化和色香味更换。避免幼儿摄入引起窒息和伤害的食物,如小圆形糖果和水果、坚果、果冻、爆米花、口香糖,以及带骨刺的鱼和肉等,少食高脂、高糖食物,快餐食品,碳酸饮料;控制过多含糖饮料的摄入,以免影响食欲和过多能量的摄入。

**(三)餐次和进食技能培养**

幼儿进餐应有规律,包括定时、定点、适量进餐,仍以每天4~5餐为宜,即早、中、晚正餐、点心1~2次,进餐时间以20~25分钟/次为宜。培养儿童自我进食技能的发展,不规定进食方法(手抓,用勺、筷),不强迫进食,2岁后应自我、自由进食。

**(四)进食环境**

幼儿进餐环境轻松、愉悦,有适宜的餐桌椅及专用餐具。每天有机会与家人共进餐,有助于幼儿接受家庭膳食。进食前应暂停其他活动,避免过度兴奋;专心进食,进餐时不可边吃边玩、边看电视,不可追逐喂养、责备或训斥儿童。餐前洗手,开始学习用餐时的礼仪。3岁左右的儿童常出现挑食表现,可持续至4岁。尊重儿童对食物的爱好和拒绝态度,给儿童制作可口的、营养均衡的食物,使儿童能选择有利于自己健康的食物。

(朱龙云)

# 第八节　学龄前儿童营养

## 一、营养特点

学龄前儿童生长发育平稳发展,但仍需充足营养素。2013年《中国居民膳食营养素参考摄入量》建议,3～6岁学龄前儿童能量推荐摄入量为5 023～5 860 kJ/d,男童高于女童。谷类含有的丰富碳水化合物是其能量的主要来源。蛋白质的推荐摄入量为30～35 g/d,蛋白质供能占总能量的14%～15%,50%源于动物性食物蛋白质,可满足微量元素需要(如锌、铁、碘和维生素);足量乳制品、豆制品摄入是维持丰富钙营养的有效方法。学龄前儿童食物摄入可参考2010年中国营养学会妇幼分会公布的《中国孕期、哺乳期女性和0～6岁儿童膳食指南》,与美国心脏协会发表的《儿童、青少年预防心血管疾病膳食指南》。

## 二、膳食建议

### (一)食物选择

学龄前儿童口腔功能较成熟,消化功能逐渐接近成人,已可进食家庭成人食物,但需有营养的食物,如新鲜水果、蔬菜、低脂奶制品、瘦肉类(鸡、鸭、鱼、牛、猪、羊肉)、全谷类。正餐时少用汤类代替炒菜、稀饭代替米饭。尽量避免纯能量食物,如白糖、粉丝、凉粉、藕粉等,少吃零食,饮用清淡饮料。

品种多样,膳食平衡、多样化,以满足儿童对各种营养成分的需要。如荤素菜的合理搭配,粗粮、细粮的交替使用,保证蛋白质、脂肪、碳水化合物之间的比例,以及足够的维生素、矿物质摄入。学龄前儿童功能性便秘发生率较高,需适量的膳食纤维,全麦面包、麦片粥、蔬菜是膳食纤维的主要来源。

### (二)食物制备

与成人相同,但食物口味仍以清淡为主,不宜添加各类调味品;少油煎、油炸食物,避免刺多的鱼骨。儿童已能逐渐接受部分家庭食物习惯,如酸辣食物。

### (三)餐次与进食能力

进食时间基本与成人同步,每天可安排1～2次点心。如幼儿园儿童晚餐时间过早,儿童回家应适当加餐,避免晨起发生低血糖。进食的能量比率宜早餐20%～30%,午餐30%～35%,点心10%～15%,晚餐25%～30%。4岁儿童不再紧握勺或筷进食,能像成人一样熟练用勺或筷自己进食,喜欢参与餐前准备工作。

### (四)学习进食礼仪

家长应教儿童餐桌仪表,如嘴里有食物不宜说话,学会用餐巾纸擦嘴,不越过别人餐盘取食物。家庭的共进餐习惯使儿童可学到更好的餐桌礼仪。比起言教,更重要的是家长的行为,因为儿童行为是家长行为的镜子。每天应至少有1次愉快的家庭进餐时间,儿童参与准备与结束清洁工作,有益于儿童对食物的认识和选择,增进交流。

## 三、零食选择

零食是非正餐时间食用的各种少量的食物和/或饮料(不包括水)。2007年中国居民零食专项调查显示,>60%的3～17岁儿童青少年每天晚上吃零食,均因为"好吃"选择零食。调查显示,儿童青少年零食提供能量可占总能量的7.7%,接近幼儿点心提供的能量,零食尚提供部分膳食纤维(18.2%)、维生素C(17.9%)、钙(9.9%)、维生素E(9.7%)。因此,正确指导儿童青少年适当选择、控制零食过多摄入非常必要。2006—2007年,中国疾病预防控制中心营养与食品安全所受卫健委疾病预防控制局委托,研究和编制《中国儿童青少年零食消费指南》,将零食分为"可经常食用""适当食用"和"限制食用"3种,从营养与健康的角度强调,儿童青少年应以正餐为主,不可以零食替代正餐。如需为儿童选择零食,建议家长参照零食消费分类指南选择"可经常食用"的零食,避免"限制食用"零食。

(朱龙云)

# 第十三章

# 发热门诊护理

## 一、发热的病因及分类

### (一)诊断学分类

临床上一般根据病因的不同,诊断学分类概括为感染、恶性疾病、结缔组织－炎症性血管性疾病、其他四大类。80%以上的患者归因于感染、恶性疾病、结缔组织－炎症性血管性疾病。病因的分布受地理、年龄因素的影响。6岁以下的患儿以感染性疾病为主,特别是上呼吸道、泌尿系统感染或全身感染;成人虽然感染性疾病仍占首位,但恶性疾病的发病率明显增高。

### (二)感染

(1)病毒、立克次体、支原体及衣原体感染。

(2)细菌、真菌感染疾病。

(3)结核及结核分枝杆菌感染疾病。

(4)螺旋体、原虫、蠕虫等感染疾病。

### (三)恶性疾病

恶性疾病常表现为长期原因不明的发热,以淋巴瘤、恶性组织细胞病、肾上腺瘤、肝脏肿瘤、肠道肿瘤等较为常见。恶性疾病发热的原因一般与继发感染、肿瘤组织坏死、肿瘤细胞浸润、肿瘤组织释放内源性致热原等有关。

1.淋巴瘤

淋巴瘤以发热为主要症状。最具特征性的是周期性发热,3~10天的发热期与无热期交替常提示霍奇金病。淋巴结肿大与肝脏大小可随体温高低而增加或缩小。无原因解释的血清尿酸持续增高可能是诊断的线索(因肿瘤细胞代谢旺盛)。CT、B型超声波、磁共振(MR)等辅助检查可了解腹腔或腹膜后有无肿大淋巴结,有助于诊断。另外,抗惊厥药物如苯妥英钠,可引起淋巴瘤样临床表现。停药后症状及病理变化均消失。

2.肝肿瘤

表现为发热、剧烈右肋痛、肝大、黄疸、腹水、消瘦等一般诊断不困难。困难的是仅表现为发热,此时应注意常伴有类白血病反应,血清碱性磷酸酶升高有助于诊断,血清甲胎蛋白(AFP)定性和定量检查有确诊价值。CT、B型超声波、磁共振(MR)等辅助检查有助定位诊断。

3.恶性组织细胞病

临床以高热、贫血、肝、脾、淋巴结肿大、全血细胞减少、出血、黄疸和进行性衰竭为主要特征。

本病临床表现无特异性。因此,诊断应以临床表现为基础,病理学及细胞形态学检查为主要诊断依据。组织细胞异常增生、异形及多核巨组织细胞对诊断有意义。但需与急性白血病、毛细胞性白血病、粒细胞缺乏症及重型再生障碍性贫血相鉴别。

4.白血病及其他实体肿瘤

根据发热、贫血、出血及肝脾淋巴结肿大、周围血液有大量白血病细胞,一般血涂片检查即可明确诊断。但对白细胞不增多性白血病需骨髓检查确诊。

肾癌很隐匿,有约 10％的肾癌患者可表现为发热,由于此种肿瘤细胞在试管内能合成和释放内源性致热原,肿瘤切除后发热即可停止。因此,肾癌患者的发热多与内源性致热原有关。B 型超声、CT、选择性肾动脉造影有助于诊断。

### (四)结缔组织和炎症性血管疾病

这组疾病的发热常伴有关节、肌肉、肾脏症状及皮肤改变。涉及的病种较多,比如系统性红斑狼疮、Still 病、药物热、多发性肌炎、结节性多动脉炎、风湿热、混合型结缔组织病等。

1.系统性红斑狼疮

多见于年轻女性,男女之比约为 1∶10,是中、长程发热应予鉴别的疾病之一。典型病例表现为面颊部蝶形红斑或皮损、全身关节肿痛、尿异常改变、多浆膜受累、白细胞计数减少、LE 细胞阳性、ANA 等抗体阳性。诊断线索常见口腔溃疡、雷诺现象、光敏、脱发等。本病多以发热为首发症状,常兼有白细胞计数减少,故应注意与 SARS、沙门菌属感染或革兰阴性杆菌败血症相鉴别。

2.Still 病

成人 Still 病是一种病因未明的以长期间歇性发热、一过性多形性皮疹、关节炎、咽痛为主要临床表现,伴有白细胞总数增高、肝功能受损的临床综合征。诊断线索为高热而症状轻、皮疹、关节肿痛、白细胞计数增多、抗生素治疗无效。确诊需排除感染性疾病、恶性肿瘤和其他风湿病。

3.药物热

高敏反应是药物热的最常见原因。主要是机体对作为抗原的药物或其代谢产物以及制剂辅助材料发生致敏。药物性发热最终是排他性诊断。有决定意义的诊断同时也是治疗的措施是停止所有可能引起发热的药物。在应用多种药物时,为辨别引起发热的药物,最好的方法是逐个排除法。

4.风湿热

临床表现以心肌炎和关节炎为主,可伴有发热、皮疹、皮下小结、环形红斑、舞蹈病等。诊断包括:①发病前 1 周有链球菌感染征象;②游走性关节痛、发热 2 周以上;③心电图 P-R 间期延长;④血沉增快、C 反应蛋白阳性;⑤阿司匹林治疗有效。

### (五)其他

常见的是肉芽肿性疾病,表现为反复或持续发热单一症状,数月甚至数年不被确诊。另有伪装热、高 IgD 综合征等。

1.肉芽肿性疾病

主要有肉芽肿性肝炎、结节病、局限性回肠炎、颞动脉炎等。肉芽肿性改变可以由许多感染引起,代表许多疾病的一个病理过程,如结核及其他分枝杆菌感染、组织胞浆菌病及其他真菌、梅毒、某些寄生虫病、结节病及肿瘤。肉芽肿性肝炎多见于 50～60 岁的成年人,临床表现为间歇性高热,伴消瘦、无力、关节酸痛、血清碱性磷酸酶轻度升高。肝活检可明确诊断。颞动脉炎(或称巨细胞动脉炎)好发于 60～70 岁,可有发热、头痛、视力障碍、关节痛。诊断线索是有颌跛症状、颞动脉呈条索状、压痛、搏动可消失,颞动脉活检可证实诊断。

2.伪装热

通过体温计的操作造成的发热称为伪装热。诊断线索有躯体情况良好、日内体温无变化规律、脉搏与体温不成比例、皮温不高、退热时无汗。推荐有护理人员在场的情况下测量腋温、口温或肛温,测量刚排出的尿液温度可明确诊断。

## 二、发热的机制

### (一)正常体温及调节

正常人体温腋下 36.2～37.5 ℃,平均 37 ℃;口温 35.6～38.2 ℃,平均 37.3 ℃;肛温 37.4～38.3 ℃,平均 37.6 ℃。正常体温的维持是通过下丘脑体温调节中枢来完成。体温调节中枢通过神经、体液因素调节产热与散热两个过程使体温保持动态平衡。

### (二)体温的测量

最准确的体腔温度应该是经食管测量,较肛温低约 0.2 ℃。但属有创检查,故临床难以运用。舌下进行口腔测量,较肛温低约 0.4 ℃。但易受测量前喝冷热饮料的影响,对插管、面罩呼吸及儿童患儿不适宜。直肠测量准确性高、误差小,主要适用于老年人。外痔或近期直肠手术是禁忌。腋下测量因方便、无痛苦是目前普遍选择的方法。但应了解影响因素有:局部降温、出汗过多、皮肤血管收缩、显著低血压。电子温度计测量时间短、易读数,SARS 期间及目前被广泛采用。但经实践发现准确性差,适合公共场合的人群初筛,不适合发热患者的临床测量;测量尿的温度,直接排尿后测量,主要用于证实伪装热,较口温高 0.5～1.0 ℃。

### (三)发热的机制

目前生理学上采用调定点学说解释体温调节中枢对体温的调节。人体的发热就是由于调定点受到致热原作用后,对温热敏感性降低的结果。本来由 37 ℃升高到 38 ℃时,就应出现散热反应,但由于调定点阈值增高、敏感性降低,故仍在产热增加,到 38 ℃以上后,才出现散热反应。致热原是一类能引起恒温动物体温异常升高的物质总称。可概括为两大类。

1.外源性致热原

如内毒素可直接作用于下丘脑的体温调节中枢;然而,大部分外源性致热原不能透过血-脑屏障,而是通过宿主细胞产生内源性致热原在作用于体温调节中枢,像病毒、衣原体、支原体、立克次体、螺旋体、细菌及毒素、真菌、原虫、抗原抗体复合物等。

2.内源性致热原(endogenous pyrogens,EP)

EP 是宿主细胞内衍生的致热物质,主要来自大单核细胞和巨噬细胞。如白细胞介素、肿瘤坏死因子、干扰素等。多数学者认为,EP 使花生四烯酸代谢产物增加(如 $PGE_2$)进入视前区/下丘脑的前部即可引起发热。

## 三、热度、热程及热型的鉴别诊断

### (一)热度

热度是指机体在发热时体温升高的程度。在临床上大部分疾病其本身在热度上并无明确的界定,因年龄、性别、病情轻重、有无并发症等情况的不同,热度可有所变化。但在不同的疾病,其各自有相对较类似的热度,故热度在疾病的诊断上具有一定的参考价值。

在临床上,热度通常被分为四级:38 ℃以下为低热,多见于病情较轻者、慢性病患者或功能性发热者;38.1～39 ℃为中热,大部分疾病伴发热时,体温多在此范围;39.1～41 ℃为高热,多见于急、重症患者;＞41 ℃为超高热,可见于乙型脑炎、脓毒血症性败血症、伤寒(重症)、中暑及中枢性高热等。值得注意是临床上不应以热度来衡量疾病的轻重,在某意义上热度的高低反映了机体的防御应急能力。但热度过高可对机体产生不良影响,特别是体温超过 42 ℃时,往往提示患者病情严重,应积极采取降温措施,以避免高热对组织造成的损伤。

### (二)热程

热程是指发热病程的时间,在诊断上具有重要的鉴别意义。目前,临床上对热程的分界尚无统一认识,有学者在讨论发热时将其分为急性发热和长期发热,长期发热多定义为:体温≥38.5 ℃,持续 2～3 周者。此种描述从发热病程整体上讲仍较模糊,故有学者提出将热程分为短、中、长三种:＜1 个月者为短热程,1～3 个月者为中热程,＞3 个月者为长热程。在这里需要说明的是热程的含义并非是指发热不退所持续的时间,而更多意义上讲是指发热疾病的病程,包括某些疾病反复发热的过程。在临床中分析热程有助于疾病的诊断,急性感染性疾病多表现为短热程,感染性疾病如迁延不愈热程可延长;而慢性疾病、恶性肿瘤及胶原系统疾病等则表现为中、长热程。因注意在同一种疾病热程也可不一致,短热程的疾病如病情迁延或合并并发症,热程可延长,长热程疾病则会经过初期发热阶段,而表现病情迁延。

#### 1.短热程

这部分患者发热的原因多因感染性疾病所致,病原体可为:病毒、支原体、衣原体、立克次体、细菌、真菌等。由病毒、支原体、衣原体等病原体致病的患者病情具有一定的自限性。此类发热多可在短时间内自愈或治愈。

(1)病毒感染:临床上最常见的感冒、流行性感冒、上呼吸道感染等疾病,大多由于病毒感染所致,有报道约占感染病原体的 90%。这部分疾病以突发畏寒、高热起病,伴或不伴有流涕、鼻塞、打喷嚏、咽痛等症状,可有头痛、全身肌肉酸痛等表现,辅助检查可发现血常规中白细胞总数正常或降低。流行性感冒多在流行期间发病,严重者可发展为病毒性肺炎。此外,一些传染性病毒感染性疾病,也多以上呼吸道症状为首发,例如,流行性腮腺炎、脊髓灰质炎、麻疹、流行性出血热、传染性单核细胞增多症等。诊断时应注意发病的季节,患者的生活、工作环境,是否有类似病源及疫区的接触史。一般病毒感染所引起的感冒、流行性感冒及上呼吸道感染的热程多在 1 周内可恢复,少数患者可达 1 周,其他疾病发热一般亦不超过 2 周,如发热 2 周以上仍未退则应警惕是否在原发病基础上合并并发症,或原诊断是否正确。

(2)其他感染:与病毒感染相类似,支原体、衣原体、立克次体感染也表现为短程热,并有一定的自限性。支原体感染于夏、秋、冬季好发,青壮年多见,全身症状较轻,热型多表现为中度弛张热,热程在 1～2 周。近年来对衣原体在人体的感染也有了新的认识,在传统的鹦鹉热的基础上,人们发现肺炎衣原体感染,有报道此类感染占门诊和住院社区获得性肺炎的 10%,与鹦鹉热肺炎不同的是肺炎衣原体肺炎无病鸟接触史。临床上可有咽痛、咳嗽、肌痛,发热为中高度热,短热程,行血清学抗体检测有助于诊断。

在查明明确病灶的细菌性感染,经敏感抗生素治疗多表现为短热程。与病毒感染不同之处在于,细菌感染者畏寒、寒战较病毒感染者更明显,血常规中白细胞多升高,中性分类比率明显增高,这类疾病在临床上可见于各系统的细菌感染如呼吸道、肝胆系统、泌尿生殖系统等。如病情迁延热程可转为中热程。真菌感染多为机会性感染,在老年、体弱或慢性病患者,长期应用抗生素、激素、抗癌药物等条件下易出现,如能有效及时治疗,此类热程亦为短热程。

(3)非感染性:这部分发热在临床上并不少见,可表现不同的热度。手术后的短时间发热,在不超过 38 ℃的情况下,多被认为是局部吸收所致。近年来对肺栓塞的认识逐渐提高,发现在肺栓塞的患者中有 43%可有一过性低热,其中有 7%的患者可伴有高热,并有血常规的增高。心肌梗死及其他组织脏器血管栓塞的疾病也同样有类似表现。此外,部分与自身免疫机制有关的疾病也可表现为短热程,如:亚急性甲状腺炎、强直性脊柱炎、Reiter 综合征等。

2.中热程

中热程是指发热病程为 1~3 个月,在这部分疾病中,仍以感染性疾病为多见。此外,尚可见于结缔组织病、恶性肿瘤等。

(1)感染性:感染性中热程疾病在病原学上可分为:一般细菌、特异性病原体与病毒、原虫等感染。从起因上可分为在原发病基础上合并其他感染,或原感染疾病隐匿或迁延未愈。前者可见于病毒、支原体、衣原体基础之上的细菌感染或在一般细菌感染基础上,由于机体抵抗力下降、药物治疗(长期使用广谱抗生素、激素等)等因素引起条件致病菌、耐药菌或真菌的感染。后者可见于一般性细菌的隐匿性感染,如:隐源性病灶所致的感染,往往由于临床上查找病灶困难,致使病程迁延。此类病灶可隐匿于泌尿、肝胆、盆腔生殖系统等部位,在热型上可表现为低、中热或高热,或反复交替出现。

在特异性感染中,最常见的是结核菌感染。病灶可位于肺内或肺外,患者可表现为长期午后低热,甚至反复查找而不能明确病变部位,在行试验性抗结核治疗下,体温才缓慢下降。在粟粒性肺结核患者可表现为弛张热,消耗明显,血沉增快,而多次拍摄胸片可无阳性结果,此时行一般抗炎治疗无效,患者出现热程延长。

其他病原体及原虫感染所致的中热程可见于:螺旋体、蠕虫、鞭毛虫、弓形虫、阿米巴原虫血吸虫等。

(2)结缔组织病:这部分疾病侵犯多器官,以皮肤、浆膜腔、肝、肾损害为表现,热型可表现为多样性,如稽留热、弛张热、间歇热等。有时常与合并症同时出现,加之有些结缔组织病有一定的自限性,而易被临床忽视,造成漏诊或误诊,使热程延长。在诊断这部分疾病时,要注意到发热仅是其疾病活动的一种征象,往往还同时伴有关节痛、肌痛、皮疹、脱发等全身表现。

(3)恶性肿瘤:恶性肿瘤可分为实体瘤和非实体瘤,均可因肿瘤本身引起发热,成为中长热程。热型可多样性,如不规则热、弛张热、间歇热等,热度也可表现为低、中、高各种类型。然而,在临床上更多见的是肿瘤患者合并感染所致的发热,其病原体可由病毒、细菌、真菌等多种微生物。

3.长热程

长热程是指患者的发热病程达 3 个月,需强调的是患者的发热症状可有反复,并非是发热持续 3 个月。在这部分疾病中,以免疫系统疾病、肿瘤为多见,感染性疾病相对较少,此外,也可有少数患者可能为神经功能性发热。

(1)感染性:最常见的可导致长热程的感染性疾病是结核杆菌感染,并以肺外结核为多见,如脊柱结核、肝结核、肾结核、盆腔结核等,此类患者病灶多较隐匿,临床表现不典型。近年来耐药结核菌株的出现也成为难治结核的原因之一。随着抗生素不断进展,普通细菌感染所致的长热程在临床中已较少见,但临床上仍应警惕隐源性感染灶所致的,可导致长热程的隐源性感染可见于胆道、泌尿系统、盆腔及隐匿的局限化脓性病灶。

此外,临床上不可忽视 AIDS 患者的存在,并已得到全球关注。该病可分为四期,最初在急性感染期可有高热及类似流感样症状,淋巴结肿大,2 周后症状消失,进入无症状期。发展到艾滋病相关综合征期患者可再度发热,此时多为不规则低热呈中长热程,伴消瘦、腹泻、贫血等症状。进入艾滋病期,患者可合并各种病原体感染难以控制,表现出持续或间歇的各种热型。

(2)恶性肿瘤:恶性肿瘤所致发热的机制尚不明确,有报道长期发热中恶性肿瘤占 7% ～31%,仅次于感染,列为第二位。其中各型血液系统恶性病变均可导致长期发热,其中尤以淋巴瘤和恶性组织细胞增生症为突出,热度多为高热,热型多样性。实体瘤中以原发或继发性肝癌、肺癌、肾细胞癌、甲状腺转移癌为多见,尤其在肿瘤的中晚期,可表现为不规则低热、弛张热等热型,这部分患者对抗生素治疗不敏感,但对萘普生和激素治疗敏感。值得注意的是恶性肿瘤患者继发感染往往是临床上发热的首要因素,由于肿瘤本身因素、相应的化疗、放疗、中性粒细胞的减少,使得患者抵抗力低下,可并发各种病原体引起的感染,其中耐药菌、病毒及真菌成为恶性肿瘤患者的重要病原学因素,加之长期使用抗生素及激素,此时可反复发热或发热持续不退。

(3)结缔组织病:各种结缔组织病均可出现长热程的临床表现,尤以系统性红斑狼疮(SLE)、类风湿关节炎、风湿热、成人 Still 病、多发性肌炎和皮肌炎等多见,这部分疾病的发热症状可经治疗或自行缓解,而后反复再发。其中,SLE 活动时发热伴浆膜炎、肾炎、关节炎。类风湿关节炎发热多为低热,偶有高热,可伴有关节痛和肌痛。持续高热常是多发性肌炎和皮肌炎的首发症状,并可伴有肌痛和肌无力。成人 Still 病则以高热、外周血常规中白细胞增多、皮疹、关节疼痛为表现。同时仍不可忽视的是结缔组织病的发热也同样存在合并感染的问题,在临床中应认真甄别。

(4)其他:在长热程中还可由重度贫血、甲状腺功能亢进、手术后低热、感染后低热(也称为传染后低热)、功能性低热的原因引起。重度贫血所致的发热多为低热,很少有高热出现。感染后低热多发生于病毒感染后,表现为高热后遗留低热,伴有乏力、食欲减退等症状,但体格检查及辅助检查无异常发现。功能性低热中以神经功能性低热为主,多见于女性,夏季好发,体温一般不超过 38 ℃。这类患者常伴有自主神经功能紊乱的表现。

### (三)热型

热型是指在不同时间测得的体温数值分别记录在体温单上,将各体温数值连接起来形成体温曲线,该曲线称之为热型。在典型的疾病中,不同的疾病所致的热型可有所不同,分析热型有助于疾病的诊断,但热型也易受到治疗或处置后的干扰,分析时应注意干扰因素对其的影响。常见的有以下几种类型。

1.稽留热

指体温持续为 39～40 ℃,达数天或数周,并在 24 小时内体温波动范围不超过 1 ℃。多见于肺炎球菌性肺炎,在某些传染性疾病如:伤寒、恙虫病、斑疹伤寒的极期,在中暑及中枢性高热时也表现为稽留热。

2.弛张热

也有人将之称为败血症热型,该热型表现为体温常在 39 ℃以上,波动幅度较大,24 小时内波动范围可超过 2 ℃,但每天最低温度仍在 37 ℃以上。多见于败血症、化脓性毒血症、支气管肺炎、重症结核、感染性心内膜炎、恶性组织细胞病及淋巴瘤的患者。也可见于伤寒、副伤寒。

3.不规则热

指热度及热程方面无一定规律,此种热型在临床上诊断意义较小。可见于支气管炎、结核病、渗出性胸膜炎、亚急性心内膜炎、风湿热等。此热型也可由于临时用药或处置对体温的干扰所致。

**4.间歇热**

此热型表现为体温突然升高至39℃以上，可伴有恶寒寒战，数小时后降至正常伴有大汗，历经一至数天后体温再升，如此反复。典型的间歇热见于间日疟和三日疟，也可见于化脓性局灶性感染。

**5.双峰热**

高热曲线在24小时内有两次波动，形成双峰状。临床上相对少见，可见于黑热病、恶性疟、大肠埃希菌性败血症、绿脓杆菌性败血症。

**6.双相热**

也称鞍型热，是指第一次热程持续数天，然后经一至数天的解热期，此后，又突然发生第二次热程，持续数天而后完全解热。可见于某些病毒感染的疾病，如脊髓灰质炎、登革热、病毒性肝炎等。2003年冬春季流行的急性重症呼吸综合征（SARS）部分患者也表现为双相热，此往往提示病情出现反复或加重。

**7.反复发热**

也有人称之为"周期热""波状热""回归热"等，此型指发热若干天热退缓解，间隔若干日或一阶段后再发，如此反复，两次或两次以上者。可见于布鲁病、恶性淋巴瘤、脑膜炎、部分结缔组织病，如成人Still病、皮肌炎、系统性红斑狼疮等。

**8.后发热**

此型与双相热较难区分，一般是指某些感染性疾病在退热后一至数天后再次出现发热。有学者提出分析后发热的第二次发热时应考虑到以下几种情况：①其他感染性疾病经治疗好转，但不彻底，停药复发；②细菌感染疾病抗菌显效，但病原菌并未完全消灭而转为L型细菌再次发热；③在原发病用药控制退热后，一直未停药，随后再发热应想到药物热；④反复发热疾病的第二次发热；⑤在原发病已好转、控制情况下，并发有关或无关的新并发症。

在临床上，由于退热药及抗生素的早期应用，可使热型有所变化，有时难以见到典型的热型，故掌握和了解热型对分析及诊断疾病有鉴别作用。在分析热型时还应注意两种或两种以上热型并存现象，如肺炎链球菌性肺炎合并脓胸或败血症时，热型可由稽留热转为弛张热，故临床上对此种现象应加以注意。

## 四、发热患者的诊断程序

发热涉及面广，具有众多的诊断可能，故很难制定出一个单一的适合每一个发热患者的系统诊疗计划。对任何一个具体患者，病史、物理检查、更重要的是流行病学背景，一定能为诊断提供先导。如果临床特征提示感染性疾病，主要依据微生物学检查，在癌症年龄组患者有不明确的发热，早期诊断依靠X线检查，CT扫描和组织活检可使大部分患者做出早期诊断。因为感染性疾病可以治愈和有自限性，所以必须首先予以确定和排除。

**（一）询问病史**

详细而准确的病史能为诊断提供极为重要线索。应仔细询问患者的过去史和症状发展顺序。定位的症状可提示累及的器官、系统，某些发热特征可提示特定类型的疾病；可通过发热的热型、病程和伴随症状体征结合实验室和部分特殊检查进行诊断。有些需要反复询问。询问病史时,应注意以下几个方面。

**1.发热类型**

根据发热形态不同,可分为间歇热、弛张热、稽留热或回归热。

间歇热的特点是在其循环周期中体温每天都降至正常,如体温波幅很大,其被称为消耗热和败血症热。间歇热虽然有特异性,但对化脓性感染,尤其是脓肿、淋巴瘤和粟粒性肺结核,并无特异性。

弛张热的体温每天下降,通常在早晨下降,但不降至正常。多数发热是弛张热,而这种热型不反映疾病的任何特征。

稽留热以体温持续性升高无昼夜变化为特征,常见于未经治疗的伤寒、斑疹伤寒、感染性心肌内膜炎。

回归热是每隔一至数天出现短期发热,通常有以下几种。

(1)疟疾:特别是间日疟,每隔 2~3 天发热一次,疏螺旋体属感染引起的回归热为典型的7~10 天发热,间隔 5~7 天无发热期。

(2)局部化脓性感染极少产生周期性发热,所谓的 Charcot's 间歇性胆道发热如胆管炎伴间歇性胆道结石梗阻,同样小结石或浓缩的脓液间断阻塞输尿管,当尿液存在时也引起回归热。

(3)Pel-Ebstein 热:反复持续 3~10 天的发热,间以 3~10 天的无热和无症状期。常见于霍奇金淋巴瘤和其他淋巴瘤。一些患者常先有周期发热重复出现数月,然后才表现出疾病的其他症状。

**2.发热时间**

根据发热病程不同,可将发热分为短期发热和长期发热。病程少于 2 周,大多数患者经治疗或自行缓解,没有也无必要进行精确诊断。此类发热绝大多数可能为感染性。长期发热病因复杂,但可概括为感染、结缔组织病、血液病及恶性肿瘤四大类。

**3.伴随症状及全身状态**

高热伴咳嗽,咳痰者应考虑肺炎、肺脓肿、脓胸等呼吸系统感染,伴低热,盗汗和乏力多见于结核,伴胸痛可能为胸膜疾病和肺部病变如肺炎、肺癌及空洞性肺结核。伴咯血时应除外肺癌、肺结核和支气管扩张以及肺栓塞和肺血管炎。高热伴头痛,意识障碍应考虑中枢系统感染,如流行性脑膜炎,结核性脑膜炎。伴尿频、尿急应排除泌尿系统感染。另外,还要注意患者的全身状况和是否合并基础疾病。健康状态良好,病程长者多为感染、结核等良性疾病。一般情况差,病情进行恶化者要注意淋巴瘤和恶性肿瘤的可能。如有糖尿病、肿瘤或免疫系统疾病者出现发热,应考虑继发感染的可能。

**4.年龄、性别**

青少年发热多考虑感染性疾病,男性 40 岁以上吸烟者应考虑支气管肺癌继发感染、慢性支气管炎急性发作;青年女性长期发热伴咳嗽者应注意支气管内膜结核等,女性长期发热应除外结缔组织病。

**5.流行病学和个人史**

诊断发热性疾病必须有流行病学背景,因为不同的地区、季节,其感染性疾病谱各异。最近居住地、旅行饮食、接触家畜、野生动物和鸟,以前是否有急性感染性疾病,是否接触过肺结核患者等都可提供感染的线索。如发现家庭或群体聚集性,应想到传染性疾病的可能。有过敏史者应除外过敏性疾病所致的发热。

### (二)物理检查

仔细寻找皮肤损伤、皮疹和眼底、结膜、甲床、皮肤有无出血点认真触摸淋巴结,特别注意锁骨上、腋窝和肱骨内上踝区的淋巴结,发现心脏有杂音,特别是舒张期杂音是重要线索。腹部肿块可能为肿瘤,脾大提示感染、白血病、淋巴瘤而非脾实质肿瘤。肝脾大提示淋巴瘤、白血病慢性感染和肝硬化;单纯肝大可能为肝脓肿或转移癌。直肠或女性盆腔检查可发现肿块或脓疡;检查睾丸可发现肿瘤和结核。

颈部及锁骨上淋巴结肿大时应考虑肺结核、肺癌。双侧肺弥漫性湿啰音,提示慢性支气管炎、肺炎;或肺尖部、下肺野局限性湿啰音常提示支气管扩张;局限性上肺野大中湿啰音常提示空洞性肺结核。慢性咳嗽伴杵状指须注意支气管扩张、慢性肺脓肿、支气管肺癌。同时也要注意心界是否扩大、瓣膜区有无器质性杂音等心脏体征。

### (三)实验室检查

寻找发热原因时往往进行了大量检查,常重复,下列检查有助于发热病因的诊断。

#### 1.血液学检查

发热患者血液检查常有异常,贫血、血小板计数减少、白细胞计数减少或形态异常提示血液系统疾病,白细胞计数增高,或出现分类异常,以及中毒颗粒可能提示感染。血培养阳性提示败血症或脓毒血症。

各种血清抗体检查可诊断相应病原体的感染,如支原体、衣原体和军团菌引起的肺炎,对诊断 EBV 感染,甲乙型肝炎、梅毒、伤寒和布氏杆菌病均有重要价值。C 反应蛋白升高提示感染。免疫球蛋白和 T 细胞亚群测定有助于免疫功能的评价。血生化检查在无肯定的特异性器官功能障碍时虽对病因诊断不具有特异性,但能评价功能状态和其器官功能,如营养状态和肝肾功能,有无糖尿病。

#### 2.免疫指标和免疫功能检查

有助于诊断结缔组织病和肺特殊感染所致的发热,如艾滋病、SLE、皮肌炎和各种血管炎。

#### 3.脑脊液检查

根据腰穿时脑积液压力、蛋白量及细胞数和病原体检查,有助于诊断流行性脑膜炎和结核性脑膜炎或病毒性脑膜炎。

#### 4.尿便常规

有助于诊断胃肠道和泌尿系统的感染。

#### 5.痰液检查

了解痰的量、色、气味及性质具有诊断价值,如大量脓痰多见于支气管扩张、肺脓肿。在部分感染患者还可根据痰液形状进行经验性病原学判断:如细菌性肺炎的痰液常呈黄色黏稠,量增加;克雷伯杆菌肺炎的痰液为砖红色,血样或呈果冻状,类似草莓果酱,甚黏稠;链球菌肺炎的痰液可为铁锈色;绿脓杆菌肺炎的痰液为绿色;厌氧杆菌感染的痰液有恶臭味;肺阿米巴感染的痰液呈棕褐色并带腥臭味;白色念珠菌感染的痰呈白色透明,很黏,不易咳出,可拉成长丝。进一步进行痰细菌学培养和痰涂片寻找结核杆菌、癌细胞、肺吸虫卵、阿米巴滋养体等具有重要诊断意义。痰结核菌阳性不但有诊断价值,且表示有传染性,但阴性不能否定诊断。痰中发现真菌须作培养以鉴别是否为致病菌。

### (四)特殊检查

**1.X 线胸片**

是诊断部分感染,尤其是呼吸道感染的重要手段,能确定肺部病变的部位、范围与形态,有时也可确定其性质如肺炎、肺结核、肺脓肿、肺癌等。凡发热伴咳嗽1～2周不愈者,一般都应作X 线检查,若有发热伴胸痛、呼吸困难、咯血等更应及早检查。对于肺深部病变,则 X 线体层详细而准确的病史能为诊断提供极为重要线索。

**2.骨髓活检**

可任意部位盲目取样,不仅有助于澄清骨髓的组织学性质,诊断各种血液系统疾病,而且有时也有助于阐明其他疾病的过程,如转移癌、肉芽肿,也可进行培养。

**3.肝穿刺活检**

常能获得阳性结果,但具有诊断意义的较少,有助于诊断病毒性肝炎,肝结核、部分恶性肿瘤。在肝功能、肝超声和 CT 扫描无异常时肝活检很少能做出诊断。

**4.淋巴结活检**

对诊断许多疾病具有帮助,包括淋巴瘤、转移癌、结核、猫抓热、弓形虫病。腹股沟淋巴结虽然易取,但活检阳性率不满意。通常锁骨上、颈部和滑车上淋巴结活检更有意义。

**5.诊断性治疗**

对不明原因的发热性疾病患者经常给予抗生素治疗,偶尔这种治疗效果很好,但一般来讲,盲目治疗弊大于利,不良后果包括药物毒性,对耐药菌可产生双重感染,干扰细菌培养结果。甚至不是因为治疗而是巧合的体温下降可能被误认为是治疗有效,因而得出有感染性疾病的错误结论。如进行试验性治疗应该是尽可能做到有针对性,如异烟肼、利福平治疗结核,阿司匹林针对风湿热。

### (五)发热诊断方案的具体步骤

(1)对所有患者,应询问病史、查体。初诊的发热患者,应着重发热时间、病程、热型、节律、诱发因素以及伴随症状包括有无乏力、盗汗、咳嗽、胸腹疼痛、咯血、呼吸困难情况(活动前后是否加重)以及尿频、尿急和意识状态。然后根据其流行病学特征、年龄、性别,以及与职业、生活及过敏史和用药有关的危险因素和治疗过程进行综合分析,再结合体格检查进一步寻找发热的呼吸系统以及全身其他系统疾病的线索。按此进行分类和选择下一步检查。

(2)根据发热持续的病程,发热可分为两类:急性,发病少于3周,慢性,持续3周以上。急性发热,最常见于呼吸系统感染,如感冒,支气管炎和肺炎,但也偶尔见于胆道或泌尿系统的感染。如伴有意识障碍,应想到中枢系统感染。值得注意的是,在相应的流行区域和季节,或有群体发病及家庭聚集的发热,应首先除外呼吸道或其他的传染性疾病。

(3)发热患者,查体时应仔细寻找皮肤损伤、皮疹和眼底、结膜、甲床、皮肤有无出血点,认真触摸淋巴结,特别注意锁骨上、腋窝和肱骨内上踝区的淋巴结,检查心脏有无杂音,腹部有无压痛反跳痛。检查直肠或女性盆腔有无肿块或脓疡;检查睾丸有无肿瘤和结核。

(4)发热患者,均应化验血、尿常规,血液检查异常,如贫血、血小板计数减少、白细胞减少或形态异常提示血液系统疾病,应行骨穿。白细胞增高,或出现分类异常,及中毒颗粒可能提示感染。尿液化验如有大量白细胞或培养阳性,应考虑泌尿系统感染。体温超过39 ℃,伴畏寒或寒战者,在使用抗生素前,应多次进行血培养(3次以上),血培养阳性提示败血症或脓毒血症。

(5)高热伴头痛,意识障碍应考虑中枢系统感染,如流行性脑膜炎,结核性脑膜炎,应注意神志、精神状态和有无颈强直,脑膜刺激征和皮肤瘀斑,必要时进行腰穿。

(6)长期应用广谱抗生素或免疫抑制剂的患者如出现不明原因长期发热时也应除外深部真菌病。

(7)反复低热,合并乏力、盗汗等全身中毒症状时,应查血沉、PPD 试验,和胸片,除外结核病。

(8)发热伴全身肌肉关节疼痛,皮疹及多系统损害,可进行病毒系列和免疫学指标检测(如ANA、RF、ANCA、Ig、各种病毒抗体),除外病毒感染和自身免疫病。

(9)发热患者,尤其是伴咳嗽,痰多,胸痛,气短者,应摄胸片。胸片异常,则按下一步进行。胸片正常或陈旧病灶或无关改变(肺炎的机化痕迹),进入下一步检查。

(10)胸片显示斑片、片状和大片实变阴影,怀疑细菌感染、结核时,可查 、血沉、PPD 试验、痰涂片、痰培养以及痰找瘤细胞、结核菌,必要时考虑做支气管镜及 CT 引导下经皮肺穿刺,以明确病因。

(11)胸片提示双肺弥漫性病变,应考虑查肺弥散功能,高分辨 CT,或超声心动图或纤维支气管镜及肺泡灌洗,除外自身免疫病、血管炎和特殊感染。

(12)如发热伴腰腹部疼痛或肝脾大时,应进行腹部 B 超检查除外胆囊炎、胆石症、肾输尿管结石、肝肾脓肿和膈下及盆腔脓肿,也可发现腹后淋巴结肿大,必要时可复查腹部 CT。

(13)长期发热伴贫血或肝脾、全身淋巴结肿大,多种检查尚未明确病因者,可做考虑淋巴结活检,和肝穿活检。

(14)如不能排除发热为药物引起或伴随其他药物过敏的表现,包括皮疹、白细胞减少、溶血性贫血、嗜酸性粒细胞增加或血小板减少,可在停用相关或所有药物后密切观察体温变化。

(15)试验治疗:如进行试验性治疗,应尽量做到有针对性,相对来说,用抗生素治疗几乎很少成功,用阿司匹林、非类固醇类抗炎药和类固醇对减少症状可能有效。但应小心使用,仅用于结缔组织病可能性大,并且尽可能肯定排除了肉芽肿、感染和癌症的患者。长期发热如不能明确病因而不除外结核时,可考虑试验性抗结核治疗,因抗结核治疗观察周期长,应慎重,除外其他恶性病和感染。

## 五、发热患者的护理

### (一)发热的定义

发热是指身体因某种原因而使体温调节中枢功能失常产生的高体温。一般以口温、肛温或腋温来代表体温。在同一个体、同一时间,以肛温最高,口温次之而腋温最低。临床上一般以早6 点的口温若高于 37.2 ℃或下午 4 点的口温高于 37.7 ℃便称之为发热;腋温超过 37.2 ℃即为发热。

### (二)发热的临床征象

皮肤温度不正常(如手心发热或冰凉等)、头晕、头痛、躁动不安、昏昏欲睡、缺乏食欲、口渴、口唇干裂、颜面潮红、脉搏及呼吸急促、出汗增多、寒战(皮肤起鸡皮疙瘩)、皮肤干燥、全身肌肉关节痛、虚弱、尿量减少、有异味或尿色加深、恶心、呕吐等。

### (三)发热患者的护理要点

(1)认真观察体温变化和临床征象。

(2)温水擦浴:用 32～36 ℃的温水,一般擦拭 5～10 分钟。温水浴使皮肤血管扩张,血流量增加,体温通过传导方式直接散发而达到降温的目的。有时,患者对酒精擦浴不宜耐受时,温水擦浴不失为降温的明智选择。

何时行酒精擦浴? 当患者高热达 39.5 ℃,无论有无医嘱,护士有权给患者酒精擦浴降温,以减轻患者的痛苦。

酒精擦浴溶液的配制方法:将 95％乙醇 100 mL 加水 200 mL,配制成 20％～32％浓度。也可用 75％的乙醇加水配制而成。

(3)酒精擦浴的方法:用纱布或小毛巾蘸配好的酒精液后按规律擦浴,方法如下:①擦浴原则:自上而下,从外到内。②从患者的一侧颈部开始,自上而下地沿臂部外侧至手背。后经胸、腋下沿上臂内侧擦至手掌部。擦完一侧后再以同样方法擦另一侧。③擦一侧下肢时要从髋骨开始沿大腿外侧至足背,再从腹股沟沿大腿内侧至脚心,然后从腰擦至足跟部。④注意事项:擦浴过程中,应随时观察患者的全身情况,有无面色、脉搏的改变;同时注意保暖,随时给患者盖好衣被;当擦至腋下、肋部、掌心、腹股沟、脚心等部位时,应稍用些力量擦拭,擦得时间也可适当延长,直至皮肤发红为止,这样才能达到散热的目的。但是,应注意不要擦破皮肤,以免引起感染;高热伴有畏寒者也应禁用皮肤擦浴,以免散热使体温过度降低。⑤擦浴后 30～40 分钟,再测量一次体温,然后按规定绘制在体温单中。即:原体温(蓝叉)下方用红虚线连接擦浴后体温,擦浴后体温以红圈标识。并及时将结果报告医师,以便无效时采取其他方法降温。

(4)冰敷:使用冰袋置于头部、腋下和腹股沟等部位,可通过传导散热。

(5)其他:也可通过电扇、空调、通风等物理方法达到适当降温的目的。

(6)维持正常的生理过程,及时补充水、电解质。最好大量饮用白开水 2 000～4 000 mL,以防脱水。

(7)提供高蛋白、高碳水化合物的食物,因为体温升高时,代谢率增加,需要量也随之增加,同时流质、低脂肪与高维生素的食物也需给予;患者可能食欲不佳,故可嘱患者少食多餐并注意食物的色香味。

(8)根据患者需要,提供最适宜的护理照护。保障患者舒适的卧位和穿着宽松、清洁、干燥、柔软的棉质衣物。

(9)高热护理:高热期嘱患者卧床休息,保持患者五官清洁,多饮白开水,给予易消化、营养丰富的富含维生素的清淡流食或半流食;高于 39 ℃要给予头部冷敷;如食入过少,应遵医嘱给予静脉补液,并帮助做好生活护理。

(10)健康指导:指导患者认识发热的早期征象,如红皮肤、头痛或意识混乱、疲劳、缺乏食欲等。指导患者在热天时一天洗数次的温水澡,避免使用肥皂以预防皮肤干燥;使用冰枕或湿冷毛巾敷于身上,尤其是腋下和腹股沟处。

(11)环境安全:室温维持在 20～22.8 ℃,并保持空气流通。同时应维持适宜的湿度为 20％～70％。发热的患者可能会有头晕或谵妄等症状,应拉起床挡以免跌落。

(12)严密观察病情变化,每 4 小时测量生命体征一次,直至退热后 72 小时。同时监测患者的精神状态、面色肢体温度、体温、脉搏、呼吸及血压、尿量和全身各系统的变化,防止高热体温骤降引起虚脱及休克。同时谨防肾、肝和脑部的合并症的发生。

(宋凤玉)

# 第十四章

# 消化内镜护理

## 第一节  超声内镜检查

　　超声内镜是一种腔内超声扫描检查,是将微型高频超声探头安置于内镜顶端,当内镜插入体腔后,通过内镜直接观察腔内的形态,同时又可进行实时超声扫描,以获得管道层次的组织学特征及周围邻近脏器的超声图像,从而进一步提高了内镜和超声的诊断水平。它不仅要求操作医师应当具备相当的内镜、超声影像及解剖学知识,同时需要专业的内镜护士正确运用护理程序解决患者术前、术中、术后出现的护理问题,从而保证超声内镜检查的顺利进行,减轻患者术中的变态反应,为检查和治疗提供最佳条件。

### 一、上消化道超声内镜检查护理

**(一)适应证**

1.食管

(1)食管癌手术前分期。

(2)纵隔淋巴结细针穿刺活检。

(3)判断黏膜下肿瘤的起源层次及超声特点。

2.胃

(1)胃癌手术前分期。

(2)胃淋巴瘤分期。

(3)判断黏膜下肿瘤的起源层次及超声特点。

(4)胃巨大皱襞的厚度及层次特征。

(5)胃癌手术后的监控。

3.十二指肠

(1)十二指肠溃疡深度判断。

(2)黏膜下肿瘤的诊断与鉴别诊断,并与外压性病变相鉴别。

(3)神经内分泌肿瘤的诊断。

（4）非黏膜下肿瘤的诊断和鉴别诊断。

**（二）禁忌证**

1.绝对禁忌证

（1）严重心肺疾病不能耐受内镜检查者。

（2）处于休克等危重状态者。

（3）疑有胃穿孔者。

（4）不合作的精神疾病患者或严重智力障碍者。

（5）患有口腔、咽喉、食管及胃部的急性炎症,特别是腐蚀性炎症。

（6）其他,如患有明显的胸主动脉瘤、脑出血等。

2.相对禁忌证

（1）巨大食管憩室、明显的食管静脉曲张或高位食管癌、高度脊柱弯曲畸形者。

（2）有心脏等重要脏器功能不全者。

（3）高血压病未获控制者。

**（三）术前准备**

1.器械准备

（1）器械调试:将超声内镜与光源、注水瓶、吸引器连接好,注水瓶内装 2/3 容积蒸馏水。检查内镜角度控制旋钮,检查注气、注水及吸引是否正常。开启光源做白平衡调节,用拭镜纸擦拭镜面,使内镜图像清晰。

（2）超声内镜常用附件:主要为专用活检钳、清洗刷。使用前检查专用活检钳开启是否顺利,若发现专用活检钳不能打开或打开费力时,可将专用活检钳浸泡于热水中数分钟或放置于专用超声振荡器中清洗专用活检钳的各关节中污垢,专用活检钳使用前需消毒灭菌。用前确认专用活检钳及清洗刷通过活检孔道通畅,因超声内镜活检孔道(直径为 2.2 mm)较普通内镜活检孔道(直径为 2.8 mm)小,注意必须使用可通过活检孔道的活检钳。

（3）注水装置:注水器使用前接通电源,注水瓶中装入无气水(即新鲜配制蒸馏水)800 mL(注水瓶容量为 1 000 mL),装水时避免剧烈晃动水瓶,以免产生气泡。水温保持在 37 ℃ 左右,以免水温过低患者感到不适。拧紧注水瓶瓶盖,以防注水时漏气,踩下注水装置的脚踏,在体外试验性注水,使水能顺利从注水器中流出。

（4）水囊的安装和调试:①安装水囊之前,应仔细检查水囊有无破损、膨胀、变色、橡胶老化现象。②将水囊推送器套在超声内镜前端,使翻折橡皮圈卡在超声内镜前端的大凹槽内。③安装完毕,按压注水阀门,向囊内注入无气水,以水囊直径 3 cm 为限度。若发现水囊边缘渗水,可调整水囊位置,发现漏水应重新更换,若水囊注水后发现明显偏心状态,用手指轻压矫正。注意水囊内有无气泡存在,若有气泡将超声内镜头端部朝下,反复吸引和注水将囊内气泡吸尽。

（5）超声系统准备:①开启超声发生器及超声监视器电源,确认超声画面清晰度。②输入患者一般资料,如姓名、年龄及检查号等待用。③准备图像记录仪、录像带,开启打印机,若使用电脑采集图像,应先开启电脑进入图像采集系统。

（6）超声微探头连接与调试:①使用微探头需用活检孔道直径在 2.8 mm 以上的内镜。②在活检孔道口安装微探头专用注水接口及阀门。③连接超声驱动装置,将微探头末端连接部上的标志性固定栓向上、平直地插入超声驱动装置,使用三维超声探头安装时,应向顺时针方向旋转拧紧。④将超声微探头置于无气水中,开启超声装置,观察超声波形是否正常。若发现探头前端有气泡,轻轻捏住探头前端,将探头向下轻轻甩动,排除气泡。

**2.患者准备**

(1)检查前至少禁食、禁水 6 小时,即上午检查者于检查前一晚 21 时后禁食、禁水,下午检查者于检查当天早餐进流质后开始禁食、禁水。

(2)因需术前用药,故应详细询问患者有无青光眼、前列腺肥大、高血压、心律失常等特殊病史,若有以上情况,术前应及时与检查医师取得联系。若装有活动性义齿(假牙),嘱患者检查前取出,以免检查时误吸或误咽。

(3)阅读以前检查相关的内镜 X 线或影像学等报告单。

(4)详细了解病史和患者目前状况,协助医师了解病情及检查目的、有无禁忌证等。向患者讲清检查的目的、必要性、相关风险及配合检查必须注意的事项,消除患者的顾虑。术前签署知情同意书。

(5)口服祛泡剂及行咽部局麻。术前 15～30 分钟口服祛泡剂 5～10 mL,常用祛泡剂为二甲硅油,它可以去除表面张力,能使泡沫破裂、消失。咽部局麻常采用喷雾法和麻醉糊剂吞服法,在术前 15～30 分钟使用,最好使用具有咽部麻醉及祛泡功能的咽麻祛泡剂。

(6)镇静剂与解痉剂:对精神紧张或咽部反应过分敏感者,术前 15～30 分钟行肌内注射,镇静剂为地西泮 5～10 mg,解痉剂为丁溴东莨菪碱(解痉灵)20 mg,可缓解患者紧张情绪及有效解除胃肠痉挛、减少胃酸分泌。必要时可进行静脉麻醉下无痛苦超声内镜检查。

**(四)术中护理配合**

**1.患者护理**

(1)协助患者取左侧卧位,松解衣领及裤带,头略向前倾,下巴内收,两腿半屈,双手自然放于胸前,于头肩部垫一弯盘及治疗巾,防止口水污染患者衣物及治疗床,嘱患者张口咬住牙垫,检查过程中勿吞咽口水,以免引起呛咳或误吸。

(2)告知患者检查插管途径同胃镜,但时间相对较长些,指导患者平静呼吸,尽量放松躯体。

(3)检查时嘱患者头偏低,水及口腔分泌物尽量随嘴角自然流出,勿吞咽。

(4)其他同常规胃镜检查护理。

**2.治疗过程中的配合**

(1)超声内镜插入配合。超声内镜顺利通过咽喉部是检查成功的关键。因超声内镜前端部硬性部长、外径粗,因而插入往往困难。为使一次插入成功,当术者插镜至咽喉部时,护士将患者下颌轻轻往上抬,使咽部与食管呈一直线,便于插入。也可嘱患者咽口水做吞咽动作。

(2)水囊法检查配合。超声内镜探头通过水囊直接接触病变进行探查,适用于食管、十二指肠管腔狭小脏器或胃窦部等无法注水的部位。由于超声内镜型号不同,有的型号需要护士配合向囊内注水,有的型号术者一人操作即可。①水囊法检查时,检查内镜注水瓶内蒸馏水有无用完,及时添加,否则会将气体注入水囊内影响观察。②水囊法检查隆起性病变时,向水囊内注水不宜过多,水囊过大会压迫病变部位,影响观察。有时为了获得满意的图像需边抽吸囊内液体边观察。

(3)浸泡法检查的配合。浸泡法检查是向腔内注入无气水,将超声探头置于无气水中进行探查。此法适用于胃底、胃体及胃周邻近脏器检查。①术者发现病灶后,先采集图像,将注水管连接于内镜活检阀门处,脚踩注水器脚踏开关,打开注水管三通开关,向胃腔内注水 300～500 mL,此时超声屏幕上可出现清晰的胃壁五层结构。检查过程中若超声图像再次出现模糊阴影,提示探头已露出水面,可再注入无气水。②浸泡法检查时,为使病变完全浸泡于水中获得满意图像,需要协助患者转换体位。根据不同病变部位可采取头低位、头高位、仰卧位或俯卧位,转换体位时应暂时停止注水。③向胃腔内注水一次不超过500 mL,以避免注水过多造成患者恶心呕吐将水误吸入肺内,引起肺部感染。④注水过程中随时注意观察患者有无不适、呛咳,及时吸尽分泌物及呕吐物。⑤检查完毕提醒术者尽量将水吸尽,以防术后因注水过多引起患者腹痛、腹胀。

(4)超声微探头检查配合。微探头一般适用于食管、十二指肠球部及降段病变、微小病变或病变狭窄导致标准超声内镜无法通过者及结肠病变者。①发现病灶后,将注水器的注水管连接在内镜活检孔道上,打开三通开关,脚踩脚踏开关注入无气水,使病变部位浸泡于水中。②护士用75%乙醇溶液纱布包住微探头前面部分,右手扶住微探头后面部分,术者接过微探头前端通过活检孔道阀门轻轻插入,插入时禁止用力过猛,否则易折断超声微探头。避免内镜镜身与超声微探头弯曲半径过小。③微探头接触病灶后继续注入无气水,直至超声屏幕上出现清晰图像后可停止注水。

(5)胆道及胰腺疾病检查配合。胆道与胰腺疾病检查须将超声内镜探头插入至十二指肠球部乃至降段,因该区肠腔狭小弯曲多变,因而患者反应大,恶心呕吐明显。①嘱患者深呼吸,按压其合谷穴可减轻症状。②及时处理呕吐物,注意观察牙垫有无脱落,防止其咬损内镜。

(6)护士协助术者操作超声键盘。

(7)采集保存图像、打印照片或录像。

**(五)术后护理**

1.患者护理

(1)超声胃镜检查术后处理同普通胃镜检查,一般无须特殊处理。

(2)超声胃镜检查术后2小时开始进食,由于咽部不适或疼痛,宜进半流质或软食,嘱患者及家属若有腹痛等不适应及时通知医师。

(3)术前使用镇静剂者和解痉剂者,术后应卧床休息等待镇静剂作用完全消失,避免起床后跌倒,并向患者及家属说明注意事项。对于门诊患者,向患者家属说明并留人看护或在院内观察后离开,以防出现意外。若为全麻患者,在复苏室内监护,完全清醒后有人陪伴才能离开。

2.器械及附件处理

(1)内镜处理。遵循消毒规范,同常规内镜处理。超声微探头使用完毕后从超声驱动装置中拔出,盖上防水盖,清洗消毒时应动作轻柔,防止损伤探头。

(2)附件处理。超声内镜检查中,附件是发生交叉感染的潜在来源,尤其是活检钳能突破人体黏膜屏障,所以必须进行严格清洗消毒。其他物品,如注水瓶、注水器中贮水瓶、引流瓶及引流管检查结束后浸泡消毒。

(3)超声内镜及超声探头保管。保管场所应清洁、干燥、通风好,温度和湿度适宜,避免高温、阳光直射、潮湿的地方。内镜应以拉直状态保存,将角度调节按钮放松。微探头最好悬挂式保存,将探头穿过专用橡皮保护套,使其后半部分呈圆形状态,前半部分探头向下,避免气泡进入探头。

**(六)并发症及防治**

消化道超声内镜检查较安全,一般无严重并发症,术后无须特殊处理。其可能发生的并发症如下。

(1)窒息:发生率极低,主要是往胃内注水过多时变换患者体位引起的。避免方法即注水≤500 mL,术中变换体位前抽尽胃内已注入的水。

(2)吸入性肺炎:较少发生,常因患者术中误吸胃内液体或注入水量过多所致。

(3)麻醉意外。

(4)器械损伤:咽喉部损伤、食管穿孔、胃穿孔、消化道管壁擦伤。

(5)出血。

(6)心血管意外。

**(七)注意事项**

(1)不同频率的超声探头,其焦点距离不同。因此,不论是用注水法还是水囊法,通常超声探头与病变的距离应保持在1~2 cm,最佳位置为病变正好在内镜视野斜前方45°~50°,与超声探头相距2 cm左右。

(2)在操作过程中应使得探头发出的声束与病变界面垂直,这样才能准确显示病变的结构,才利于准确测量病灶大小。探头发出的声束与病变界面不垂直,不利于判断病灶浸润管壁的深度,使得肿瘤分期的准确性受到影响。

(3)对于食管左侧壁及后壁病变,当镜端离其太近时,反而无法观察到,可适当退镜,再一次明确病变位置后,将超声内镜靠近,吸引食管内的空气,通过注水法或水囊法,开始超声观察。对浅表的或直径1 cm左右的食管病变观察,主要通过注水法,因水囊过大可压迫食管壁,使浅表病变及内壁结构显示不清,此时应用频率为12 MHz或20 MHz。对于较大的食管病变,可通过水囊法,应用频率7.5 MHz显示整体图像。在食管内单独应用注水法常不能在探头和病变之间充满无气水,在实际情况下,一般是合并使用注水法和水囊法。由于在食管内注入的无气水停留在病变周围的时间短,需适当追加注入无气水,但水囊充盈后,注水不可太快,以免溢出导致患者误吸。

(4)对于胃内病变,在明确病变位置后,吸尽胃内的空气,通过注入无气水,使胃腔充满或掩盖病灶后,开始超声检查,只有少数情况用水囊法。若需观察胃整体结构或胃腔全周,至少需注入500 mL无气水;对于局限性病变,可注入100~200 mL无气水,只要病变被水掩盖即可。检查胃内病变时,为了更容易扫查一些特殊的部位,可以让患者变换体位。由于超声内镜为斜前视式,视野小,因此,除非能在内镜下看到,否则单用超声波寻找胃内小病灶有时是很困难的。

(5)其他注意事项同常规内镜检查。

## 二、下消化道超声内镜检查护理

**(一)适应证**

(1)结/直肠癌手术前分期。

(2)判断黏膜下肿瘤的起源层次及超声特点。

(3)探测盆腔及肛门周围疾病。

**(二)禁忌证**

1.绝对禁忌证

(1)严重心肺疾病不能耐受内镜检查者。

(2)处于休克等危重状态者。

(3)疑有肠穿孔者。

(4)不合作的精神疾病患者或严重智力障碍者。

（5）其他，如患有明显的胸主动脉瘤、脑出血等。

2.相对禁忌证

（1）有心脏等重要脏器功能不令者。

（2）高血压病未获控制者。

**（三）术前准备**

1.器械准备

除结肠镜外，超声微探头、注水器、超声系统准备同上消化道超声内镜检查。

2.患者准备

（1）饮食准备：检查前 12～48 小时禁食甜菜和冷冻的红肉，以免肠道变红，不易观察。检查前 1～2 天开始进食半流质或低渣饮食，检查当天禁食早餐。

（2）清洁肠道：下消化道腔内超声检查主要为超声肠镜、经肠镜超声微探头和直肠超声微探头检查，检查前准备的关键是做好肠道清洁。肠道清洁干净与否，可直接影响检查结果。因此检查前应做好肠道清洁，具体方法同普通肠镜检查。

（3）阅读以前检查相关的内镜 X 线或影像学等报告单。

（4）向患者讲解检查目的、必要性、相关风险及配合检查须注意的事项，消除患者的顾虑。术前签署知情同意书。

（5）超声肠镜、经肠镜微探头检查往往会引起腹胀、腹痛，术前适当给予解痉剂、镇静剂可缓解患者痛苦，常用丁溴东莨菪碱（解痉灵）20 mg、地西泮 5 mg，术前 15～30 分钟肌内注射。

**（四）术中护理配合**

1.患者护理

（1）协助患者取左侧卧位，两腿弯曲，床上腰部以下垫治疗巾，以免污染检查床。

（2）告知患者检查插管途径同肠镜，但时间相对较长些，指导患者平静呼吸，尽量放松躯体。

2.治疗过程中的配合

（1）右手示指涂润滑油做肛检。

（2）左手拇指、示指、中指分开肛周皮肤，暴露肛门，右手持镜将镜头侧放在肛门附近，用示指将镜头轻轻压入肛门内，观察视野进镜。

（3）单人插镜法只需术者一人操作即可，护士主要负责监测患者，必要时行护士辅助法，配合冲水、取活检、止血等。当内镜通过乙状结肠、脾区、肝区困难时或进境时内镜打弯结襻时，护士应协助按压患者腹部，顶住镜身使其不结襻、顺利通过弯曲部。双人插镜法，根据术者指令进镜或退镜。术者发现病变行超声探查时，一名护士负责固定内镜、变换体位，观察患者有无腹痛、腹胀，另一名护士负责注水，递给术者超声探头、键盘操作。

**（五）术后护理**

1.患者护理

（1）超声肠镜检查术后处理同普通肠镜检查，一般无须特殊处理。

（2）询问患者有无腹胀、腹痛情况，腹胀明显者，再行内镜下排气。腹痛较长时间未缓解，建议留院继续观察。

（3）术前使用镇静剂和解痉剂者，术后应卧床休息等待镇静剂作用完全消失，避免起床后跌倒，并向患者及家属说明注意事项。对于门诊患者，向患者家属说明并留人看护或留院观察 1 小时后离开，以防出现意外。

2.器械及附件处理

同上消化道超声内镜处理。

### (六)并发症及防治

下消化道超声内镜并发症及防治同普通肠镜检查。本项检查一般是安全的,但如果操作技术不熟练或未把握适应证,就有可能发生并发症。其可能发生的并发症如下。

1.肠穿孔

一般采用禁食、禁水、静脉输液、胃肠减压及给予抗生素等方法,必要时手术治疗。

2.感染

由于结肠镜被污染造成细菌、病毒、寄生虫的传播,引起交叉感染。若发生感染,应行抗感染治疗。并在每次检查后将结肠镜冲洗干净,消毒备用。

3.出血

少量出血时一般不需特殊处理,大量出血时应及时补充血容量,应用止血药物,必要时可在结肠镜下行电凝、激光或局部喷洒止血及使用血管收缩药物等止血措施,若出血仍不止,应考虑手术治疗。

### (七)注意事项

(1)检查过程中应密切观察患者反应,若出现疼痛,立即向术者诉说,便于插管。

(2)当超声内镜通过乙状结肠、脾区、肝区困难时或进境时内镜打弯结襻时,护士应协助按压患者腹部,顶住镜身使其不结襻。

(3)当插镜困难时可根据需要协助患者变换体位,不可盲插。

(4)检查后观察患者有无腹痛、腹胀、便血,若发现异常,应及时告知医师,做好相应处理。

## 三、胆管和胰管管腔内超声检查护理

胆管腔内超声是将超声探头插入胆管或胰管内检查,需要在经内镜逆行胆胰管成像检查的基础上进行,操作均需在X线监视下进行。

### (一)适应证

(1)可疑早期胆管癌者。

(2)判断壶腹癌、胆管癌的进展程度。

(3)胰胆管狭窄的鉴别。

(4)经内镜逆行胆胰管成像有可疑发现,而CT、超声内镜检查正常者的进一步检查。

### (二)禁忌证

(1)严重心肺疾病不能耐受内镜检查者。

(2)胆道感染伴中毒性休克者。

(3)不合作的精神疾病患者或严重智力障碍者。

(4)有出血倾向及碘过敏者为相对禁忌证。

### (三)术前准备

1.器械准备

(1)十二指肠镜:最好选用活检孔道直径3.2 mm以上的内镜。使用前常规检查内镜图像是否清晰,角度钮转动是否灵活,抬钳器上下活动是否正常。确认内镜注气、注水及吸引功能良好。

(2)超声探头:最好选用头端可以沿导丝插入的微探头,不易损坏探头,且易通过十二指肠乳头及狭窄性病变处。使用前连接超声驱动器,开启超声主机,检查微探头运行是否正常,图像是否清晰。

(3)常用内镜附件:经内镜逆行胆胰管成像造影导丝,选用管腔能通过导丝、前端有刻度及不透 X 线标志的导管,便于了解插管深度。导丝长为 4.2 m,表面有不同颜色的刻度,便于插入时观察;同时准备头端为亲水型导丝的导管,插管困难或通过狭窄时使用。另备高频电刀。

(4)其他:心电监护仪、吸氧管、吸痰管,造影剂常用 60%泛影葡胺,非离子型造影剂更理想。造影剂用生理盐水稀释 1 倍,抽入 20 mL 空针备用。

2.患者准备

(1)检查前禁食 8~10 小时。

(2)检查前向患者及家属说明检查的必要性、可能发生的并发症,获得患者及家属的同意后签署知情同意书。

(3)做碘过敏皮试。

(4)穿着适合摄片的要求,不能穿得太厚,去除金属物品及影响造影的物品。

(5)术前 20~30 分钟服用祛泡剂,术前 10 分钟行咽部局麻。

(6)建立静脉通道。

**(四)术中护理配合**

1.患者护理

(1)患者取俯卧位,头偏向右侧,双手放于后背,右肩垫一软枕,右腿弯曲,放好牙垫,颌下垫治疗巾和弯盘,注意保护患者四肢以免压伤。

(2)术前 15 分钟给予地西泮 5 mg、哌替啶 50 mg、盐酸山莨菪碱 20 mg 静脉推注。

(3)吸氧:浓度一般为 2~3 L/min,根据血氧饱和度调节氧流量。

(4)心电监护:严密监测患者的血压、脉搏、血氧饱和度,发现异常及时处理。

2.治疗过程中的配合

(1)插管配合。术者插镜至十二指肠降部找到乳头后,将镜身拉直,调整好位置后,护士将已排除空气的造影导管递给术者,注意勿使导管打折。术者将导管插入胰胆管后,在 X 线监视下缓慢推注造影剂,推注力量不宜太大,速度不宜太快,在 X 线监视下见主胰管和 1~2 级胰管显影即可,不宜使胰实质显影,否则术后易发生胰腺炎。胆管显影时注射造影剂量不宜多,否则影响病变观察。一般胰管为 2~4 mL,胆管为 5~10 mL。护士应严格掌控好推注造影剂的速度,特别是胰管造影时,一般以每秒 0.2~0.6 mL 为宜,胆管可稍快一些。有时插管不顺利需要借助导丝帮助,先用 3~5 mL。生理盐水冲洗导管,使导丝顺畅插入,拔出导管内钢丝,将导丝由导管内钢丝所在接口送入,一边从导丝保护套中抽出导丝一边送入导管内,当在内镜下看到导丝先端部到达导管前端后,应改在 X 线监视下插入导丝,根据术者的要求不断调整导丝的位置,直至送达合适的位置,插入时用力要均匀,不可盲目插入,乳头水肿后插管更困难。胆管插入困难时可用弓形高频电刀改变方向插入,当术者将切开刀对准乳头准备插管后,缓慢收紧切开刀钢丝,使切开刀微微上翘,插管成功后应将钢丝放松至中立位,便于术者做深插管。

(2)插入探头和超声探查配合。确认导管在胰胆管内,抽出导管内钢丝,沿导管插入导丝,行胰管管腔内超声检查,将导丝最好置于胰尾部;胆管管腔内超声检查,将导丝插入病变上方超过狭窄处。退出导管,沿导丝插入超声微探头,一手轻扶微探头前端,另一手轻拉导丝,并将导丝尾部呈圆形盘曲。不能使探头打折,通过活检阀门时用力不能过猛;当探头通过活检孔道露出内镜前端,此时轻拉导丝,给予一定张力,使探头顺利插入胰胆管。在 X 线监视下确认微探头位置,分别在病灶处及病灶远端、近端进行探查,根据术者指令操作键盘、采集图像、打印照片。

**(五)术后护理**

1.患者护理

(1)检查后禁食、禁水 24 小时以上。

(2)在复苏室内监护,待患者完全清醒,生命体征平稳后方可送回病房。

(3)对术中有过出血、胰腺反复显影者,检查结束后应严密观察患者的生命体征,并记录在护理记录单中随患者带回病房。

(4)注意观察有无并发症,如胰管损害、穿孔、腹部疼痛、呕吐、发热等,发现异常及时处理。

(5)术后使用抗生素预防感染。

2.器械及附件处理

内镜及附件处理同经内镜逆行胆胰管成像。

**(六)并发症及防治**

胆管腔内超声极少引起并发症,一般与经内镜逆行胆胰管成像操作有关,主要是急性胰腺炎。术后若出现腹痛,出血、尿淀粉酶升高,需要处理,给予抑制胰液分泌及抑制胰酶活性的药物,必要时可行胃肠减压。

**(七)注意事项**

(1)推注造影剂时力度不宜过大,速度不宜过快,注意掌握剂量,因有时外漏无法精确计算,应以透视下观察部位显影满意并且患者无痛苦为准。

(2)在送入导丝时用力要均匀。遇有阻力时不可强行通过,应检查原因。

(3)造影后可引起药物性胰腺炎、血清淀粉酶增高。应于术后 2 小时及次日清晨抽血查淀粉酶。

(4)术后密切观察患者的生命体征,警惕并发症的发生。

(李 晨)

# 第二节 经皮内镜下胃造瘘术

经皮内镜下胃造瘘术(percutaneous endoscopic gastrostomy,PEG)是指在内镜引导下经腹部皮肤穿刺放置造瘘管,直接给予胃肠营养支持的一种内镜下治疗技术。对于不能经口进食的患者,留置鼻胃管是临床常用的治疗方法,但长期留置鼻胃管容易导致吸入性肺炎,同时鼻腔、咽喉、食管长期受压易发生局部黏膜糜烂、出血等并发症。经皮内镜下胃造瘘术能建立肠内营养支持治疗,有效地改善各种不能经口进食患者的营养状况,提高生活质量,操作简单安全,也能较好地解决留置鼻胃管注食所引发的并发症问题。护士应积极掌握其适应证及置管后注意事项,术中顺利配合术者操作,以达到满意的治疗效果。

## 一、适应证

(1)食管广泛瘢痕形成者。

(2)严重的胆外漏需将胆汁引流回胃肠道者。

(3)各种中枢神经系统疾病或全身性疾病导致的吞咽障碍：①脑血管意外，脑肿瘤，脑干炎症、变形或咽肌麻痹。②系统性硬化、重症肌无力。③完全不能进食的神经性厌食或神经性呕吐。④意识障碍、痴呆。

(4)耳鼻喉科肿瘤（咽部、喉部、口腔）。

(5)颌面部肿瘤。

(6)气管切开，同时需行经皮内镜下胃造瘘术者。

## 二、禁忌证

(1)严重的凝血功能障碍者。

(2)完全性口、咽、食管、幽门梗阻者。

(3)大量腹水者。

(4)胃前壁有巨大溃疡、肿瘤或穿刺部位腹壁广泛损伤，皮肤感染者。

(5)器官变异或胃大部切除术后残胃极小者。

(6)胃张力缺乏或不全麻痹者。

## 三、术前准备

### (一)器械准备

(1)前视或前斜视治疗胃镜：胃镜的安装与检查同常规胃镜检查。

(2)牵拉式置管法：备 3 号粗丝线或引导钢丝 150 cm、16 号套管穿刺针、造瘘管等。

(3)直接置管法：备 18 号穿刺针、16F 或 18F 特制套有塑料外鞘的中空扩张器、12F 或14F的 Foley 球囊造瘘管、长 40 cm 的 J 形引导钢丝。

(4)1%利多卡因、生理盐水、注射器、润滑剂、抗生素软膏。

(5)手术切开包：消毒剂、棉签、无菌洞巾、无菌敷料、无菌止血钳和剪刀等。

(6)圈套器。

(7)两个吸引装置。

(8)必要时备齐急救药品，确保各种抢救及检查仪器性能良好。

(9)其他物品同常规胃镜检查。

### (二)患者准备

(1)向患者及家属讲明手术的目的和风险性，取得患者及家属同意后，签署手术同意书。

(2)术前评估患者身体状况。检查血常规、出凝血时间、肝功能等。凝血功能障碍者禁忌。

(3)了解患者过敏史及用药情况，如近期正在服用阿司匹林类和抗血小板凝集药物，应停药至少 7 天后才可行经皮内镜下胃造瘘术。

(4)做好心理护理。清醒患者置管前向患者解释经皮内镜下胃造瘘术的目的、方法及注意事项，告之术中可能出现恶心、腹痛、腹胀等不适，可以通过深呼吸缓解，以消除其紧张、恐惧心理。

(5)术前禁食 12 小时，禁水 4 小时。

(6)建立静脉通道，术前 1 小时给予静脉滴注抗生素预防感染。术前 30 分钟肌内注射地西泮10 mg。

(7)其他同常规胃镜检查护理。

### 四、术中护理配合

#### (一)患者护理

(1)给予持续低流量吸氧,有效提高其血氧饱和度,减少心肺意外的发生。

(2)根据术者指令协助患者调整体位,保证患者安全,防止坠床。

(3)术中注意观察患者神志、面色、生命体征变化,如有异常,立即停止手术,并做对症处理。

(4)由于患者是在局部麻醉下接受手术,术中处于清醒状态,随时了解和安慰患者,消除其紧张情绪。

(5)及时清理口咽分泌物,保持呼吸道通畅,防止误吸。

#### (二)治疗过程中的配合

1.牵拉式置管法

(1)体表定位:协助患者取左侧卧位,术者插入胃镜后取平卧位,抬高头部 15°～30°并左转,双腿伸直。向胃内注气使胃前壁与腹壁紧密接触。将室内灯光调暗,观察胃镜在腹壁的透光点,胃镜下可见到胃前壁压迹,即确定该处为造瘘部位。助手在腹壁透光处用手按压此点,术者在内镜直视下可见胃腔内被按压的隆起,指导助手选定体表经皮内镜下胃造瘘术最佳穿刺位置,一般在左上腹左肋缘下 4～8 cm 处。术者固定胃镜并持续注气,保持胃腔张力。护士将圈套器经胃镜活检孔插入胃腔内并张开置于胃内被按压的隆起处。

(2)局部麻醉:助手消毒穿刺点皮肤,铺无菌巾。抽 1% 利多卡因在腹壁各层注入。

(3)助手于穿刺部位皮肤做小切口至皮下,再钝性分离浅筋膜至肌膜下。

(4)助手将经皮内镜下胃造瘘术套管穿刺针经皮肤切口垂直刺入胃腔的圈套器内,退出针芯,沿套管将长 150 cm 的粗丝线或导丝插入胃腔。圈套器套紧粗丝线或导丝后,连同胃镜一起退出口腔外,使粗丝线或导丝一端在口腔外,一端在腹壁外。

(5)术者将口端粗丝线或导丝与造瘘管尾部扎紧,将造瘘管外涂抹润滑油。助手缓慢牵拉腹壁外粗丝线或导丝,将造瘘管经口、咽喉、食管、胃和腹壁拉出腹壁外。

(6)再次插入胃镜,观察造瘘管头端是否紧贴胃壁,确认后退镜。用皮肤垫盘固定锁紧造瘘管,于造瘘管距腹壁 20 cm 处剪断,装上 Y 形管。

2.直接置管法

(1)体表定位、麻醉同牵拉置管法。

(2)术者插入胃镜,向胃内注气使胃前壁与腹壁紧密接触。助手用 18 号穿刺针在确定好的腹壁穿刺点处垂直穿刺入胃腔,拔出针芯,将 J 形导丝头端由针管插入胃腔。

(3)助手拔出穿刺针,沿导丝切开皮肤至肌膜,根据扩张器的直径确定皮肤切口的大小。将特制套有外鞘的中空扩张器在导丝引导下旋转进入胃腔内。拔出扩张器,保留外鞘于胃腔内。

(4)将 Foley 球囊造瘘管通过外鞘插入胃腔,向球囊内注气或注水,使其充分扩张。向外牵拉造瘘管,使扩大的球囊壁紧贴胃黏膜,拔出外鞘。固定腹壁外造瘘管,锁紧或缝于皮肤上,剪去多余造瘘管,装上 Y 形管。

### 五、术后护理

#### (一)患者护理

(1)术后患者保持头背部抬高或取侧卧位,防止误吸。

（2）术后注意观察患者有无发热、呼吸困难等表现，发现异常及时报告医师处理。遵医嘱应用抗生素及止血剂。

（3）经皮内镜下胃造瘘术喂饲护理：①经皮内镜下胃造瘘术术后 24 小时禁食、禁水。24 小时后先从造瘘口注入 50 mL 生理盐水，4 小时后再注入 50 mL，如无不适，可给予营养液。②每次喂饲量为100～300 mL，由低浓度到高浓度，由慢到快。喂饲时，清醒患者取坐位或半卧位，昏迷患者抬高床头 30°，以防止食物反流和吸入性肺炎。每次注入食物或药物后，应用 50 mL。温水冲管，以防堵塞。③每次喂饲前应用 50 mL。注射器抽吸，以检查食物潴留情况。如果食物潴留超过 50 mL，应停止食物注入，并且报告医师。④尽量不经营养管给片剂药物，必要时需研碎溶解后输注。

（4）造瘘管周围皮肤护理：①术后 24 小时内密切观察穿刺口周围敷料，如有脓性或血性分泌物污染应及时更换。②注意观察造瘘口周围皮肤的情况，注意有无红、肿、热、痛以及胃内容物渗漏。③保持造瘘管周围清洁，可以用肥皂和清水清洗。保持敷料清洁、干燥直到造瘘管周围切口闭合为止。如造瘘管周围切口闭合，无分泌物排出，可撤掉敷料。④保持造瘘口周围皮肤清洁、干燥，防止感染。⑤每天用 2% 碘伏消毒造瘘口 2 次，无菌纱布遮盖，胶布固定。

（5）造瘘管的护理：①妥善固定造瘘管，注意保持造瘘管的适当松紧度，过松易于出现胃内容物沿管侧向腹壁流出，过紧则易造成局部缺血，进而出现红肿，甚至局部坏死等情况。②保持造瘘管通畅，每次灌注营养液后用温开水冲洗导管，如需喂饲药物，必须充分捣碎溶解后方可注入，并用温开水冲洗导管。③如长时间不喂养，至少每 8 小时应冲洗管道 1 次。

**（二）器械及附件处理**

检查结束后，一次性物品应销毁，内镜及其附件按消毒规范进行处理。

## 六、并发症及防治

**（一）恶心呕吐**

常因营养液灌注过多和过快所致。营养液的量以递增方式注入，配方根据患者的能量需求、耐受程度及全身性疾病状况而定。从少量开始，根据患者的适应能力逐渐调快输注的速度，保持在注入食物时将床头抬高30°～40°或坐起。如出现恶心呕吐，应暂停灌注，用 30～50 mL 温开水冲洗导管并夹闭，清洁口腔，保持呼吸道通畅，必要时肌内注射甲氧氯普胺 10 mg。

**（二）腹泻和腹胀**

营养液乳酸和脂肪过多以及长期大量抗生素使肠道菌群失调可引起腹胀、腹泻。温度过高可能灼伤肠道黏膜，过低则会刺激肠道引起痉挛。同时输注食物应遵循由少到多、由慢到快、由稀到浓的原则进行。指导患者床上勤翻身，多下床活动，促进肠蠕动，同时辅助应用促进消化或增强胃肠动力的药物。

**（三）造瘘口皮肤感染**

在经皮内镜下胃造瘘术后一周内每天检查造瘘口周围的皮肤，观察有无红、肿、热、痛以及胃内容物渗漏，保持造瘘口周围皮肤清洁、干燥，防止感染。造瘘口根据具体情况换药，有胃内容物渗漏者，用锌氧油保护皮肤。沐浴时避免淋湿造瘘口，保持造瘘口的清洁、干燥。

**（四）肉芽生长预防**

主要方法如下：①保持造瘘口清洁、干燥。②帮助患者翻身时动作轻柔，保护管道不被拉扯，减少管道刺激瘘口变大或使渗液从管口旁渗出。③每次从造瘘管注入食物量不超过 300 mL，每次鼻饲的时间为15～20 分钟。出现肉芽组织时，用 10% 氯化钠局部湿敷半小时，再用 0.9% 外用生理盐水清洗后用氧气吹干或棉签抹干,用无菌纱布 Y 形固定,直至肉芽组织痊愈。出现肉芽生长时用3%～10%的高渗盐水局部湿敷。

**（五）堵塞管道**

造瘘管堵管、断管及脱管食物的颗粒过大、输注速度太慢、药物与食物配伍不当形成凝块都可堵塞管道。因此所有食物均用搅拌机搅碎调匀;喂药时药片要研碎溶解后注入,保持造瘘管的清洁、通畅,每次注入食物或药物前后均用 30～50 mL 温开水冲洗造瘘管,每次注完食物后不要平睡,应坐起 30 分钟,以免食物反流阻塞造瘘管。为防止造瘘管滑脱,应定期检测球囊的完整性,必要时重新充气,至少维持 8 mL 的体积。造瘘管体外段断裂时可用力拔出残端,更换造瘘管;造瘘管胃内段断裂时应及时在胃镜下取出残端。

**（六）误吸**

误吸常因呕吐时食物进入气管或食物反流所致,管饲过程中及管饲后 30 分钟内给患者采取半坐位。合理安排吸痰时间,在给患者管饲前应进行较彻底吸痰,管饲后 1 小时内尽量不吸痰。患者一旦发生误吸,尽快吸出口腔、咽喉、气管内的食物,情况较严重时用纤维支气管镜冲洗,配合抗生素治疗。

**（七）咽喉部疼痛或异物感**

主要原因与胃镜检查,管腔压迫或损伤咽喉部组织有关。必要时行雾化吸入,每天两次,缓解咽喉部不适症状。

## 七、注意事项

(1)造瘘管放置后即可进行间歇性喂养,每次应注入适量的肠内营养物,避免快速大量输注而发生胃食管反流。

(2)患者应保持半卧位,减少误吸的危险。

(3)患者出院后可继续利用造瘘管进行持续肠内营养支持,维持正常营养状态。

(4)造瘘管要及时更换和拔除,如果造瘘管出现磨损、破裂或梗阻时就应及时更换。患者病情好转,可以自主经口进食时,则可拔除造瘘管。但拔管必须在窦道形成以后,通常至少在放置术后 10 天。目前常用的造瘘管借助内镜帮助即可拔除,不需手术,有些造瘘管还可直接从体外拔除。为了更加方便、更加美观,拔除原造瘘管后还可为患者更换一种按压式的胃造瘘装置,该装置一般应在腹壁窦道形成、拔除之前的造瘘管后放置。

(5)患者出院前,要对患者及其家属进行相关教育。①管饲指导:指导患者如何正确地进行管饲,包括一些注意事项。②营养指导:根据每个患者的实际情况,合理科学地进行营养成分的搭配,保证量与质的需求。③造瘘口、造瘘管清洁护理的指导。④并发症预防指导,告知相关的并发症,如有发生可及时就医。⑤定期复诊。

（李　晨）

# 第三节　染色内镜检查

染色内镜检查包括染色剂染色和电子染色两种,作为消化道肿瘤的辅助检查方法,染色后对小病灶的检出率可比常规方法提高 2～3 倍。染色内镜检查通常要比普通内镜检查过程增加5～

10分钟。

## 一、染色剂染色内镜

染色剂染色内镜是指应用特殊的染料对食管、胃、肠道黏膜染色,从而使黏膜的结构更加清晰,病变部位与周围的对比加强,轮廓更加清晰,从而提高病变的检出率。染色内镜最早于1966年由津田报道,此后报道日渐增多,应用的染料也逐渐增多,应用范围也从最初的胃黏膜染色扩展至食管、胃、小肠和大肠。

**(一)适应证**

(1)常规内镜无法诊断的病变。

(2)常规内镜检查所发现的食管、胃、大肠黏膜病变,包括黏膜粗糙、糜烂、溃疡等均可进行染色内镜检查。

(3)对Barrett食管及早期食管癌、胃黏膜肠上皮化生及早期胃癌、大肠黏膜病变及早期癌变的诊断。

(4)对幽门螺杆菌感染的诊断。

**(二)禁忌证**

(1)所有常规内镜检查的禁忌证均为染色内镜检查的禁忌证。

(2)对部分染色剂过敏的病症,如甲状腺功能亢进症是碘染色的相对禁忌证。

**(三)术前准备**

1.器械准备

(1)电子内镜:最好是电子放大内镜。

(2)主机和光源:根据内镜型号选用相匹配的类型及配置。

(3)注水瓶。

(4)吸引装置。

(5)各种型号的注射器。

(6)喷洒导管。

(7)蒸馏水。

(8)染色剂:根据病变需要选择染料,种类有以下三种。①活体染色剂(如卢戈碘液、亚甲蓝、甲苯胺蓝)能通过扩散主动吸收进入上皮细胞内。②局部对比染色剂(靛胭脂)仅积聚于黏膜表面的凹陷区,从而显示黏膜的表面轮廓。③反应性染色剂(如刚果红)可与上皮细胞表面的特定成分或与特定pH水平的酸性分泌物反应。

2.患者准备

(1)询问病史,评估患者情况,掌握适应证。

(2)向患者说明检查的目的和大致过程及可能出现的情况,并交代检查过程中的注意事项,解除患者焦虑和恐惧心理,以取得合作。

(3)检查前应取得患者的知情同意,签署知情同意书。

(4)由于部分染色剂(主要是碘)有引起过敏的可能性,需事先向患者及家属说明,必要时做碘过敏试验。

**(四)术中护理配合**

1.患者护理

(1)同常规胃镜或肠镜检查。

(2)检查过程中严密监测病情,注意观察患者神志、面色、生命体征的变化,如有异常,应立即停止,行对症处理。

(3)老年人、使用镇静剂和止痛剂者应加强监护,注意观察患者对止痛剂、镇静剂的反应。

(4)术中患者常出现恶心呕吐、腹痛、腹胀等反应,应轻声安慰患者,必要时对患者行肢体接触,按摩腹部,提醒术者抽气减压,使检查顺利进行。

(5)心理护理要贯穿检查全过程,由于染色内镜的观察一般比普通胃肠镜检查的时间稍长,患者对该检查缺乏了解,常担心染色剂的变态反应及不能承受检查等,易产生紧张、恐惧心理。检查过程中应注意缓解患者的心理压力。

2.治疗过程中的配合

常规配合同胃镜或肠镜检查,黏膜染色的配合如下。

(1)复方碘溶液染色法:一般用于食管,将内镜头端退至可疑病变近端,黏膜表面冲洗干净后,由钳道管口插入一条喷洒导管(最好用专用的喷洒型导管,这样着色均匀,用少量复方碘溶液即可达到目的),将复方碘溶液3～5 mL喷洒在病灶及周围黏膜上,1分钟后观察黏膜染色情况,也可用浸泡法或涂布法,染色时间也只需1分钟。复方碘溶液黏膜染色不均匀时,可采用两次重复染色法,两次间隔时间不少于2分钟,染色总时间不少于5分钟。护士需协助扶镜,以防镜子滑出或移位。给病变部位前后染色时注意推注染料要缓慢,以免黏膜表面产生泡沫而影响观察。正常的食管鳞状上皮内含有丰富的糖原,与碘液接触后可呈现棕褐色,食管癌细胞内糖原含量减少甚至消失,遇碘不变色,这有助于病灶的定位活检;食管炎症、溃疡或肿瘤时上皮糖原含量减少,故染色较浅或不着色。观察完毕用生理盐水冲洗,喷洒、冲洗染料要彻底,以免将未冲洗干净的染剂误认为是着色病灶,干扰诊断。抽吸干净染料胃液,减少患者不适。护士还要协助术者观察可疑病变,发现染色区或不染色区,应提醒术者于该处取病理活检,以提高早期食管癌或Barrett食管的检出率。

(2)亚甲蓝染色法:正常胃黏膜不吸收亚甲蓝而不着色,胃黏膜肠上皮化生、不典型增生可吸收亚甲蓝而染成蓝色。胃癌灶也可被染色,但所需时间较长,可能与染料直接弥散作用有关。也可用于肠道黏膜染色。因胃黏膜表面的黏液易被染色而影响黏膜本身染色的观察,故清除胃黏膜表面黏液尤其重要。先肌内注射解痉剂,5分钟后口服蛋白分解酶链蛋白酶2万单位、碳酸氢钠1～2 g及稀释10倍祛泡剂20～80 mL,转动体位10～15分钟,使胃壁各部分与药液充分接触。接着行胃镜检查,在镜下用喷洒导管对病变部位喷洒0.5％～0.7％亚甲蓝溶液10～20 mL,2～3分钟后用水冲洗,观察黏膜染色情况。另一种方法为口服法:禁食12小时,清除黏液方法同上,口服100～150 mg亚甲蓝胶囊,让患者反复转动体位30分钟及活动1～1.5小时,然后进镜观察。正常胃黏膜不着色,肠化生及不典型增生灶染成淡蓝色。胃癌病变染色需时较长,为30～60分钟,呈深蓝色或黑色,故胃癌的染色主要采用口服法。

(3)靛胭脂染色法:靛胭脂为对比染色剂,不使胃黏膜着色,而是沉积于胃窝内或其他异常凹陷病灶内与橘红色的胃黏膜形成明显的对比,易于显示胃黏膜表面的微细变化。也可用于肠道黏膜染色。先按前述方法清除胃内黏液,在镜下由钳道管口直接注入或用喷洒导管将0.2％～0.4％靛胭脂溶液30～50 mL均匀地喷洒胃壁各部分。也可采用口服法将黏液清除剂与1.2％

靛胭脂溶液 20 mL 口服,15 分钟后进镜观察。正常胃黏膜区清晰可见,易发现常规胃镜难以发现的早期胃癌,有助于良、恶性溃疡的鉴别。靛胭脂必须用蒸馏水而非生理盐水配制,因为靛胭脂难以溶解于生理盐水,用生理盐水稀释后再进行黏膜染色时可发现较多的试剂颗粒,同时染色较淡,不能清晰显示细微病变。靛胭脂染色时,应着重观察病变部位的腺管开口类型以及病变的大小、形态、色泽、边界等,以期发现早期病变。

(4)刚果红染色法:刚果红在 pH 为 5.2 时呈红色,在 pH<3.0 时变为蓝黑色,利用该原理可测定胃黏膜酸分泌情况。胃镜下喷洒 0.3% 刚果红及 0.2 mol/L 碳酸氢钠混合液至全胃,肌内注射五肽胃泌素 6 μg/kg,15～30 分钟后观察胃黏膜着色情况。正常胃黏膜呈蓝黑色,说明有胃酸分泌,不变色则说明缺乏胃酸分泌,有助于确定萎缩性胃炎的程度及范围。

(5)亚甲蓝-刚果红染色法:术前 30 分钟服黏液清除剂,10 分钟后肌内注射丁溴东莨菪碱 20 mg,20 分钟后行胃镜检查,吸尽剩余胃内液体,插入喷洒导管,对可疑病变处或全胃黏膜均匀地喷洒 0.5% 亚甲蓝溶液;待亚甲蓝消失后,再喷洒 0.3% 刚果红及 0.2 mol/L 碳酸氢钠混合液及肌内注射五肽胃泌素 6 μg/kg,5～15 分钟后观察。黏膜染色情况同前,可以清楚观察到局部褪色区的轻微改变,指示活检部位以提高早期胃癌的诊断率。

**(五)术后护理**

**1.患者护理**

(1)复方碘溶液在食管染色后应告知患者短时间内咽部或胸骨后有烧灼感,一般不特别处理可自行缓解,特别不适者可口服凉开水或牛奶。若出现胸骨后疼痛、腹痛、恶心呕吐等症状,可于染色后注入 10% 硫代硫酸钠以中和碘对食管黏膜的刺激,能明显减轻患者的不适感。

(2)应用靛胭脂、亚甲蓝等染色剂,特别是在肠道内染色,术后应告知患者两天内大便会有蓝色,是正常反应,不用慌张。

(3)术后 2 小时患者可以进半流质饮食或软食,避免生硬、粗糙、辛辣刺激性食物,忌含气饮料及烟酒。

(4)严密观察神志及生命体征的变化,如有腹痛、呕血及时报告医师等。

(5)如术前使用镇静剂者,必须在苏醒区留观 1 小时后离开,防止意外发生。

(6)其他同常规胃镜或肠镜检查后护理。

**2.器械及附件处理**

检查结束后,护士首先对染色内镜进行初步清洁,接着将染色内镜及其附件按消毒规范进行处理。

**(六)注意事项**

(1)由于染色内镜的观察时间较长,心理护理要贯穿检查全过程,在术前、术中及术后均应进行。

(2)要重视对食管、胃、大肠黏膜的清洁,进行染色前应充分清洗抽吸,有利于色素与黏膜更好地接触。

(3)正确配制染色剂,护士必须熟悉各种染色剂的配制方法,要求当天配制当天使用,防止污染。根据不同部位,选择配制适当浓度的染料,如 0.4% 靛胭脂和 0.5%～0.7% 亚甲蓝溶液黏膜着色效果较好。

(4)黏膜染色要充分。染色剂与黏膜接触时间应充分、量要足够,可根据病变大小及要求选择用量,一般 5～10 mL 即可。

(5)导管应选择喷洒型,且内镜应匀速移行,保证染色剂喷洒均匀。

(6)染色后注意冲洗染色部位的染色剂。

(7)检查中要严密观察病情变化,加强监护。

## 二、电子染色内镜

电子染色内镜是指应用人工智能电子染色对食管、胃、肠道黏膜进行染色,以更好地观察组织表层结构和毛细血管走向,如实反映黏膜微凹凸变化,从而提高病变的检出率。电子染色内镜无须喷洒化学色素即可对病灶进行电子染色,更有利于细微病变和早期胃癌的发现。该胃镜操作与普通胃镜一样,电子染色仅进行模式转换即可,简单、方便,故目前临床应用非常广泛。

**(一)适应证**

同染色剂染色内镜。

**(二)禁忌证**

所有常规内镜检查的禁忌证均为电子染色内镜检查的禁忌证。

**(三)术前准备**

1.器械准备

(1)具有电子染色功能的电子内镜。

(2)各种型号注射器。

(3)蒸馏水。

(4)其他同常规胃镜或肠镜检查准备。

2.患者准备

(1)评估患者的身体状况以及适应证和禁忌证。

(2)检查治疗前向患者讲解检查全过程并及时签署知情同意书,取得患者及家属的同意和配合。

(3)做好心理护理,消除恐惧心理。

(4)其他同常规胃镜或肠镜检查准备。

**(四)术中护理配合**

1.患者护理

(1)检查过程中,注意观察患者神志、面色、生命体征的变化,如有异常,应立即停止,行对症处理。

(2)心理护理要贯穿检查全过程,由于电子染色内镜一般比普通胃肠镜检查的时间稍长,易产生紧张、恐惧心理。检查过程中应注意缓解患者的心理压力。

(3)检查中要严密监测病情,尤其对老年人、使用镇静剂和止痛剂者更应加强监护。

(4)其他同常规胃镜或肠镜检查。

2.治疗过程中的配合

(1)同胃镜或肠镜检查。

(2)医护配合:当术者发现病变后,护士先用蒸馏水将黏膜表面冲干净,然后术者根据需要选择合适的挡位(电子染色分为10挡),必要时加放大内镜进行观察。

**(五)术后护理**

1.患者护理

同染色剂染色内镜检查。

2.器械及附件处理

同染色剂染色内镜检查。

**（六）注意事项**

（1）加强心理护理,缓解患者心理压力。

（2）术中及术后要严密监测病情。尤其对老年人、使用镇静剂和止痛剂者应加强监护。

（3）其他:同染色剂染色内镜。

（李　　晨）

# 第四节　放大内镜检查

为了使消化道黏膜的结构显示更加清晰,以发现微小病变,产生了放大内镜。经多年的改进,现在新型的放大内镜都为可变焦内镜,可放大 60～150 倍,接近实体显微镜的放大倍数。放大内镜由于放大倍数的增加、清晰度的提高和可操作性的增强,已逐步进入临床。其放大倍数介于肉眼和显微镜之间,与实体显微镜所见相当,放大内镜检查对操作者的内镜操作和镜下黏膜形态学诊断的要求较高,一般为单人操作。对于配合护士,应着重于患者病灶黏膜的准备。

## 一、适应证

放大内镜检查通常在染色内镜配合的情况下使用,故其适应证与染色内镜相同。

## 二、禁忌证

所有常规内镜检查的禁忌证均为放大内镜检查的禁忌证。

## 三、术前准备

### （一）器械准备

（1）内镜:放大胃镜或放大肠镜。目前所用的放大内镜是日本 Olympus、Fujinon 公司的放大内镜,其放大倍数由数倍增至最高 400 倍,足以满足区别微细结构的变化。

（2）内镜喷洒导管。

（3）水杯。

（4）内镜透明帽。

（5）常规染色放大内镜检查的药物。①黏膜祛泡剂:有同类产品较好,如果没有,可以新鲜配制:糜蛋白酶 2 万单位＋碳酸氢钠 1 g＋二甲硅油 4 mL＋蒸馏水 100 mL。②黏膜染色剂:复方碘溶液、0.2%～0.4%靛胭脂或亚甲蓝等,根据病灶部位和术者要求选择。

（6）需要连接放大器的放大内镜,必须小心将连接导线与内镜连接好,打开电源,将脚踏控制器放置于术者易于操作的位置。

（7）配制好的黏膜祛泡剂及染色剂,用 20 mL,注射器抽好备用。

（8）其他:同染色剂染色内镜检查准备。

### (二)患者准备

(1)如为上消化道放大内镜检查,检查前 10~20 分钟口服配制好的祛泡剂,去除胃肠道黏膜表面的泡沫,使镜下视野清晰,可避免遗漏微小病变。服后嘱患者勿咽口水,有痰或口腔分泌物要吐出,以免重新造成胃内泡沫。检查前应常规口服咽麻剂。

(2)如为肠镜检查,应着重于良好的肠道准备。

(3)检查前遵医嘱适量应用镇静剂及解痉剂,如地西泮注射液 5~10 mg,东莨菪碱 20 mg 或盐酸山莨菪碱(654-2)5~10 mg,以减轻患者的不适及减轻胃肠的蠕动。采用静脉麻醉者,则由麻醉医师进行。

(4)由于放大内镜的观察一般比普通胃肠镜检查的时间稍长,应向患者说明,鼓励患者放松,耐心接受检查。

## 四、术中护理配合

### (一)患者护理

(1)同常规胃肠镜检查。

(2)术者进镜检查时,护士应使用鼓励安慰性语言,使患者尽可能地放松并注意观察患者的神情和肢体语言,给予心理、精神安慰,最大程度争取患者的配合。

(3)检查过程中,严密监测患者心率、呼吸、血压、血氧饱和度的变化,同时指导患者深呼吸。

### (二)治疗过程中的配合

(1)检查前先将透明帽置于内镜先端部。透明帽的主要作用是固定视野,使术者更易于观察病变。术者在用放大内镜进行实际观察时,需先用常规检查方法对消化道腔内各部位的黏膜面进行大范围的观察。在确定异常所见时,将内镜前端对准病变,同时将操作按钮切换成放大观察,将内镜前端的透明帽贴紧黏膜面,进行放大观察。

(2)当用放大内镜观察黏膜形态不清或为突显病灶范围时,常需结合黏膜染色剂进行色素放大内镜观察的方法。护士将病灶黏膜表面冲洗干净后,按病灶需要,将准备好的染色剂连接喷洒导管递给术者,对准病灶进行染色。

(3)在检查中如遇黏膜表面黏液多、泡沫多、有血迹、有食物残留等影响视野清晰度时,可用 50 mL 注射器吸水经活检孔道注水冲洗,使用黏膜祛泡剂溶液冲洗效果更好。

(4)在取活检或做染色治疗时,需护士协助扶镜,以防镜子滑出或移位。

## 五、术后处理

### (一)患者护理

(1)如术中结合色素放大内镜观察后,应告知患者可能出现的状况。如食管复方碘溶液染色后一般会出现烧灼感、0.2%~0.4%靛胭脂溶液或亚甲蓝染色后短时间内大便会出现蓝色,均属正常的反应,勿慌张。

(2)其他:同染色内镜检查后护理。

### (二)器械及附件处理

同染色内镜检查后护理。

(李 晨)

# 第五节　无痛内镜技术

　　无痛内镜技术是指在静脉麻醉或清醒镇静状态下实施胃镜和结肠镜检查,使整个检查在不知不觉中完成,具有良好的安全性和舒适性。目前多采用清醒镇静的方法,在镇静药物的诱导下使患者能忍受持续保护性反应而导致的不适,以减轻患者的焦虑及恐惧心理,提高痛阈,但患者仍保持语言交流能力和浅感觉,可配合医师的操作。无痛内镜克服了传统内镜操作过程中患者紧张、恶心、腹胀等缺点,消除患者紧张、恐惧的情绪,提高对检查的耐受性;胃肠蠕动减少,便于医师发现细微病变;减少了患者因痛苦躁动引起的机械性损伤的发生及因紧张、恐惧和不合作而产生的心脑血管意外。护士应严格掌握各种药物的正确使用、注意术中的监测及并发症的及时发现与处理,密切配合医师完成检查,确保患者安全。

## 一、适应证

　　(1)有内镜检查适应证但恐惧常规内镜检查者。

　　(2)呕吐剧烈或其他原因难以承受常规内镜检查者。

　　(3)必须行内镜检查但伴有其他疾病者,如伴有癫痫史、小儿、高血压、轻度冠心病、陈旧性心肌梗死、精神疾病等不能合作者。

　　(4)内镜操作时间长、操作复杂者,如内镜下取异物等。

## 二、禁忌证

　　(1)生命处于休克等危重症者。

　　(2)严重肺部疾病,如慢性阻塞性肺疾病、睡眠呼吸暂停;严重肺心病、急性上呼吸道感染、支气管炎及哮喘病。

　　(3)腐蚀性食管炎、胃炎、胃潴留。

　　(4)中度以上的心功能障碍者、急性心肌梗死、急性脑梗死、脑出血、严重的高血压者。

　　(5)急剧恶化的结肠炎症(肠道及肛门急性炎症、缺血性肠炎等)、急性腹膜炎等。

　　(6)怀疑有胃肠穿孔者、肠瘘、腹膜炎及有广泛严重的肠粘连者。

　　(7)极度衰弱,不能耐受术前肠道准备及检查者。

　　(8)肝性脑病(包括亚临床期肝性脑病)。

　　(9)严重的肝肾功能障碍者。

　　(10)妊娠期女性和哺乳期女性。

　　(11)重症肌无力、青光眼、前列腺增生症有尿潴留史者。

　　(12)严重过敏体质,对异丙酚、咪达唑仑、芬太尼、东莨菪碱、脂类局麻药物过敏及忌用者。

　　(13)严重鼻鼾症及过度肥胖者宜慎重。

　　(14)心动过缓者慎重。

## 三、术前准备

### (一)器械准备

(1)内镜及主机。

(2)常规内镜检查所需的物品(同常规胃肠镜检查)。

(3)镇静麻醉所需设备:麻醉机、呼吸机、心电监护仪、简易呼吸球囊、中心负压吸引、中心吸氧装置等。

(4)必备急救器材:抢救车(包括气管切开包、静脉切开包等)、血压计、听诊器、专科特殊抢救设备等。

(5)急救药品:肾上腺素、去甲肾上腺素、阿托品、地塞米松等。

(6)基础治疗盘(包括镊子、碘伏、棉签等)。

(7)各种型号注射器、输液器、输血器。

(8)镇静药物:主要包括苯二氮䓬类抗焦虑药和阿片类镇痛药。在镇静内镜检查中,一般都采取某几种药物联合应用,因为联合用药可以发挥协同作用,达到更好的镇静效果,但是这也增加了呼吸抑制和低血压等不良事件的发生。因此在用药类型和剂量选择时应因人而异,在联合用药时适当减量。在镇静期间需追加药物时,应与上次给药时间有充分的间隔,以保证药物起效。

### (二)患者准备

镇静剂在内镜操作中,既要减轻患者操作中的痛苦,又要保证操作安全。因此,除按常规内镜检查准备外,还要注意以下几方面。

(1)仔细询问患者病史,了解重要脏器功能状况,既往镇静麻醉史、药物过敏史、目前用药、烟酒史等。体格检查包括生命体征、心肺听诊和肺通气功能评估。

(2)向患者说明检查的目的和大致过程,解除患者焦虑和恐惧心理,取得合作,签署检查和麻醉知情同意书。

(3)完善术前准备:如心电图、胸片等。

(4)除内镜检查常规术前准备外,检查当天禁食8小时,禁水4小时。

(5)建立一条静脉通道,维持到操作结束和患者不再有心肺功能不全的风险时。

(6)协助患者取左侧卧位,常规鼻导管给氧,行心电监护,监测血压、脉搏、平均动脉压、心电波形及血氧饱和度。由麻醉医师缓慢注射药物。

## 四、术中护理配合

### (一)患者护理

(1)病情监测:观察患者意识、心率、血氧饱和度、皮肤温度和觉醒的程度等变化,在镇静操作前、中、后做好记录。①意识状态:镇静内镜检查需等患者睫毛反射消失后开始进镜。检查中,护士应常规监测患者对语言刺激的反应能力,除儿童、智力障碍者和不能合作者(这些患者应考虑予以深度镇静)。同时,注意观察患者的"肢体语言"(如发白的指关节开始放松、肩下垂、面部肌肉放松、面色安详等)也有利于判断是否达到松弛和无焦虑状态。一旦患者只对疼痛刺激发生躲闪反应时,提示镇静程度过深,有必要使用拮抗药对抗药物反应。②呼吸状况:镇静内镜的主要并发症是呼吸抑制。因此,镇静内镜检查中对呼吸状况的监测尤为重要。呼吸抑制的主要表现是低通气,护士在检查中要注意观察患者的自主呼吸运动或者呼吸音听诊,一旦发现患者呼吸异常或血氧饱和度下降,可指导患者深呼吸,并吸氧,同时通知术者并配合处理。③循环变化:镇静内镜过程中循环系统的并发症包括高血压、低血压、心律失常等。护士应严密观察患者的血压及心电图情况,如有异常应及时通知术者并配合处理。检查中早期发生心率、血压的改变有利于及早发现和干预阻止心血管的不良事件。血氧饱和度的监测有利于及时发现低氧血症,避免由此带来的心肌缺血和严重心律失常,降低了心搏骤停的危险性。

(2)对有恶心呕吐反应的患者,给予异丙嗪注射液 25 mg 静脉滴注。

(3)由于患者在检查中处于无意识状态,因此护士应特别注意防止患者坠床。

(4)将患者的头部向左侧固定,下颌向前托起,以保持呼吸道通畅。

(5)妥善固定牙垫以免滑脱而咬坏仪器。

**(二)治疗过程中的配合**

镇静内镜的医护配合同常规内镜检查的配合。

1.无痛胃镜及经口小肠镜

患者咽喉部均喷洒 2% 利多卡因 2~3 次,行咽部麻醉或给予利多卡因凝胶口服。静脉缓慢注射阿托品 0.25~0.5 mg,芬太尼 0.03~0.05 mg,继而静脉注射异丙酚 1~2 mg/kg(速度 20~30 mg/10 s),待其肌肉松弛,睫毛反射消失后停止用药,开始插镜检查。根据检查时间的长短及患者反应,酌情加用异丙酚和阿托品。

2.无痛肠镜及经肛小肠镜

先小剂量静脉注射芬太尼 0.5μg/kg,后将丙泊酚以低于 40 mg/10 s 的速度缓慢静脉注射,患者睫毛反射消失,进入睡眠状态,全身肌肉松弛后,术者开始操作,术中根据检查时间的长短及患者反应(如出现肢体不自主运动),酌情加用丙泊酚,最小剂量 50 mg,最大剂量 280 mg,退镜时一般不需要加剂量。

## 五、术后护理

**(一)患者护理**

(1)每 10 分钟监测一次意识状态、生命体征及血氧饱和度,直到基本恢复正常。

(2)因使用了镇静剂及麻醉剂,检查结束后不应急于起身,应该保持侧卧位休息,直到完全清醒,如有呛咳可用吸引器吸除口、鼻腔分泌物。

(3)胃镜检查后宜进食清淡、温凉、半流质饮食 1 天,勿食过热食物,24 小时内禁食辛辣食物,12 小时内不得饮酒。肠镜检查后当天不要进食产气食物,如牛奶、豆浆等。

(4)注意观察有无出现并发症如出血、穿孔、腹部不适等。

(5)门诊的患者需在内镜室观察 1 小时,神志清楚、生命体征恢复至术前或接近术前水平、能正确应答、无腹痛、恶心呕吐等不适可回家,需有家属陪同。个别有特殊病情的患者需留院观察。

**(二)器械及附件处理**

内镜的处理按内镜清洗消毒规范进行处理。

## 六、并发症及防治

**(一)低氧血症**

其原因除与丙泊酚和咪达唑仑本身药物作用外,可能与舌根后坠、咽部肌肉松弛阻塞呼吸道及检查过程中注气过多,引起肠肌上抬和肺压迫,导致肺通气不足有关。立即托起下颌,增加氧流量至5～6 L/min及面罩吸氧。

严格掌握适应证,遇高龄、肥胖、短颈、肺功能较差的患者时,要尽量托起下颌,使其头部略向后仰 10°～20°,以保持呼吸道通畅,防止舌根后坠等阻塞呼吸道。同时,要加大给氧流量,避免操作过程中注气过多。

### (二)低血压

其原因除与药物本身作用外,也与用药量偏大且推注速度较快有关。处理:①血压下降＞30％者,予以麻黄碱 10 mg 静脉推注。②心率明显减慢,低于 60 次/分者,予以阿托品0.5 mg 静脉推注。

严格掌握给药速度和给药剂量,若以手控给药时,最好将药用生理盐水稀释后缓慢匀速静脉推注,可有效预防注射过快和用药量偏大引起的循环抑制并发症;有条件时,建议靶控输注给药,能更准确地调控血药浓度,从而降低变态反应。

### (三)误吸

误吸的主要原因为麻醉深度不够以及液体或咽部分泌物误入气管。增加丙泊酚首剂用药量;口腔及咽喉部有分泌物时快速去除。

增加首剂用药量,待药物作用充分后再进镜;及时抽吸口腔和咽部分泌物;有胃潴留和检查前6 小时内有进食、饮水者列为禁忌。

### (四)心律失常

心率减慢在无痛内镜检查中较为常见,可能与迷走神经反射有关。一般只要暂停操作即可恢复。如心率减慢＜60 次/分者,静脉注射阿托品 0.5～1.0 mg 后心率恢复正常。发生心动过速一般为麻醉剂量不足所致,如心率＞100 次/分时,可追加异丙酚剂量。出现频发性室性期前收缩用利多卡因静脉注射。

### (五)眩晕、头痛、嗜睡

麻醉苏醒后部分患者出现头晕、头痛、嗜睡及步态不稳。主要与药物在人体代谢的个体差异有关,也与异丙酚引起血压下降脑供血不足有关。多见于高血压、平素不胜酒力的男性患者和女性患者,绝大多数经卧床或端坐休息后缓解。

### (六)注射部位疼痛

异丙酚为脂肪乳剂,浓度高,刺激性强,静脉推注时有胀痛、刺痛、酸痛等不适。处理:注射部位疼痛一般持续时间短且能忍受,麻醉后疼痛会消失,无须特别处理。如在穿刺时将穿刺针放于血管中央,避免针头贴住血管壁,或选择较大静脉注药可减轻疼痛。

## 七、注意事项

(1)检查前全面评估,严格掌握适应证与禁忌证,充分与患者沟通,解除其顾虑。

(2)术后 2 小时需有人陪护,24 小时内不得驾驶机动车辆、进行机械操作和从事高空作业,以防意外。

(3)选择镇静麻醉药物时,注意药物类型和剂量应因人而异,在联合用药时适当减量。在镇静期间需追加药物时,应与上次给药时间有充分的间隔,以保证药物起效。

(4)给药时应通过缓慢增加药物剂量来达到理想的镇静/镇痛程度,比单纯一次给药效果更理想。根据患者的体表面积、年龄、体重和伴随病,从小剂量开始给药。

（5）应用异丙酚镇静时，该药物使诱导全身麻醉和呼吸暂停的风险增加,必须由受过专业训练的麻醉医师来应用。

（6）门诊患者严格把握出院指征,注意患者安全。

（7）其他同常规胃肠镜检查。

（李　晨）

# 第六节　消化道异物取出术

消化道异物是指故意吞入或误吞入消化道的各种物体。根据异物的不同形状分为长条形异物、锐利异物、圆钝异物及不规则异物。大多数光滑的、柔软的异物不需处理,异物可经消化道自行排出；少数尖锐的、体积大不易自行排出、有腐蚀性或有毒的异物需取出；胆道蛔虫可引起机体严重反应,亦需取出。护士应熟练掌握如何选择钳取异物的附件,术中与术者密切配合,术后注意观察有无并发症。

## 一、上消化道异物取出术

上消化道异物是指故意吞入或误吞入上消化道的各种物体；某些既不能被消化,又不能通过幽门的食物或药物,在胃内形成团块；上消化道手术后不慎遗留在消化道的各种引流管和器械；手术残留的缝线、吻合钉等。

**（一）适应证**

消化道异物,凡自然排出有困难者均可试行内镜下取出。尤其是有毒性异物应积极试取。

（1）各种经口误入的真性异物,如硬币、纽扣、戒指、别针等。

（2）各种食物相关性异物,如鱼刺、果核、骨头、食团等。

（3）各种内生性的结石,如胃结石等。

**（二）禁忌证**

（1）异物一端部分或全部穿透消化道者或在消化道内形成严重的嵌顿者。

（2）某些胃内巨大异物,无法通过贲门及食管取出者。

（3）内镜检查禁忌证者。

（4）合并气管有异物者。

**（三）术前准备**

1.器械准备

（1）内镜：最好选择大活检孔道胃镜,安装及检查方法同常规内镜。

（2）附件：主要取决于异物的种类及异物的停留部位。常用的器械有活检钳、圈套器、三爪钳、鼠齿钳、鳄鱼钳、V字钳、扁嘴钳、取石网篮、网兜形取物器、内镜专用手术剪、拆线器、吻合钉取出器、磁棒、机械取石器、橡皮保护套、外套管。

（3）液电碎石器或超声碎石机：注意检查仪器性能是否良好。

（4）生理盐水、去甲肾上腺素等。

（5）急救药品及器材。

（6）其他同常规内镜检查。

**2.患者准备**

（1）了解病史,详细询问吞入的异物种类、发生时间、有无胸痛、腹痛等症状。

（2）根据需要行 X 线片检查,确定异物所在部位、性质、形状、大小,有无在消化道内嵌顿及穿透管壁的征象。钡餐检查后常会影响视野清晰度,不利于异物的取出,因此一般不做钡餐检查。

（3）必要时检查血型、凝血功能等。

（4）向患者家属讲明取异物的必要性和风险,耐心回答患者提出的问题,消除其顾虑,取得患者的信任和配合,签署手术同意书。

（5）成人及能较好配合的大龄儿童可按常规内镜检查做准备。术前禁食 8 小时以上,术前给予镇静剂及丁溴东莨菪碱,如地西泮 5～10 mg 及丁溴东莨菪碱 20 mg 肌内注射或静脉注射。

（6）有消化道出血和危重患者应先建立静脉输液通道,以保证安全。

（7）婴幼儿、精神失常、操作不合作者、异物较大或估计取出有困难者,可行全麻下取异物。

**（四）术中护理配合**

**1.患者护理**

（1）术中注意观察患者全身状况,监测生命体征,必要时心电监护。特别是小儿全麻时,及时清除口腔内分泌物,防止窒息。

（2）对剧烈恶心者嘱其做深呼吸,以减轻症状。

（3）如操作过程中,患者突然出现腹痛剧烈、腹肌紧张者,立即报告术者,停止操作,并做好抢救准备工作。

**2.治疗过程中的配合**

（1）选择取异物的附件不同形状、性质的异物,钳取时所用的附件亦不相同。护士应正确选择取异物的附件。①长形棒状异物:如体温表、牙刷、竹筷、钢笔、汤勺,对此类异物较短的、较细的可选择各式异物钳、鳄口钳、鼠齿钳、三爪钳、圈套器等;较长的,预计通过咽部困难,需备内镜外套管,用于保护咽部。②尖锐异物:如张开的安全别针、缝针、刀片、鱼刺等,应设法使异物较钝的一端靠近内镜头端,除备各种异物钳外还需在内镜前端加保护套,将异物抓住后收到保护套中,避免损伤消化道。较小的异物可在内镜前端装透明帽,较大的应装橡皮保护套。③圆形和团块异物:水果核、玻璃球、纽扣电池等,可选择网篮、各式异物钳、鳄口钳、鼠齿钳、三爪钳等。应设法将食管内的食物团块捣碎,或使其进入胃内,或者用网篮取出。胃内巨大结石可用碎石器将其击碎成小块,让其自然排出体外。④胆道蛔虫:可选择圈套器。⑤其他:吻合口缝线、胆管内引流管、吻合口支撑管等。吻合口缝线可采用内镜专用剪刀或拆线器将缝线逐一拆除。胆管内引流管可用圈套器或专用器械顺利取出;吻合口支撑管取出有困难,应酌情考虑。

（2）取异物的配合技巧。①长形棒状异物:用异物钳抓取棒状异物的一端,将异物调整成纵轴与消化道平行,小心拖出体外;如异物较长、较大,护士可先协助术者下一内镜外套管,将套管先送入口咽部和食管上段,抓住异物后,将异物先拖到套管内,再连异物同内镜、外套管一起退出。注意抓取到的异物应尽量靠近内镜前端,防止异物与内镜"脱位"。异物如果坚硬,各种抓钳不易抓牢,极易滑脱,护士应与术者小心配合。当异物拖到口咽部时,应使患者头稍后仰,以利于异物顺利通过。②尖锐异物:此类异物如果处理不好在取物过程中易对消化道造成损伤,故可根据异物的大小和形态在内镜前端装保护套,将异物抓到保护套内,拖出体外。③圆形和团块异物:硬性圆形异物可用网篮套取。软性团块异物可用鳄口钳、鼠齿钳等咬碎,或取出或推入胃内,使其自然排出;胃内巨大结石,可用液电碎石器进行碎石后再取出。④胆道蛔虫:通常蛔虫的一部分钻入十二指肠乳头,还有一部分留在十二指肠内,用器械取出可立即缓解症状。可选用前视式胃镜和圈套器。发现蛔虫后,先送入圈套器,张开圈套器后,将圈套器由蛔虫尾部套住,护士慢慢收紧圈套,待手下感到已套住后,不要再收,过度用力可把虫体勒断,术者将圈套器向肛侧推,将蛔虫拉出十二指肠乳头,最后连同内镜一起退出,整个过程护士应保持圈套器松紧适度,不能过紧也不能过松。

**(五)术后护理**

1.患者护理

(1)全麻下取异物时,应待患者完全苏醒后再让其出院。通常患者需留院观察 24 小时,一般情况好才可离开;有并发症者应收入院。

(2)根据异物对消化道损伤程度指导患者进食,损伤小或无损伤者可正常进食;轻、中度损伤者进半流质饮食或全流质饮食;重度损伤者或有并发消化道出血者应禁食。术后 2～5 天勿进硬食、热食,应食冷半流质饮食或冷流质饮食,以免食管伤口继续擦伤或损伤的黏膜血管扩张引起食管出血。

(3)术中如有黏膜损伤,出血者,术后患者留观 24 小时,禁食,并给予止血剂和黏膜保护剂。必要时可应用广谱抗生素 2 天。

(4)吞入含有毒物的异物者,处理后,密切观察有无中毒表现。

(5)术后注意有无腹痛、呕血、黑便等消化道出血症状及皮下气肿、腹部压痛等消化道穿孔表现。一旦发生,应立即行外科处理。

2.器械及附件处理

(1)胃镜处理:同胃镜检查护理常规。

(2)附件处理:根据内镜附件清洗消毒规范进行清洗消毒。

**(六)并发症及防治**

1.消化道黏膜损伤

较大的锐利物在取出过程中可能会损伤消化道黏膜,尤其是在咽喉部、食管、贲门、幽门、十二指肠等狭窄或管径较小部位,轻者可造成黏膜撕裂和出血,重者可造成穿孔。操作过程中应小心、轻柔,切忌粗暴,以防损伤。已造成黏膜损伤或有轻度渗血者可禁食、补液,使用抑制胃酸分泌的药物和黏膜保护剂;出血不止者,可在内镜下止血;有穿孔者,应尽早行手术修补,并予以抗生素治疗。

2.感染

在损伤的消化道黏膜上可继发细菌感染而发生红肿,甚至化脓。治疗上应予以禁食,使用广谱抗生素,已形成脓肿者应手术治疗。

3.呼吸道并发症

常为窒息或吸入性肺炎,多发生在吞入较大异物及全麻下取异物的婴幼儿。因吸入胃内容物或异物堵塞呼吸道引起。一旦发生应紧急处理抢救。

**(七)注意事项**

(1)严格掌握内镜取异物的适应证与禁忌证。当取异物危险性较大时,不可强行试取,以免引起并发症。证实已有消化道穿孔或尖锐异物已穿透管壁,不可用内镜取异物者,应采取外科手术处理。

(2)根据异物性质和形状选择合适的取异物器械。

（3）取异物时,抓取必须牢靠,钳取的位置多为特定的支撑点,如金属扁平异物边缘、义齿之钢丝、长条异物的一端,并设法让尖锐端向下。

（4）食管上段异物、咽喉部及咽肌水平段异物,应与耳鼻咽喉科医师合作,采用硬式喉镜取异物。

（5）操作过程中注意保护呼吸道通畅,防止误吸及异物掉入气管内。

（6）退出时,异物尽量靠近胃镜头端,不留间隙,通过咽喉部时,患者头部后仰,使咽部与口咽部成直线,容易顺利退出。

（7）怀疑有消化道损伤时,应留院观察或收住院治疗。

（8）手术结束,及时清理设备及用物,定期检查设备性能,如有故障及时报告、维修。

## 二、大肠异物取出术

大肠异物多为误服,部分为故意吞服或肠道内瘘排出进入大肠。一般情况下,大肠异物可自行排出体外,无须特殊处理。只有当异物在大肠停留时间过长,排出有困难,或出现穿孔、溃疡、结肠功能紊乱时,才需要行结肠镜取出。

大肠异物取出术是一种安全、可靠的方法,可使患者免受外科手术之苦。患者术前准备同结肠镜检查,器械准备除常规结肠镜检查所需用物外,还应根据所取异物的性质、形状,准备相应的异物取出器械,如活检钳、圈套器、三爪钳、鼠齿钳、扁嘴钳、取石网篮、网兜形取物器、内镜专用手术剪、拆线器、吻合钉取出器等。下面介绍几种常见的大肠异物取出方法。

### （一）长条形异物取出

长条形异物多为遗留在大肠内的各种引流管及吞入的各种长条形的异物。这类异物可用圈套器套住异物一端,随内镜一起退出体外。

### （二）圆球形异物取出

圆球形异物以粪石和胆石最为多见。这类异物如体积较小,可用三爪钳、取石网篮取出;如体积较大,可用碎石器将其击碎成小块取出或让其自然排出体外。

### （三）扁平形异物取出

这类异物可选用鼠齿钳取出。

### （四）吻合口残留缝线拆除

手术后吻合口缝线内翻于肠黏膜是最常见的大肠异物,可引起腹泻、腹痛、吻合口黏膜糜烂、溃疡甚至出血。如缝线已浮于黏膜表面者,可用活检钳咬夹拔出。对于缝线结牢固地结扎于黏膜深面者,可用内镜专用手术剪刀剪断缝线,再用活检钳拆除。

大肠内小而规则的异物取出一般较容易、安全,且无并发症。对于一些形状不规则、锐利、带钩的异物取出时,操作应轻柔,退出时异物的位置应与肠腔纵轴平行,并且尽量靠近肠镜端面,与肠镜一起退出体外。避免动作粗暴及用力外拉,防止出现肠黏膜损伤、出血,甚至穿孔等并发症。操作过程中,护士应密切配合术者完成手术,随时观察患者病情变化,出现异常及时处理。

（李　晨）

# 参 考 文 献

[1] 宋鑫,孙利锋,王倩,等.常见疾病护理技术与护理规范[M].哈尔滨:黑龙江科学技术出版社,2021.

[2] 王美芝,孙永叶,隋青梅.内科护理[M].济南:山东人民出版社,2021.

[3] 刘爱杰,张芙蓉,景莉,等.实用常见疾病护理[M].青岛:中国海洋大学出版社,2021.

[4] 孙慧敏,朱红珍.发热门诊护理工作手册[M].武汉:武汉大学出版社,2021.

[5] 王婷,张京晶,范勇,等.儿科常见疾病诊疗与护理[M].广州:世界图书出版广东有限公司,2021.

[6] 刘巍,王爱芬,吕海霞.临床妇产疾病诊治与护理[M].汕头:汕头大学出版社,2021.

[7] 高淑平.专科护理技术操作规范[M].北京:中国纺织出版社,2021.

[8] 张翠华,张婷,王静,等.现代常见疾病护理精要[M].青岛:中国海洋大学出版社,2021.

[9] 程东阳,郝庆娟.外科护理[M].上海:同济大学出版社,2021.

[10] 吴雯婷.实用临床护理技术与护理管理[M].北京:中国纺织出版社,2021.

[11] 张俊英,王建华,宫素红,等.精编临床常见疾病护理[M].青岛:中国海洋大学出版社,2021.

[12] 崔杰.现代常见病护理必读[M].哈尔滨:黑龙江科学技术出版社,2021.

[13] 姜鑫.现代临床常见疾病诊疗与护理[M].北京:中国纺织出版社,2021.

[14] 杨丽,杨锟.实用老年疾病诊治护理及对策[M].北京:中国纺织出版社,2021.

[15] 冉健,李金英,陈明.现代急危重症与护理实践[M].汕头:汕头大学出版社,2021.

[16] 董桂银,卢唤鸽.临床常见急危重症护理研究[M].北京:中国纺织出版社,2021.

[17] 周琳,郑玉婷.儿童营养指导与护理[M].上海:世界图书出版上海有限公司,2021.

[18] 刘庆芬,顾芬,顾纪芳.常见疾病预防护理知多少[M].上海:上海交通大学出版社,2021.

[19] 董理鸣,张惜妍.实用泌尿外科疾病的诊治与临床护理[M].北京:中国纺织出版社,2021.

[20] 孙爱针.现代内科护理与检验[M].汕头:汕头大学出版社,2021.

[21] 张祁,吴科敏.普外科常见病临床诊疗方案与护理技术[M].北京:中国纺织出版社,2021.09.

[22] 黄粉莲.新编实用临床护理技术[M].长春:吉林科学技术出版社,2021.07.

[23] 于红,刘英,徐惠丽,等.临床护理技术与专科实践[M].成都:四川科学技术出版社,2021.

[24] 孙立军,孙海欧,赵平平,等.现代常见病护理实践[M].哈尔滨:黑龙江科学技术出版社,2021.

［25］肖芳,程汝梅,黄海霞,等.护理学理论与护理技能［M］.哈尔滨:黑龙江科学技术出版社,2022.

［26］朱燕.儿科疾病护理与健康指导［M］.成都:四川科学技术出版社,2022.

［27］潘红丽,胡培磊,巩选芹,等.临床常见病护理评估与实践［M］.哈尔滨:黑龙江科学技术出版社,2022.

［28］张晓艳.临床护理技术与实践［M］.成都:四川科学技术出版社,2022.

［29］杨青,王国蓉.护理临床推理与决策［M］.成都:电子科学技术大学出版社,2022.

［30］李艳.临床常见病护理精要［M］.西安:陕西科学技术出版社,2022.

［31］于翠翠.实用护理学基础与各科护理实践［M］.北京:中国纺织出版社,2022.

［32］张红芹,石礼梅,解辉,等.临床护理技能与护理研究［M］.哈尔滨:黑龙江科学技术出版社,2022.

［33］赵衍玲,梁敏,刘艳娜,等.临床护理常规与护理管理［M］.哈尔滨:黑龙江科学技术出版社,2022.

［34］马英莲,荆云霞,郭蕾,等.临床基础护理与护理管理［M］.哈尔滨:黑龙江科学技术出版社,2022.

［35］孙慧,刘静,王景丽,等.基础护理操作规范［M］.哈尔滨:黑龙江科学技术出版社,2022.

［36］孙晓娥.细节护理和常规护理在手术室护理中的效果对比框架［J］.智慧健康,2021,7(24):94-96.

［37］李玉平.浅析新形势下医院护理管理存在的问题及对策［J］.西藏医药,2021,42(4):7-8.

［38］杨青毓.手术室细节护理在确保手术室护理安全中的应用价值分析［J］.中外医疗,2021,40(34):143-147.

［39］肖丹,熊晓云,刘佳文,等.序贯式循证护理教学方案制订及应用效果评价［J］.护理研究,2021,35(23):4270-4273.

［40］任玉珍,高超,杨学娟,等.中医延续性护理服务研究进展［J］.循证护理,2021,7(6):753-756.